AYURVEDA

Dr. Danilo Maciel Carneiro

AYURVEDA
SAÚDE E LONGEVIDADE NA TRADIÇÃO MILENAR DA ÍNDIA

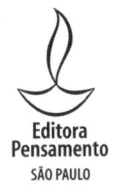

Editora
Pensamento
SÃO PAULO

Copyright © 2008 Danilo Maciel Carneiro.

Copyright © 2009 Editora Pensamento-Cultrix Ltda.

1ª edição 2009.
9ª reimpressão 2022.

Fotos de Luiz Elias Júnior (jornalista e fotógrafo).

Modelo: Jandra Faifer (professora de Yoga – jandrafaifer@hotmail.com).

Todos os direitos reservados. Nenhuma parte desta obra pode ser reproduzida ou usada de qualquer forma ou por qualquer meio, eletrônico ou mecânico, inclusive fotocópias, gravações ou sistema de armazenamento em banco de dados, sem permissão por escrito, exceto nos casos de trechos curtos citados em resenhas críticas ou artigos de revistas.

A Editora Pensamento não se responsabiliza por eventuais mudanças ocorridas nos endereços convencionais ou eletrônicos citados neste livro.

A revisão desta obra é de responsabilidade do autor.

Dados Internacionais de Catalogação na Publicação (CIP)
(Câmara Brasileira do Livro, SP, Brasil)

Carneiro, Danilo Maciel
    Ayurveda : saúde e longevidade na tradição milenar da Índia / Danilo Maciel Carneiro. -- São Paulo : Pensamento, 2009.

    ISBN 978-85-315-1615-3

    1. Medicina alternativa 2. Medicina ayurveda 3. Medicina - Índia I. Título.

09-10887   CDD-615.53

Índices para catálogo sistemático:
1. Medicina ayurvédica : Medicina alternativa
   615.53
2. Medicina védica : Medicina alternativa
   615.53

Direitos reservados
EDITORA PENSAMENTO-CULTRIX LTDA.
Rua Dr. Mário Vicente, 368 — 04270-000 — São Paulo, SP
Fone: (11) 2066-9000
http://www.editorapensamento.com.br
E-mail: atendimento@editorapensamento.com.br
Foi feito depósito legal.

DEDICATÓRIA

Aos meus filhos Danilo, Lucas e Diogo.

SUMÁRIO

PREFÁCIO – Márcia De Luca 13

APRESENTAÇÃO – Dr. Aderson Moreira 17

1. A HISTÓRIA DO AYURVEDA 19
    A ORIGEM DO AYURVEDA 19
    EVOLUÇÃO 20
    HISTÓRICO DO AYURVEDA NO BRASIL 21

2. FUNDAMENTOS E CONCEITOS BÁSICOS 24
    DEFINIÇÕES 24
    OBJETIVOS E ÁREAS DE ATUAÇÃO 24
    OS OITO RAMOS DO AYURVEDA 25
        JARA CHIKITSA (*RASAYANA*): A CIÊNCIA DO REJUVENESCIMENTO 26
        VAJEEKARA CHIKITSA: A CIÊNCIA DOS AFRODISÍACOS 27

3. OS TRÊS GUNAS 28
    PURUSHA E *PRAKRITI* 28
    SATTWA, *RAJAS* E *TAMAS* 30
    ATRIBUTOS OU QUALIDADES DOS TRÊS *GUNAS* 31
    OS *DOSHAS* MENTAIS 31

4. *PANCHA MAHABHUTAS*: OS CINCO GRANDES ELEMENTOS 32
    PROPRIEDADES E QUALIDADES DOS CINCO GRANDES ELEMENTOS 33

5. O SISTEMA *TRIDOSHA* 36
- DEFINIÇÕES E FUNÇÕES 36
- FORMAÇÃO E QUALIDADES FÍSICAS DOS *DOSHAS* 37
- NATUREZA E FUNÇÕES DOS *DOSHAS* 37
- LOCALIZAÇÃO DOS *DOSHAS* 39
- OS *DOSHAS* E O TEMPO 40
- OS *SUBDOSHAS* 41
- PRINCIPAIS QUALIDADES, FUNÇÕES E LOCALIZAÇÕES DOS *DOSHAS* 47

6. A FISIOLOGIA HUMANA SEGUNDO O AYURVEDA 48
- MECANISMOS FISIOLÓGICOS DE *VATA* 48
- MECANISMOS FISIOLÓGICOS DE *PITTA* : DIGESTÃO E METABOLISMO 53
- MECANISMOS FISIOLÓGICOS DE *KAPHA* 57
- MODOS DE AGRAVAÇÃO DOS TRÊS *DOSHAS* 61
- PRINCIPAIS SINTOMAS DAS AGRAVAÇÕES DOS *DOSHAS* 63

7. O EQUILÍBRIO GERAL DOS *DOSHAS* 68
- TRATAMENTO DO AUMENTO E DA DIMINUIÇÃO DOS *DOSHAS*, *DHATUS* E *MALAS* 68
- TRATAMENTO DOS *DOSHAS* AGRAVADOS 69

8. *PRAKRITI*: A CONSTITUIÇÃO PSICOFÍSICA 72
- CARACTERÍSTICAS DA CONSTITUIÇÃO *VATA* (TEMPERAMENTO NERVOSO) 74
- CARACTERÍSTICAS DA CONSTITUIÇÃO *PITTA* (TEMPERAMENTO BILIOSO) 76
- CARACTERÍSTICAS DA CONSTITUIÇÃO *KAPHA* (TEMPERAMENTO FLEUMÁTICO) 79
- CARACTERÍSTICAS DAS CONSTITUIÇÕES MISTAS 81
- COMO DETERMINAR A CONSTITUIÇÃO PSICOFÍSICA INDIVIDUAL 84

9. *PRAKRITI* MENTAL: A CONSTITUIÇÃO MENTAL COM BASE NOS TRÊS GUNAS 93
- SUBDIVISÃO DAS CONSTITUIÇÕES MENTAIS 95

10. *DRAVYAGUNA*: FARMACOLOGIA AYURVÉDICA 100
- A COMPOSIÇÃO DOS REMÉDIOS 100
- A FORMAÇÃO DOS SABORES COM BASE NOS CINCO GRANDES ELEMENTOS 101
- CARACTERÍSTICAS DOS SEIS SABORES 102
- AS AÇÕES DOS SABORES 102
- AS QUALIDADES (*GUNAS*) DOS REMÉDIOS 104

11. DINACHARYA OU SWASTHAVRUTHA: OS REGIMES DIÁRIOS 108
  DEFINIÇÃO E IMPORTÂNCIA 108
  ROTINAS INDICADAS 109

12. OS TRÊS SUPORTES DA VIDA 114
  ATIVIDADES FUNDAMENTAIS DA VIDA HUMANA 114

13. FISIOPATOLOGIA AYURVÉDICA 119
  O PROCESSO DA DOENÇA 119
  A ORIGEM DA DOENÇA DE ACORDO COM O AYURVEDA 119
  OS SEIS ESTÁGIOS DE EVOLUÇÃO DA PATOLOGIA 120
  AS TENDÊNCIAS MÓRBIDAS 122
  A CURA COMO UM EQUILÍBRIO DINÂMICO DO ORGANISMO 122

14. DIAGNÓSTICO AYURVÉDICO 124
  COMO DETECTAR AS DOENÇAS EM SEUS ESTÁGIOS PRECOCES 124

15. PREPARAÇÕES HERBAIS AYURVÉDICAS 136
  TÉCNICAS TRADICIONAIS 136
  PREPARAÇÕES AYURVÉDICAS PARA USO ORAL 136
  PREPARAÇÕES AYURVÉDICAS INDICADAS PARA USO EXTERNO 152
  ALGUNS EXEMPLOS DE FÓRMULAS AYURVÉDICAS 156

16. TERAPIAS AYURVÉDICAS - Erick Schulz e Danilo Carneiro 160
  NOÇÕES BÁSICAS DO TRATAMENTO AYURVÉDICO 160
  TERAPIAS MANUAIS AYURVÉDICAS 161
  AROMATERAPIA E O AYURVEDA 174
  INDICAÇÕES E CONTRAINDICAÇÕES 175
  O PANCHAKARMA 175
  CONCLUSÃO 179

17. YOGA E AYURVEDA - Márcia De Luca 180
  CONCEITOS E DEFINIÇÕES 180
  INDICAÇÕES E CONTRAINDICAÇÕES 181
  PRINCIPAIS RAMOS DO YOGA 182
  PRINCÍPIOS ÉTICOS 184
  ASANAS: A ARTE DAS POSTURAS FÍSICAS 186

EXERCÍCIO: *SURYA NAMASKAR* – SAUDAÇÃO AO SOL 187

EXERCÍCIO: *CHANDRA NAMASKAR* 191

PRANAYAMAS: OS EXERCÍCIOS RESPIRATÓRIOS 195

EXERCÍCIO: A RESPIRAÇÃO COMPLETA 196

PRATYAHARA: A ABSTRAÇÃO DOS SENTIDOS 197

DHARANA: CONCENTRAÇÃO E FOCO 197

DHYANA: A MEDITAÇÃO 198

SAMADHI: A HIPERCONSCIÊNCIA 198

AS DIVERSAS MODALIDADES DE YOGA 199

CARACTERÍSTICAS DA PRÁTICA DE YOGA PARA CADA *DOSHA* 200

18. DIETA AYURVÉDICA: REGRAS PARA UMA ALIMENTAÇÃO SAUDÁVEL 220

A DIETA, OS *DOSHAS* E AS CONSTITUIÇÕES PSICOFÍSICAS 220

A DIETA, AS ESTAÇÕES E O CLIMA 221

A IMPORTÂNCIA DA REGULARIDADE NA DIETA 221

A HIGIENE E AS QUALIDADES GERAIS DOS ALIMENTOS 222

A PREPARAÇÃO E O MOMENTO DA REFEIÇÃO 222

DA INGESTÃO DE LÍQUIDOS ANTES, DURANTE OU DEPOIS DAS REFEIÇÕES 223

RECOMENDAÇÕES GERAIS DO AYURVEDA PARA A ALIMENTAÇÃO 225

A DIETA INDIVIDUAL 225

A CLASSIFICAÇÃO DOS ALIMENTOS 225

CRITÉRIOS DE CLASSIFICAÇÃO DOS ALIMENTOS 226

A AÇÃO DOS ALIMENTOS NOS *DOSHAS* E NO CORPO 226

RELAÇÃO DE ALIMENTOS QUE PACIFICAM OS *DOSHAS* 227

RELAÇÃO DE ALIMENTOS QUE AUMENTAM OS *DOSHAS* 237

A AÇÃO DOS ALIMENTOS SOBRE OS *DOSHAS* E CONSTITUIÇÕES MENTAIS 243

JEJUM TERAPÊUTICO (*LAÑGHANA*) 245

19. FITOTERAPIA AYURVÉDICA 249

PLANTAS MEDICINAIS ORDENADAS POR NOME POPULAR 249

20. *MATRA*: A DOSAGEM DAS ERVAS AYURVÉDICAS 308

21. A TRADIÇÃO DO AYURVEDA – Dr. Aderson Moreira 312

    CARAKA SAMHITA: A ESCOLA DE MEDICINA INTERNA 313

    SUSRUTA SAMHITA: A ESCOLA DE CIRURGIA 316

    ASTANGA HRDAYA: O CORAÇÃO DOS OITO RAMOS DO AYURVEDA 319

APÊNDICE 323

    PATOLOGIA, PLANTAS INDICADAS E SUAS AÇÕES SOBRE OS *DOSHAS* 323

    ÍNDICE REMISSIVO DAS PLANTAS POR NOME BOTÂNICO 330

    ÍNDICE REMISSIVO DAS PLANTAS POR NOME SÂNSCRITO 331

REFERÊNCIAS BIBLIOGRÁFICAS 332

PREFÁCIO

O Ayurveda é provavelmente o sistema de saber médico tradicional mais antigo do mundo. Literalmente, *Ayus* em sânscrito quer dizer vida, e *Veda* quer dizer ciência ou conhecimento. Proveniente da Índia e datado de mais de cinco mil anos, muitos dizem que o Ayurveda, a "Ciência da Vida", seria a grande fonte, a "ciência mãe" e que dele emanariam todas as outras Racionalidades Médicas do mundo. Os grandes médicos da antiguidade certamente beberam dessa fonte e nela se inspiraram para o desenvolvimento de outras racionalidades médicas.

Mas hoje, como constatamos a cada dia, a medicina ocidental moderna está em constantes modificações. Aquilo que era certo ontem se revela danoso amanhã; muitos medicamentos antes maravilhosos são proibidos tempos depois.

O Ayurveda, porém, é imutável em sua essência. Continua o mesmo há milhares de anos e, portanto, nos dá a segurança de ter sido testado pelo tempo. Além disso, a Organização Mundial da Saúde analisou pesquisas atuais sobre o Ayurveda e reconheceu-o como um sistema efetivo e comprovado cientificamente. Por meio do seu Programa de Medicinas Tradicionais, a OMS recomenda o Ayurveda como um método eficiente e eficaz e que deve ser absorvido pela saúde pública em todo o mundo. Por essas e por outras razões, o mundo está resgatando essa antiga sabedoria, que volta agora com força total e para ficar de modo definitivo, contribuindo para aperfeiçoar a saúde da humanidade. Sem medos, sem inseguranças. Até mesmo na Índia o Ayurveda havia perdido alguns elos com a evolução da história, mas o seu retorno no país de origem também está acontecendo gloriosamente.

O Ayurveda pode ser considerado um sistema de prevenção e promoção de saúde, na medida em que preconiza a observação de hábitos adequados para a conquista de uma vida mais saudável. Ele nos ensina que, para ter saúde, é preciso que o ser humano viva totalmente integrado com a natureza e conectado com seus ritmos naturais. Quando a doença aparece no corpo físico, ela já se encontra em um estado avançado no plano energético; uma intervenção nesse momento serviria apenas para minimizar os efeitos, mas não seria capaz de solucionar a verdadeira causa, que se encontra distante.

A ingestão de toxinas é talvez a maior causa de nossas doenças. Está descrito nos textos ayurvédicos que acumulamos toxinas através dos cinco sentidos: inspirando ar poluído, comendo alimentos tóxicos, ouvindo ruídos em decibéis acima da nossa capacidade, vendo cenas de violência permanentemente e a falta de toque. Outro canal de captação de toxinas, e sem dúvida o mais perigoso, são as emoções que a vida atual nos leva a ter, tais como o medo, a angústia, a ansiedade, a insegurança, o ódio, etc..

Essas toxinas acumulam-se em nossa fisiologia e, aos poucos, espalham-se pelo corpo. Em um determinado momento, instalam-se em um local onde temos maior fragilidade – determinado por nossas características genéticas – e ali causam a doença orgânica, como ela é conhecida no Ocidente.

Segundo o Ayurveda, se minimizarmos a ingestão dessas toxinas no nosso cotidiano, nós estaremos colaborando para uma vida não apenas mais saudável como também mais feliz. Seguindo esse princípio, o Ayurveda nos ensina que devemos sempre ingerir alimentos puros e naturais, próprios da estação, que cresçam nos locais próximos a nós para que possamos aproveitar a energia, o *prana* neles contidos.

Mas essa ciência é muito mais ampla do que os limites do corpo físico e se utiliza também de vários outros recursos para proporcionar uma vida saudável, tais como a prática do Yoga e da Meditação. O Yoga é a ciência da autorrealização e a Meditação é a ciência do autoconhecimento. Quando praticadas juntas, conduzem-nos a uma evolução como seres humanos, levam-nos ao autoconhecimento e ao autodesenvolvimento. Além disso, segundo o Ayurveda, cada ser humano é único e individual e como tal deve ser tratado. Assim, o Ayurveda preconiza técnicas específicas para a prática do Yoga de acordo com as características individuais, bem como métodos personalizados de meditação. Até mesmo as indicações de ervas medicinais e a orientação alimentar são adequadas para cada pessoa e para cada situação em especial. Tudo isso e muito mais para que você aprenda a inserir aos poucos em sua vida hábitos saudáveis.

Dentro desse prisma, saúde não é simplesmente a ausência de doença, mas sim um estado de bem-estar maior, que nos faz ser mais felizes e nos permite viver em paz. O Ayurveda proporciona não apenas mais anos à nossa vida, mas principalmente mais vida aos nossos anos.

Sem saúde, o ser humano não é capaz de exercer seu potencial maior. A saúde debilitada provoca um mal-estar geral, cria pensamentos negativos que tornam a pessoa infeliz e acabam por preencher os fótons que permeiam o universo. Como já sabemos pela física quântica, esses fótons reverberam no *Akasha* (Éter) da mesma maneira que quando jogamos uma pedra em um lago de águas calmas e tranquilas. Essas ondulações de energia afetam todos os seres e tudo o que existe no planeta como um todo.

Sem saúde, tornamo-nos agentes da violência que existe lá fora. Para eliminarmos a violência do planeta, é preciso cultivar a paz dentro do nosso coração. E a paz começa com a saúde, com o bem viver.

Portanto, observando os princípios do Ayurveda, tornamo-nos a cada dia seres humanos melhores, resgatamos o melhor de cada um de nós e, consequentemente, nos tornamos agentes de transformação de todo o universo.

Felizmente, o Ayurveda é um sistema acessível a todos. E se nos preocuparmos com nossas ações diárias preconizadas por ela, minimizaremos, e muito, a possibilidade de desenvolver uma doença.

No entanto, o Ayurveda ainda não é reconhecido no Brasil como uma especialidade em medicina. Apesar de toda sua eficácia e poder, pode ainda levar algum tempo até que isso aconteça.

Daí a importância de termos médicos brasileiros estudiosos desse tema. Médicos que tenham conhecimento da nossa população, dos nossos hábitos, da nossa cultura; enfim, dos detalhes que são específicos e peculiares a cada região.

Esse é o caso do dr. Danilo Carneiro, médico homeopata e sanitarista, formado no Brasil, especialista em Medicina Preventiva e Social, conhecedor profundo das características do nosso povo.

Dedicando-se profundamente ao longo tempo ao estudo das ervas brasileiras, o dr. Danilo, sem dúvida, se tornou um dos maiores *experts* nesse assunto no nosso país.

Através de anos de dedicação total, o dr. Danilo faz uma comparação entre nossas ervas brasileiras e as ervas indianas. Conhece profundamente os efeitos de cada uma delas e como podem ser usadas não só nos tratamentos ayurvédicos, mas também na prevenção das doenças e na promoção da saúde.

Nesse sentido, o dr. Danilo nos ensina neste valioso livro várias maneiras de como podemos utilizar nossas ervas e nossos alimentos dentro do método ayurvédico, otimizando e potencializando seus efeitos e propriedades.

Neste livro, você, leitor, também terá acesso a informações sobre como o Ayurveda e o Yoga, ciências irmãs que caminham juntas há milênios para a evolução dos seres humanos, podem nos ajudar a explorar o nosso potencial maior. Por meio dessa união, fortalecemos o corpo, aquietamos a mente, conquistamos o nosso espírito e penetramos no campo da pura potencialidade, no qual, como o próprio nome diz, está inserido nosso potencial maior.

Por meio da leitura desta obra, você estará aprendendo o verdadeiro "Conhecimento da Vida", que é a tradução literal do termo Ayurveda. Você estará respeitando sua individualidade, aprendendo hábitos saudáveis e se conectando com a natureza por meio do uso das ervas e dos alimentos.

Aproveite, você está em ótimas mãos!

– Márcia De Luca
Instrutora Especializada em Yoga e Ayurveda
Fundadora do Ciymam – Centro Integrado de
Yoga, Meditação e Ayurveda – São Paulo

APRESENTAÇÃO

Vivemos numa época regida pelo movimento, pela pressa, pela competição acirrada, pelo materialismo, pelo consumismo, pelo imediatismo e por valores superficiais. Sem dúvida, o pensamento hegemônico é a racionalidade científica; no terceiro milênio, a ciência, tendo como produto a tecnologia, possui a força e a capacidade de ditar hábitos e de promover tendências. Ao ocupar hoje o espaço que, na Idade Média, era reservado à Igreja, a ciência é detentora da capacidade de "jogar" qualquer conhecimento, construído à margem de sua metodologia totalitária, na "fogueira", valendo-se do argumento da inexistência de comprovação científica.

No século XVI, cientistas e pensadores, como Copérnico, Galileu, Newton e Descartes, desenvolveram a racionalidade científica; no século XVIII, Francis Bacon previa: "a ciência fará do homem o senhor e possuidor da natureza". Naquela época, acreditava-se que, por meio do desenvolvimento científico, todos os grandes problemas da humanidade seriam resolvidos. Jean-Jacques Rousseau, no seu célebre *Discours sur les sciences et les arts*, de 1750, faz a seguinte pergunta: "O progresso das ciências e das artes contribuirá para purificar ou para corromper os nossos costumes?".

No entanto, quais eram os grandes problemas da humanidade na época de Bacon, no princípio da revolução científica? Guerras, violência, desigualdades sociais, pobreza, fome e doenças. Passaram-se trezentos anos e, apesar do desenvolvimento científico, quais são os grandes problemas do século XXI? Exatamente os mesmos, além do aquecimento global e da destruição dos ecossistemas.

Há uma crise na relação entre a medicina ocidental moderna e a sociedade, pois, ao longo do seu processo histórico, a biomedicina colocou como objeto central de sua atuação a categoria doença. E com isso concentrou os seus esforços no diagnóstico das patologias, perdendo seu papel terapêutico, ao deixar de dar a devida atenção à arte da cura na prática clínica. Apesar dos avanços da ciência médica, os pacientes ressentem-se da falta de cuidados e de atenção. Outro aspecto importante dessa crise é a conscientização que as pessoas têm dos efeitos colaterais das drogas alopáticas. É o caso da iatrogenia, ou seja, a doença causada pelo tratamento médico.

Essa preocupação chegou a tal ponto que alguns médicos alopatas, ao prescreverem um medicamento, recomendam aos pacientes que não leiam sua bula. Resultado: assustados, eles, não raro, nem iniciam o tratamento.

A ciência ocidental não trouxe as respostas que nós buscamos. Acreditamos que existe outro modo de validação: é aquele fornecido pelo tempo e que funciona há muitas gerações, às vezes séculos, fundamentando-se na experiência empírica. É o caso das "medicinas tradicionais", definidas pela Organização Mundial da Saúde como sistemas médicos com centenas de anos de tradição no seu país de origem, a exemplo da medicina chinesa, da medicina tibetana e do Ayurveda.

Em 1996, a professora Madel Luz desenvolveu a categoria "racionalidades médicas", para significar um sistema lógico e teoricamente estruturado, dotado de cinco dimensões interligadas: uma doutrina médica, uma morfologia, uma dinâmica vital, um sistema de diagnose e um sistema de intervenção terapêutica. Segundo essa autora, tais racionalidades, bem como outras práticas tradicionais, podem trazer as seguintes contribuições: (1) a reposição do sujeito doente como centro do paradigma médico; (2) a restituição da relação médico–paciente como elemento fundamental da terapêutica; (3) a busca de meios terapêuticos simples, despojados tecnologicamente (menos dependentes da tecnologia dura), menos caros e, entretanto, com igual ou maior eficácia em termos curativos nas situações mais gerais e comuns de adoecimento da população; (4) a construção de uma medicina que busque acentuar a autonomia do paciente, e não sua dependência em termos de relação saúde–enfermidade; e, por fim, (5) a afirmação de uma medicina que tenha como categoria central de seu paradigma a categoria saúde e não a de doença.

O Ayurveda é uma racionalidade médica distinta da biomedicina, pois apresenta como pilar uma filosofia de autoconhecimento, por meio do diagnóstico do desequilíbrio psicofísico dos nossos humores biológicos ou *doshas*. As explicações dessa medicina indiana milenar se baseiam em um sistema empírico-racional e em nossas tendências físicas, mentais, emocionais e espirituais. Trata-se de um sistema de intervenção terapêutica completo, que é um caminho para o desenvolvimento do potencial corpo-mente-espírito do ser humano.

Este trabalho pioneiro do médico Danilo Maciel Carneiro, uma das maiores autoridades em Ayurveda no Brasil, será, sem dúvida alguma, uma referência na área. Nos seus mais de vinte anos de pesquisas e experiência clínica em Ayurveda e Fitoterapia, dr. Danilo estudou com os melhores médicos indianos (*Vaidyas*) que estiveram em nosso país, razão pela qual *Ayurveda: Saúde e Longevidade na Tradição Milenar da Índia* promete ser um dos melhores livros já publicados em língua portuguesa sobre o assunto.

– **Dr. Aderson Moreira da Rocha**
Presidente da Associação Brasileira de Ayurveda

1
A HISTÓRIA DO AYURVEDA

A ORIGEM DO AYURVEDA

O Ayurveda é considerado um dos ramos dos vedas. Mais comumente ele é relacionado como um veda acessório do Rigveda ou do Atharva-Veda, mas, segundo o *Charaka Samhita*, ele é, na verdade, uma corrente de conhecimento que vem de geração a geração, desde a eternidade, paralelamente com a literatura védica. Por isso, na Índia se diz que o Ayurveda originou-se diretamente do próprio Criador (Brahma), antes mesmo da criação do Universo. Como não há memória de sua não existência, o Ayurveda é considerado eterno e sua longa tradição tem profunda ligação com a cultura indiana.

De acordo com a história da Índia antiga, a tradição do Ayurveda, iniciada com o próprio Brahma, foi por ele repassada integralmente, por meio de Dasa Prajapati e do deus Indra, aos sábios Bharadwaja e Atri. Esses entregaram toda a ciência nas mãos do sábio Atreya. Por isso, o Ayurveda até Indra é uma tradição divina, e foram os sábios Bharadwaja e Atri que a trouxeram para o plano terreno. O sábio Atreya discutiu os tópicos do Ayurveda tradicional com os mestres da época em diversos simpósios, organizados em várias partes do país, e formulou os conceitos básicos do Ayurveda como um sistema de Racionalidade Médica humana. A escola de Atreya (escola de medicina) consagrou-se e formou muitos discípulos. O mais brilhante e famoso deles foi Agnivesa, que escreveu o *Agnivesa-Tantra (Tratado de Agnivesa)*. Dos diversos compêndios escritos pelos discípulos de Atreya, o *Agnivesa-Tantra* foi sempre o de maior reconhecimento e o mais adotado. Mesmo depois de revisto pelo sábio Charaka, que elaborou uma versão ampliada e mais refinada, conhecida como *Charaka Samhita*, o texto original do tratado permaneceu em uso, como comprovam diversas citações em documentos da época.

O *Charaka Samhita*, lido hoje em todo o mundo e considerado a "bíblia" do Ayurveda, foi também, mais tarde, revisto por um mestre da Caxemira chamado Drdhabala. Portanto, a principal fonte de estudos do Ayurveda continua sendo o próprio *Agnivesa-Tantra*, ampliado por Charaka e revisto por Drdhabala.

Situar historicamente o Ayurveda não é tarefa fácil considerando-se os calendários aceitos na atualidade; contudo, de acordo com os registros disponíveis na literatura pesquisada, pode-se afirmar que o sábio Atreya teria vivido por volta do ano 1000 a.C., o que perfaz três mil anos de história. O sábio Charaka, por sua vez, teria vivido por volta do ano 500 a.C. Muitas outras datas e números são encontrados na literatura e na tradição da cultura indiana, mas são pouco fundamentados em termos de registros históricos válidos. Não se sabe por quanto tempo o conhecimento sobre o Ayurveda permaneceu sendo difundido antes de ser entregue a Atreya. Por isso talvez tenha fundamento a afirmação corrente de que o Ayurveda é praticado na Índia há mais de cinco mil anos.

EVOLUÇÃO

O sucesso do Ayurveda no mundo atual deve-se principalmente a dois fatores importantes, sendo o primeiro a sua história de quase cinco mil anos de tradição, que rompe as barreiras impostas pelo tempo e pelas fronteiras culturais, sobrepondo-se a todas as transformações sociais, políticas e científicas. O Ayurveda consegue não apenas manter-se vivo em seu local de origem, mas também expandir-se, introduzindo-se naturalmente na vida de povos dos mais diversos países. Em segundo lugar, esse sucesso pode ser atribuído à evolução do Ayurveda em relação ao conceito de ciência, bem como, mais recentemente, a sua inserção no meio acadêmico, o que constitui uma vitória sobre os preconceitos e sobre o separatismo que a ciência moderna impõe às formas de saber tradicionais. Esse segundo aspecto configura-se como uma afirmação científica integrada aos moldes racionais e positivistas do mundo ocidental e estruturada a partir dos estudos e pesquisas da ciência oficial. A estruturação científica do Ayurveda se dá especialmente na Índia, onde ele é ensinado nas universidades, nos cursos de medicina e de farmácia, em conjunto com os conhecimentos da medicina ocidental moderna. Durante os seis anos de curso médico, os estudantes de medicina na Índia cumprem atualmente dois anos de estudos ayurvédicos, paralelamente com o aprendizado da medicina ocidental. Isso demonstra que o Ayurveda, um saber tradicional, mantém-se vivo apesar da invasão da cultura estrangeira.

Dois outros fatores são ainda decisivos na expansão mundial do Ayurveda: a excelência desse completo sistema de Racionalidade Médica, que se revela uma prática de saúde eficiente e acessível, e o trabalho de mestres indianos e *vaidyas* que se deslocaram para o Ocidente e cuidaram de divulgar o Ayurveda em diversos países.

O Brasil é um país muito jovem se comparado à Índia, com seus cinco milênios de história. Isso dificulta a compreensão do que seja uma tradição cultural ou um saber médico tradicional que resiste ao tempo, à colonização e a todo o seu processo de aculturação. Ao se completarem recentemente quinhentos anos após o início da colonização do país, os primeiros habitantes brasileiros, os povos indígenas, manifestaram-se contra uma atitude nacional que expressa a maior de todas as aculturações: comemorar o "descobrimento" do Brasil, como se antes ele fosse uma terra despovoada, sem donos, sem vida e sem cultura. O afastamento da cultura original foi tão grande que não se reconhece a existência de algo no país antes da implantação da cultura europeia do século XVI. Na Índia, apesar da força da colonização inglesa, que reprimia as manifestações de identidade cultural do povo indiano, a cultura védica tradicional jamais pôde ser destruída; ela continuou se manifestando no íntimo dos lares e dos corações dos indianos, até o advento da revolução cultural conduzida por Gandhi a qual devolveu à oficialidade a sabedoria, a filosofia e a ciência tradicionais.

Com a integração do Ayurveda ao sistema político e científico oficial, as universidades abriram espaço para pesquisas e para o ensino acadêmico dessa ciência, fazendo confirmarem-se a cada dia as suas bases teóricas através de experimentos cientificamente reconhecidos. Há ainda muito a ser investigado dos conhecimentos ayurvédicos – como de toda a medicina moderna e de toda a ciência, aliás. Sabe-se que até hoje menos de um terço dos procedimentos e condutas da medicina ocidental moderna foi pesquisado conforme os moldes mais rigorosos da metodologia científica. Assim, também o Ayurveda encontra-se em fase de evolução dentro desse rigor científico, mas já venceu a prova mais difícil de todas, a do tempo. A essa prova a medicina moderna ainda não conseguiu se impor, tendo em vista as constantes quedas de teorias e práticas que hoje são lei e amanhã caem por terra, derrubadas por outras novidades. Além disso, considerando-se a questão do tempo de vida, a medicina científica moderna, com seus menos de duzentos anos de história, pode ser comparada a um embrião em relação ao Ayurveda, imutável em seus princípios existentes há cinco mil anos.

O que se pode afirmar é que o Ayurveda cativa por sua genial simplicidade, por sua eficiência como uma terapia natural, atóxica, suave e potencialmente barata, e pela inexplicável magia de revelar há milênios verdades que só recentemente puderam ser desvendadas pela ciência. Por tudo isso, o Ayurveda é recomendado pela Organização Mundial de Saúde como um sistema médico a ser adotado especialmente pelos países em desenvolvimento, em nome do já antigo sonho de tornar a saúde um bem acessível a todos os cidadãos do planeta.

HISTÓRICO DO AYURVEDA NO BRASIL

A chegada do Ayurveda ao Brasil é um reflexo de sua expansão pelo mundo, que se dá essencialmente por dois motivos: primeiramente, pela sua excelência como um completo sistema de promoção de saúde e como uma prática eficiente, acessível e cativante. Em segundo lugar, destacamos o trabalho de mestres e *vaidyas* indianos que se deslocaram para o Ocidente e cuidaram de divulgá-lo para os diversos países desse continente.

Qualquer tentativa de descrição de uma história recente do Ayurveda no Ocidente e no Brasil corre o risco de ser julgada injusta, especialmente na citação de nomes ou na personificação dos feitos e dos fatos. No entanto, correremos esse risco para não deixar de fazer justiça a algumas pessoas vitais para a inserção do Ayurveda no Brasil. Desse modo mencionaremos aqui apenas alguns dos nomes mais importantes e decisivos para a consolidação dessa prática em nosso país, especialmente em Goiás, com a licença de todos os que merecem ser lembrados nessa faixa da História.

O Ayurveda chegou oficialmente ao Brasil em 1985, por força de um convênio do Instituto Nacional de Assistência e Previdência Social (INAMPS) e do Ministério da Saúde com o Instituto de Ciência e Tecnologia Maharishi, liderado pelo mestre indiano, mundialmente famoso, Maharishi Mahesh Yogi. Uma vez firmado esse convênio, ele foi proposto pelo Ministério da Saúde e pelo INAMPS aos diversos estados do Brasil, sendo aceito por três estados brasileiros: Pernambuco, Rio de Janeiro e Goiás. Nos dois primeiros estados, o projeto, após iniciado, foi interrompido precocemente em virtude de discordâncias políticas ou ideológicas entre as partes envolvidas no convênio, ou de outros motivos que não nos compete discutir no presente texto. Já no estado de Goiás, o projeto se desenvolveu e, nos anos de 1986 e 1987, ocorreu o primeiro Curso de fitoterapia ayurvédica para profissionais de saúde da rede pública estadual contemplando médicos, farmacêuticos e agrônomos.

A partir de então e até por volta de 1995, mais de dez médicos indianos vieram a Goiânia, em grupos que passavam de dois a quatro anos ensinando e acompanhando os profissionais brasileiros em cursos e estágios práticos. Podemos aqui citar o trabalho inestimável dos nossos professores indianos: dr. P. G. Dhayatadak, dr. Paramkushrao, dr. Sharman, dr. Beddy, dr. Indull, dr. Veejay, dr. Patak, dr. B. R. Reddy e dr. G. V. R. Chowdhury. Com seus préstimos, eles fundamentaram o Ayurveda em Goiânia e deram origem à equipe que hoje perpetua esse trabalho em nosso meio. Do ponto de vista administrativo, membros do Instituto Brasileiro de Ciência e Tecnologia Maharishi tiveram também um papel importante na implantação dessa prática em Goiás. Em nome de todos eles, registramos aqui a participação fundamental dos discípulos do mestre Maharishi, Sr. José Luiz Alvarez, Sr. Juan Roura e Sr. Marcus Schüller e o professor de meditação transcendental Fernando Lo Iacono.

No ano de 1988, deu-se a criação, pelo governo do estado de Goiás, de um centro ambulatorial de referência em fitoterapia ayurvédica em Goiânia, que passou a ser conhecido como Hospital de Terapia Ayurvédica. Essa unidade da Secretaria de Estado da Saúde passou a congregar os profissionais que realizaram os cursos de Ayurveda promovidos pelo convênio antes mencionado. A primeira diretora-geral do então chamado Hospital de Terapia Ayurvédica foi a Dra. Heloísa Helena Teixeira dos Reis, médica especialista em dermatologia e que se destacou durante a realização do primeiro curso ministrado pelos médicos indianos. Ela permaneceu à frente dessa unidade, que hoje se denomina Hospital de Medicina Alternativa (HMA), até o início do ano de 1999, conduzindo com extrema dedicação e competência os rumos do HMA e do Ayurveda em Goiás. Gradativamente, os profissionais lotados no HMA passaram a ser instrutores e multiplicadores da experiência com o Ayurveda adaptado à nossa realidade e aos recursos naturais próprios de nossa região. Na diretoria-geral do HMA também trabalhou o dr. Jeovar Leite Guedes, um dos médicos pioneiros na introdução do Ayurveda em Goiás, e hoje a diretoria do hospital conta com o dr. Nestor Carvalho Furtado (diretor-geral), dr. Fausto Henrique Pohfal (diretor-clínico) e Sr. Ailton Bezerra (diretor-administrativo). O HMA oferece também serviços nas áreas de Homeopatia e Acupuntura, além da Fitoterapia e do Ayurveda. Ao todo, até a presente data, cinco cursos de introdução ao Ayurveda já foram ministrados pelo HMA, e mais de duzentos profissionais de saúde da rede pública estadual passaram a conhecer essa maravilhosa ciência.

No Rio de Janeiro, os cursos de Ayurveda foram ministrados pelo dr. G.V.R. Chowdhury, médico indiano, em 1995, 1998 e 1999. Graças ao crescente interesse por essa ciência, os alunos dos cursos do dr. Chowdhury e outros profissionais ligados às terapias orientais fundaram em 1999, no Rio de Janeiro, a Associação Brasileira de Ayurveda (ABRA). Trata-se de uma sociedade sem fins lucrativos e atualmente representada – além de sua sede no Rio de Janeiro – em São Paulo, Belo Horizonte e Goiânia. Tem os seguintes objetivos:

- Reunir as pessoas interessadas nas terapias e filosofias indianas.
- Divulgar e desenvolver os conhecimentos do Ayurveda, podendo organizar e patrocinar palestras, cursos e congressos, além de editar jornais, livros e quaisquer outras publicações associando-se, se preciso, a outras instituições.
- Incentivar de modo permanente o intercâmbio de informações e experiências entre seus associados e com entidades congêneres nos âmbitos nacional e internacional.
- Promover a formação de regionais da ABRA nas capitais e de seccionais nas principais cidades.

2

FUNDAMENTOS E CONCEITOS BÁSICOS

DEFINIÇÕES

O termo *Ayurveda*, que define um completo sistema indiano de racionalidade médica tradicional, é composto por dois radicais: *ayus* e *veda*. *Ayus* significa vida, e *veda* pode ser traduzido como ciência ou conhecimento. São encontradas na literatura ocidental algumas traduções para esse termo, tais como ciência da vida, ciência da longevidade, conhecimento da vida. Definições mais complexas podem conceituar o Ayurveda como sendo o conhecimento do ciclo da vida ou da dinâmica da vida. A vida (*ayus*), segundo o Ayurveda, é uma manifestação complexa e deve ser definida como a combinação de corpo (*sarira*), sentidos (*indriajas*), mente (*sattwa*) e espírito (*atma*, o princípio vivente, eterno). O Ayurveda afirma que o corpo, quando desprovido dos sentidos, da mente e do espírito, está morto e não pode ser definido como vida, pois falta-lhe o princípio anímico ou espiritual.

A definição ayurvédica de saúde também foge aos conceitos mecânicos ou meramente técnicos que muitas vezes são encontrados nas ciências materialistas. Segundo o Ayurveda, a saúde é uma combinação de diversos aspectos vitais do ser humano; além do equilíbrio global do organismo físico, ela inclui também harmonia mental, emocional e espiritual. Por isso, o Ayurveda diz que uma pessoa sadia é aquela que apresenta equilíbrio dos princípios vitais (*doshas*) e das enzimas metabólicas e digestivas (*agnis*), além de um adequado funcionamento dos tecidos (*dhatus*), dos produtos secundários do metabolismo (catabólitos) e das excretas orgânicas (*malas*), e que experimenta a felicidade no espírito, nos sentidos e na mente.

OBJETIVOS E ÁREAS DE ATUAÇÃO

Tendo uma visão metafísica em relação à vida e à saúde, o Ayurveda consegue manter uma aproximação mais sensível com o ser humano. Essa é a razão por que se diz que ele lida de um modo muito especial com as pessoas e não apenas com a doença.

Isso significa que a abordagem ayurvédica do ser humano é mais integral do que a abordagem tecnológica, na qual muitas vezes o contato humano é substituído por exames laboratoriais e procedimentos técnicos, e o acompanhamento do paciente é feito como se ele fosse um ser segmentado em partes para as quais existem especialistas diferentes, o que impede uma compreensão global do seu sofrimento ou de sua problemática. Isso não quer dizer que um profissional que faça uma abordagem ayurvédica não possa utilizar os recursos diagnósticos e terapêuticos das ciências modernas – conduta que seria contraditória para uma ciência considerada integral e holística. Tudo o que a ciência moderna tem de válido e positivo para contribuir, seja na prevenção, no diagnóstico ou na cura dos pacientes, o profissional ayurvédico pode integrar à sua prática, sem perder de vista, evidentemente, a visão global do ser humano, da saúde e da vida. Na verdade, como um sistema filosófico e prático, pode-se dizer que o Ayurveda revela-se uma completa ciência da vida, e não meramente um tratado sobre medicamentos ou tratamento de doenças.

O Ayurveda propõe-se três objetivos principais: preservar a saúde das pessoas saudáveis e prevenir as doenças; promover e lapidar a saúde das pessoas saudáveis e contribuir para a rearmonização das pessoas enfermas.

Como pode soar bem essa visão preventiva do Ayurveda aos ouvidos das pessoas sensíveis à questão da saúde humana! Quantas vezes estudam-se, nas faculdades das ciências biológicas, os conceitos de promoção e preservação da saúde de pessoas não portadoras de doenças específicas? Bem poucas ainda! Quantas vezes as pesquisas da ciência moderna foram direcionadas para os métodos de prevenção de doenças de modo geral e preservação da saúde? Raras vezes, pelo menos em relação ao número de pesquisas altamente dispendiosas que se realizam no encalço de novas drogas químicas contra antigas doenças. Essas mesmas doenças poderiam estar sendo prevenidas, e as pessoas poderiam estar muito mais saudáveis a custos inferiores, se houvesse interesse político dos governos e da ciência em investir, como o Ayurveda e outros sistemas tradicionais, em métodos preventivos e promotores de saúde, conforme tem sugerido há anos a Organização Mundial de Saúde.

OS OITO RAMOS DO AYURVEDA

O Ayurveda tradicional, como é descrito nos textos clássicos, está dividido em oito ramos:

- *Kaya chikitsa*, que cuida dos desequilíbrios internos do corpo;
- *Bala chikitsa*, que aborda de forma especial as doenças que acometem as crianças;
- *Graha chikitsa*, que versa sobre as doenças mentais e emocionais;

- *Vurdwanga chikitsa*, que enfoca doenças que se localizam na cabeça e no pescoço;
- *Salya chikitsa*, que se dedica às doenças de natureza cirúrgica;
- *Damsta* ou *agada chikitsa*, que trata dos aspectos relativos à toxicologia;
- *Jara chikitsa* ou *rasayana*, que se destina à promoção da longevidade e também é chamada de ciência do rejuvenescimento;
- *Vrusha* ou *vajeekara chikitsa*, que consagra os tônicos e revigorantes, sendo também denominada de ciência dos afrodisíacos.

Esses ramos não são divisões como as especialidades ocidentais, uma vez que o profissional com visão ayurvédica não se dedica a apenas um deles, deixando os outros sete para outros especialistas. Eles correspondem às diferentes áreas que formam o corpo de conhecimento clínico do Ayurveda e, em conjunto, dão ao profissional um entendimento geral da arte, da ciência e do ser humano. Três desses ramos demandam um breve comentário, uma vez que os demais se explicam por sua própria definição.

O ramo denominado *kaya chikitsa*, geralmente traduzido nos textos clássicos como medicina interna, é um dos mais importantes e abrangentes, pois lida com a recuperação dos tecidos orgânicos em geral, quando danificados pelo ataque de disfunções e doenças. O Ayurveda define o *kaya chikitsa* como aquele que trata das doenças causadas pela irregularidade ou supressão do "fogo digestivo" – *kaya* em sânscrito significa digestivo, e *chikitsa*, terapia. Desse modo, no Ayurveda tradicional, o ramo denominado de medicina interna cuida basicamente de equilibrar o "fogo digestivo", que corresponde a todos os processos metabólicos do organismo.

JARA CHIKITSA (RASAYANA): A CIÊNCIA DO REJUVENESCIMENTO

Jara chikitsa, a ciência do rejuvenescimento, consiste em uma série de técnicas e medidas aplicadas pelo Ayurveda com o objetivo de aumentar o vigor do corpo e a resistência orgânica, conferindo mais vitalidade e melhor função aos órgãos dos sentidos, aos tecidos do corpo, aos dentes, ossos, pele e cabelos. Esse ramo do Ayurveda aplica métodos que visam promover o intelecto, a memória e as diversas funções sutis do sistema nervoso, contribuindo para uma longevidade com saúde e bem-estar.

Muitas vezes o termo "rejuvenescimento" é usado sem o devido critério, podendo passar a falsa impressão de que o Ayurveda promete transformar pessoas senis em jovens plenos de vigor. Não se trata disso. O objetivo desse ramo de terapia consiste em retardar o processo de envelhecimento natural e combater sintomas de envelhecimento precoce em pessoas muito desgastadas e esgotadas pelo estresse físico e mental ou por doenças degenerativas. Existem cada vez mais pessoas que apresentam sinais de uma idade mais avançada do que sua idade cronológica e até mesmo indivíduos relativamente jovens portadores de doenças características de pessoas idosas. Mas, na verdade, mesmo idosas, as pessoas não devem estar fadadas a certos tipos de degeneração que, ainda hoje, são considerados "normais", tais como a perda de memória, a perda da capacidade de aprender, a depressão ou o isolamento social, o reumatismo e as dores crônicas ou rigidez articular. O que o Ayurveda preconiza é que elas possam ter a idade biológica compatível com a idade cronológica e que a terceira idade seja um período vivido com saúde, boa disposição vital e normalidade das funções mentais e cerebrais.

O outro nome dado a essa ciência é *rasayana*, que o Ayurveda descreve como a terapia que cuida da nutrição dos canais de circulação de plasma, no sangue e nos outros tecidos do corpo. Do sânscrito, a palavra *rasayana* é composta de dois radicais: *rasa*, que significa plasma, ou primeiro tecido do corpo, e *ayana*, que significa as medidas necessárias para a obtenção (do plasma). Assim, a terapia *rasayana* pode ser definida como as medidas específicas para a obtenção do plasma, que, sendo o primeiro tecido corporal, é o responsável pela formação de todos os outros tecidos do corpo e, consequentemente, o responsável direto pela produção de uma longevidade saudável.

VAJEEKARA CHIKITSA: A CIÊNCIA DOS AFRODISÍACOS

Vajeekara chikitsa, a ciência dos afrodisíacos, tem também muitas vezes os seus conceitos mal-interpretados. De acordo com o conceito ayurvédico, afrodisíaco não significa apenas um remédio ou produto que aumenta o desejo ou melhora o desempenho sexual. Trata-se também de uma ciência que inclui todos os fatores responsáveis pela normalidade das funções reprodutivas em geral.

Do sânscrito, o termo *vaja* significa alimento e *vajee*, derivado do primeiro, significa sêmen. Assim o sêmen é descrito no Ayurveda como o último tecido corporal; a essência final da transformação dos nutrientes. A palavra *vajeekarana*, por sua vez, pode ser traduzida como os fatores que promovem a excelência do sêmen, seja em relação à sua quantidade ou à sua qualidade. Inclui também os fatores que auxiliam na produção de sêmen. Desse modo, *vajeekara chikitsa* é a terapia que trata dos fatores responsáveis pelo aumento da quantidade, da purificação, acumulação, nutrição e ejaculação do sêmen, quer ele esteja reduzido, contaminado ou diminuído. Contudo esse ramo do Ayurveda pode ser aplicado também a pessoas normais que desejem manter ou otimizar as funções do seu sistema reprodutivo.

Convém ressaltar também que *jara chikitsa*, a ciência do rejuvenescimento, e *vajeekara chikitsa*, a ciência dos afrodisíacos, incluindo as rotinas diárias (*swastavrutta*), cuidam da preservação e promoção da saúde nas pessoas sadias, enquanto os demais ramos do Ayurveda lidam com as pessoas enfermas.

3

OS TRÊS *GUNAS*

> O Divino brilha nos raios do sol. É o Divino que revela ao homem, através de seus olhos, a vastidão e a glória do mundo. A alvura e o frescor da lua, que conferem paz aos homens, são emanados do Divino. O Universo, que é baseado na natureza tripla do tempo e que é sustentado pela Trindade, é permeado pelo Divino na forma dos três *gunas* – *sattwa*, *rajas* e *tamas*.
>
> – *Sloka* sânscrito tradicional

Historicamente, o Ayurveda engloba não apenas o estudo do corpo físico, mas também os aspectos metafísicos da ciência e da filosofia. Nos campos filosófico e espiritual, o Ayurveda baseia-se na filosofia *Samkhya* da criação. Uma vez que esta obra não pretende aprofundar-se nos temas dessa filosofia, vamos abordar apenas os conceitos básicos para a compreensão da natureza e função dos três *gunas*.

PURUSHA E *PRAKRITI*

Segundo a filosofia *Samkhya* da criação, existem paralelamente dois princípios fundamentais anteriores à existência. *Purusha*, estado de Pura Essência, o Espírito Primal, imaterial, eterno, o onisciente sentimento de consciência; e *Prakriti*, a Natureza Primordial, o princípio da criatividade.

Purusha é imanifesto, passivo e encontra-se além dos atributos e qualidades; além do tempo e do espaço; além das leis de causa e efeito; é a pura essência da verdade e da bem-aventurança, sendo descrita como o arquétipo da energia masculina.

Prakriti é a energia feminina, a essência não manifesta que constitui o primeiro poder da ação e que guarda em si o potencial de tudo o que pode vir a existir. É a força criadora da ação; é a fonte de toda a forma, a substância original de toda a manifestação e dos atributos de todas as coisas e seres do universo.

Tudo o que pode ser observado, é *Prakriti*, pois é a manifestação do poder criativo de *Purusha*.

A união de *Purusha* e *Prakriti* – Espírito e Matéria – produz todas as coisas existentes.

Purusha e *Prakriti* formam uma unidade; eles constituem o Dois-em-Um Primordial; a Consciência e as suas forças de criação e de execução.

Dentro de todas as coisas existe a essência, a consciência e a unidade – *Purusha*. Dentro de todas as coisas existe também o poder de manifestação, a capacidade criativa de desdobramento e diversificação.

A partir dessas duas grandes forças primordiais, em sua primeira união, é gerada a Inteligência Cósmica *(Mahat)*, a mente divina, que contém a semente de toda a manifestação. Todas as Leis da Natureza são inerentes à Inteligência Cósmica *(Mahat)*. Vale ressaltar que a Inteligência Cósmica existe também no ser humano, manifestada como o poder de inteligência individual, que nos permite discernir a verdade da ilusão, o certo do errado e o real do irreal. Nesse caso ela é chamada de *Buddhi*, o instrumento do despertar espiritual, que desenvolvido completamente torna a pessoa iluminada, um *Buddha*.

Todavia, essa Inteligência Cósmica em sua evolução dentro das formas materiais, pode dar origem ao Ego, o senso do Eu separado *(Ahankara)*. É esse princípio de divisão, assim como é apenas o nosso senso de Ego separado, que nos divide da Unidade da vida.

Por sua vez, o Ego dá origem à mente condicionada ou consciência condicionada, chamada de *Manas*, que, assim como o nosso senso de autoconsciência, cria em torno de si a proteção de um campo de pensamento, dentro do qual nós ficamos cercados, cerceados, limitados.

Finalmente, a mente condicionada *(Manas)* nos conecta com o inconsciente coletivo, denominado *Chitta*, o depósito de pensamentos de todas as mentalidades condicionadas. Por intermédio de *Chitta* nós permanecemos sob a influência dos padrões de pensamento, das compulsões e das forças latentes dos estágios anteriores de evolução mental e espiritual, conduzidos muitas vezes de volta ao domínio dos instintos animais – ou mais aquém.

O Ayurveda preconiza o desenvolvimento de uma vida em harmonia com a Inteligência Cósmica, por meio da qual nossa própria inteligência seja perfeita, de modo a nos conduzir de volta à unidade com a Natureza. E por meio da Natureza, nós poderemos ser conduzidos ao nosso verdadeiro Eu e ao nosso Espírito Primordial, o *Purusha*.

Isso requer o despertar da nossa inteligência, por meio do qual nós podemos ir além das regras do Ego. O Ego é a base para todo o desvio das Leis da natureza. A saúde é natural, *Prakriti*. O adoecimento é antinatural, *Vikriti*. Assim, podemos dizer que todas as doenças, com exceção dos desgastes naturais do tempo, são originadas do desequilíbrio psicológico nascido da autoidentidade que causa a nossa separação da natureza.

SATTWA, RAJAS E TAMAS

Prakriti, a Natureza Primordial, consiste de três qualidades básicas, três atributos primitivos chamados de *gunas: Sattwa*, o princípio da luz e da harmonia; *Rajas*, o princípio da energia e da atividade; e *Tamas*, o princípio da inércia e da resistência.

O renomado filósofo indiano Harish Johari afirma que os três *gunas* podem ser representados como três cordas de cores diferentes entrelaçadas para formar uma entidade única em forma de uma trança. Para um observador externo, ao olhar a trança de um lado ou de outro, pode parecer que uma corda predomina em relação às outras, pois sua cor está mais visível naquele ângulo de observação. Mas ao observar a trança como um todo, verá que essa predominância aparente não passa de uma ilusão, pois na verdade existe uma entidade única formada por três integrantes igualmente presentes.

Essa analogia nos permite entender que os três *gunas* não são entidades distintas e muito menos opostas ou contraditórias; eles formam as partes de uma existência única.

Os três *gunas* combinam-se para formar os Cinco Elementos *(pancha mahabhutas)*, a base de toda a criação do mundo físico. Na tradição Ayurvédica, explica-se que as qualidades dos três *gunas* – *sattwa, rajas* e *tamas* – combinam-se para formar os *Pancha mahabhutas*.

Desse modo, o elemento éter *(akasha mahabhuta)* é gerado a partir de *sattwa* e manifesta como principal característica a claridade e a transcendência. O elemento ar *(vayu mahabhuta)* é gerado pela combinação de *sattwa* e *rajas*, e suas principais qualidades são a mobilidade e a leveza. O elemento fogo *(tejas mahabhuta)* é gerado por *rajas*, e a sua característica é a energia e o calor. O elemento água *(jala mahabhuta)* é composto pela combinação de *rajas e tamas*, e por isso alterna as qualidades de inércia e de movimento. Por fim, o elemento terra *(prithvi mahabhuta)* é gerado por *tamas*, sendo a resistência e a inércia os seus principais atributos.

Levando-se em consideração que os *Pancha mahabhutas* são a base material do Universo e o fundamento de toda a criação física *(Prakriti)*, podemos deduzir que os três *gunas*, sendo os seus formadores, constituem o poder de *Prakriti* para criar as diversas formas existentes na natureza material. Isso equivale a dizer que toda a criação física, toda a matéria existente no Universo é gerada primordialmente pela combinação das qualidades ou atributos dos três *gunas*. Tudo o que existe no mundo material são combinações diferentes desses três modos, que permeiam toda a criação material.

ATRIBUTOS OU QUALIDADES DOS TRÊS *GUNAS*

Sattwa é o modo da luz e da sabedoria, da percepção e da inteligência; é a essência da pureza, da bondade e o princípio da Virtude. Representa a evolução e sua manifestação, proporciona o despertar e desenvolvimento da espiritualidade. *Sattwa* é a base para uma realidade repleta de harmonia e da perfeição, que proporciona o desenvolvimento do máximo equilíbrio no mundo material. *Sattwa* concebe a percepção da felicidade e do amor universal.

Rajas é a força vital ativa que move o universo em direção a *sattwa* ou a *tamas*. É o princípio da energia, do movimento, da ação e da motivação. *Rajas* cria o movimento centrífugo e provoca agitação, turbulência e desintegração. A manifestação de *Rajas* cria as emoções, o desejo de satisfação dos sentidos e, por isso, concebe a percepção da dor, do sofrimento e da frustração.

Tamas é o princípio da inércia ou da destruição. Provoca o movimento para baixo, causando resistência, estagnação e obstrução. A manifestação de *tamas* cria letargia, indolência, o embotamento e a escuridão ou ignorância. *Tamas* provoca a indiferença ou a degeneração. É o reino da materialidade.

OS *DOSHAS* MENTAIS

Segundo o Ayurveda os três *gunas* manifestam-se na mente humana como parte da sua natureza primordial e são, dessa maneira, denominados *Doshas* Mentais. Os *doshas* mentais representam impulsos psíquicos e morais que constituem a essência da nossa personalidade e do nosso comportamento.

Esses impulsos psíquicos naturais expressam o modo de ser e de reagir diante dos obstáculos e desafios da vida. De acordo com as características desses *doshas* mentais, pode-se conceber um prognóstico do modo de ação que cada um deles comanda.

Embora os três *gunas* sejam necessários na natureza, quando eles se manifestam na mente, *Sattwa* torna-se a qualidade mais apropriada para os propósitos mais elevados do ser humano. A manifestação de *Rajas* e *Tamas* na mente cria impurezas que enfraquecem o nosso poder de percepção.

Descreveremos, no Capítulo 9, um estudo mais detalhado da manifestação dos *doshas* mentais e a formação das constituições mentais do ser humano.

4

PANCHA MAHABHUTAS: OS CINCO GRANDES ELEMENTOS

Segundo o Ayurveda, o universo é composto por cinco grandes elementos, que são sua base material e o fundamento de toda a criação física. Esses elementos formam todo e qualquer tipo de manifestação material existente no universo, todos os corpos animados ou inanimados. No sânscrito original, eles são denominados *pancha mahabhutas*: *pancha* significa cinco; *maha* significa grande e *bhutas* pode ser traduzido como elemento ou substância.

Os cinco elementos básicos da natureza são: éter, ar, fogo, água e terra. Relacionam-se abaixo os seus nomes originais em sânscrito:

QUADRO 1 – Os Cinco Grandes Elementos – *Pancha Mahabhutas*

céu, também chamado de éter e de espaço	*(kha* ou *akasha);*
ar	*(vayu);*
fogo	*(agni* ou *tejas);*
água	*(ambu, apa* ou *jala);*
terra	*(ksma* ou *prithvi).*

Os termos equivalentes em português não têm uma conotação correta e completa de todas as implicações dos termos originais em sânscrito. Por exemplo, a água comum não equivale ao grande elemento *jala* isoladamente. Ela mesma, como água comum, é composta por todos os cinco grandes elementos. Na realidade, o fator característico do grande elemento água (*jala mahabhuta*) é a força de coesão ou o poder de atração inerente à água comum. Similarmente, o ar comum não é o grande elemento *vayu* apenas. Esse ar comum, que nós respiramos e que forma o vento e a brisa, contém em si os outros quatro grandes elementos. Desse modo, o oxigênio, por exemplo, estaria mais próximo do grande elemento fogo (*agni mahabhuta*) do que o fogo comum; e o hidrogênio estaria mais próximo ao grande elemento água (*jala mahabhuta*) do que a água comum. Mesmo no nível atômico e subatômico os Panchamahabhutas têm sido estudados pela física quântica, o que trouxe uma grande contribuição para a difusão e compreensão da Teoria dos Cinco Elementos no Ocidente. Assim, para exemplificar de maneira rápida essa explicação dos *panchamahabhutas* pela visão da física, podemos reportar que a parte material dos átomos, que são os elétrons, nêutrons, pósitrons e etc., presentes em seu interior, representariam o elemento terra (*prithvi mahabhuta*). A força de coesão pela qual essas partículas se atraem ou se repelem umas às outras e permancem em uma órbita contínua representaria o elemento água (*jala mahabhuta*). A energia que é produzida dentro do átomo quando ele é quebrado ou quando realiza as trocas de partículas e a energia que permanece latente dentro do átomo íntegro corresponde às características do elemento fogo (*agni mahabhuta*). A força que mantém e coordena todo o movimento orbital dos elétrons, bem como suas entradas e saídas, representam bem as qualidades do elemento ar (*vayu mahabhuta*) e o espaço, sabidamente enorme, dentro do qual essas partículas se movem e se localizam é a essência dos atributos do elemento espaço ou éter (*akasha mahabhuta*).

Desse modo, portanto, qualquer tipo de matéria, assim como toda a manifestação material, é criado pela combinação dos cinco grandes elementos. Pode-se perguntar: como, então, existem tantos e tão diversos tipos e qualidades de matéria, de coisas e substâncias no Universo? O Ayurveda explica que as diferentes qualidades (*gunas*) das diversas formas de matéria emergem graças à predominância das propriedades e qualidades de um ou mais dos cinco elementos em sua composição. Ou seja, a diferença é marcada pelas propriedades específicas do elemento predominante, existente em todas as formas materiais.

Assim, por exemplo, as pedras ou os metais são formados predominantemente pelas qualidades do grande elemento terra (*prithvi*) e exibem claramente as propriedades de peso, densidade, estabilidade e dureza. As folhas e as flores, por sua vez, são formadas principalmente pelas qualidades dos elementos água (*jala*) e ar (*vayu*), apresentando nitidamente as propriedades características desses elementos: são tenras, leves, macias, delicadas e untuosas. E assim sucessivamente, todas as qualidades dos outros elementos combinam-se entre si dando origem às mais diversas formas de materiais e substâncias. As características de cada uma dessas substâncias materiais são representações das qualidades dos grandes elementos que as compõem.

PROPRIEDADES E QUALIDADES DOS CINCO GRANDES ELEMENTOS

Nas aulas e cursos de Ayurveda, costuma-se deixar que as pessoas tentem descobrir por si mesmas, pela intuição ou pela dedução lógica, as qualidades e propriedades dos cinco grandes elementos. Observa-se que elas, em geral, conseguem obter sucesso nessa tentativa, pois é imediato pensar no ar como uma coisa leve e fria, ou no fogo como um elemento quente, na água como líquida ou úmida, na terra como algo pesado etc. O quadro a seguir apresenta os cinco grandes elementos e suas principais qualidades:

Quadro 2 – Propriedades e qualidades dos cinco grandes elementos.

Mahabhuta	Propriedades específicas (*gunas*)
Akasha (éter, céu ou espaço)	Macio, leve, frio, sutil, seco, delicado, volátil.
Vayu (ar)	Áspero, leve, frio, sutil, seco, móvel, instável, insidioso.
Tejas (fogo)	Leve, quente, sutil, seco, picante, agudo.
Apa (água)	Macio, líquido, frio, oleoso, letárgico, escorregadio.
Prithvi (terra)	Duro, frio, estável, pesado, denso, grosseiro, letárgico.

Os grandes elementos são encontrados em todas as esferas da criação, da física quântica até os níveis mais densos de estruturas, tais como o corpo humano, os animais, as árvores, as plantas, as pedras, a água dos rios, o vento, a chuva etc. Qualquer coisa encontrada em qualquer campo da criação física é uma combinação deles.

No Ayurveda, os cinco grandes elementos são muito importantes porque estão presentes na formação dos climas e estações, além de entrarem na composição dos remédios e dos alimentos. Quanto ao clima, é fácil deduzir que ar e éter predominam nos climas frios e secos, enquanto fogo e água predominam nos climas quentes e úmidos; pode-se facilmente intuir que fogo e ar estão em excesso nos climas quentes, e assim por diante. Com isso, consegue-se perceber as ações dos climas e estações sobre o corpo e a saúde das pessoas. É senso comum que o clima frio promove o resfriamento do corpo, causando ou agravando doenças respiratórias ou reumatismos; o clima quente, por sua vez, é frequentemente responsabilizado por distúrbios circulatórios e digestivos, tais como alterações de pressão arterial e disenterias; o clima úmido costuma desencadear doenças alérgicas. O Ayurveda explica essas influências climáticas sobre a saúde exatamente pela ação dos cinco elementos, ou seja, o excesso dos elementos que predominam nos diferentes climas agride o organismo das pessoas atuando sobre os princípios vitais da nossa fisiologia.

Segundo o Ayurveda, os cinco grandes elementos estão presentes em todos os constituintes do corpo dos seres vivos e dentro dele organizam-se e materializam-se formando os chamados *doshas*. Desse modo, os *doshas* são as representações biológicas dos cinco elementos no corpo humano e responsabilizam-se pelas funções físico-químicas e fisiológicas, mantendo a saúde no estado de homeostasia. Os *doshas* são encontrados apenas nos seres vivos, ao passo que os cinco grandes elementos estão presentes em toda a criação física, animada ou inanimada.

A teoria dos cinco elementos desempenha também importante papel no estudo da composição das substâncias, dos remédios e dos alimentos (*dravyas*), um ramo especial do Ayurveda chamado *dravyaguna*, que trata das qualidades e propriedades das substâncias e das suas ações sobre a fisiologia humana. Nos remédios, especificamente, os cinco elementos se representam pelos sabores (*rasas*), qualidades ou propriedades (*gunas*), potência (*virya*) e efeitos pós-digestivos (*vipaka*). A predominância das qualidades de um ou mais dos elementos determina esses aspectos dos remédios e influencia em seus efeitos sobre os *doshas* e as funções orgânicas. Enquanto a composição dos remédios e suas propriedades são descritas com base nos cinco elementos, suas ações e efeitos são descritos de modo aplicativo com base no conceito tridosha (teoria dos três *doshas*).

De acordo com o Ayurveda, o corpo de cada indivíduo, assim como tudo mais no universo, é também composto pelos cinco grandes elementos, que influem grandemente na fisiologia orgânica, na saúde e na produção de doenças. Considerando que os cinco elementos manifestam-se na composição dos três *doshas*, pode-se afirmar que eles são a base física do corpo e que são responsáveis pelas alterações patológicas no estado de desequilíbrio orgânico. No corpo humano, os cinco elementos são representados também pelos *dhatus* (tecidos corporais) e *malas* (excretas), que serão descritos adiante com mais detalhes.

5

O SISTEMA *TRIDOSHA*

DEFINIÇÕES E FUNÇÕES

Os cinco grandes elementos, componentes básicos de toda a criação física, manifestam-se na fisiologia humana sob a forma de três princípios governantes fundamentais, ou três princípios vitais – *vata*, *pitta* e *kapha* – que são os elementos funcionais responsáveis por todos os fenômenos físico-químicos e fisiológicos do organismo.

Os termos *vata*, *pitta* e *kapha* não são passíveis de tradução simples e direta para o português, ou para qualquer idioma. São palavras originadas do sânscrito, antigo idioma falado na Índia, razão pela qual não devem ser traduzidas. *Dosha* é outro termo que também deve permanecer na forma original, pois define dois aspectos em um só conceito: pode ser traduzido como princípio vital, princípio governante ou princípio funcional, mas também pode, em algumas circunstâncias, significar toxinas ou impurezas. O Ayurveda ensina que os *doshas*, quando estão em equilíbrio ou normalidade, mantêm todo o equilíbrio da fisiologia, mas, quando estão em desequilíbrio ou desordem, destroem a saúde e o corpo.

O conceito de fisiologia orgânica introduzido pelo sistema *tridosha* baseia-se na concepção de que o organismo é formado pelos elementos da natureza e, portanto, é parte integrante dela. Além disso, conduz à compreensão de que o organismo traz em si mesmo os princípios funcionais responsáveis pela manutenção de sua saúde, os quais, se malconduzidos, podem converter-se em origem e meio de disseminação de doenças. Pelo conceito *tridosha*, o Ayurveda atribui ao indivíduo a responsabilidade pela condução de seu organismo no caminho da saúde ou da doença. O conhecimento dos três *doshas*, esse sistema funcional que comanda a saúde, a doença e a cura, torna o indivíduo responsável e capaz de optar pelo equilíbrio e pela longevidade saudável.

FORMAÇÃO E QUALIDADES FÍSICAS DOS *DOSHAS*

Os três *doshas* se formam pela combinação dos cinco elementos dentro do corpo. Pode-se dizer que os cinco elementos plasmam-se no corpo sob a forma dos *doshas*. Isso permite lembrar que todos os constituintes do corpo são derivados dos cinco elementos. Desse modo, os *doshas* também são compostos pelos cinco elementos. Todos os três *doshas* contêm todos os cinco elementos em sua composição. Todavia, as combinações em proporções diferentes das qualidades desses cinco elementos em um *dosha* específico conferem a ele as qualidades próprias desse *dosha*. Assim, o *dosha vata* é dominado pela predominância dos elementos ar e éter; o *dosha pitta* sofre o predomínio do elemento fogo, com uma participação do elemento água; enquanto o *dosha kapha* é constituído predominantemente pelos elementos água e terra. Por causa disso, o *dosha vata* apresenta em si as qualidades de ar e éter: maciez, leveza, frieza, sutileza, secura, delicadeza, volatilidade, aspereza, mobilidade, instabilidade, insidiosidade etc. O *dosha pitta* apresenta as qualidades do fogo, em combinação com determinada quantidade do elemento água: leveza, calor, sutileza, secura, ardência, agudeza, penetração profunda, com leve untuosidade promovida por esse segundo elemento. O *dosha kapha* exibe as qualidades físicas dos elementos água e terra: maciez, liquidez, frieza, oleosidade, letargia, viscosidade, dureza, estabilidade, peso, densidade, grossura etc.

QUADRO 3 – Formação e qualidades físicas dos *doshas*.

Doshas	Formação pelos Cinco elementos	Qualidades físicas
Vata	Éter + ar	Maciez, leveza, frieza, sutileza, secura, delicadeza, volatilidade, aspereza, mobilidade, instabilidade, insidiosidade.
Pitta	Fogo + água	Leveza, calor, sutileza, secura, ardência, leve untuosidade, agudeza, profunda penetração.
Kapha	Água + terra	Maciez, liquidez, frieza, oleosidade, letargia, viscosidade, dureza, estabilidade, peso, grossura, densidade etc.

NATUREZA E FUNÇÕES DOS *DOSHAS*

Os *doshas* são considerados substâncias materiais e funcionais sempre presentes em cada célula do corpo. Apresentam suas próprias quantidades, qualidades e funções definidas. Quando em equilíbrio e harmonia, eles atendem às diferentes funções do corpo e o mantêm em funcionamento harmônico. Todavia, se tenderem para o desequilíbrio, sofrendo um aumento ou diminuição em suas quantidades, qualidades ou funções, podem tornar-se anormais, quando, então, alteram e intoxicam os seus sítios de ação, ou seja, os tecidos orgânicos (*dhatus*). É exatamente por essa tendência de intoxicação que a denominação *doshas* assume também o sentido de toxinas. O Ayurveda ensina que, apesar de os *doshas* trabalharem sempre em conjunto, formando o chamado sistema tridosha, cada um deles governa uma área e uma função específica da fisiologia.

DOSHA VATA

O termo *vata* é derivado do radical *va*, que significa movimento e sensação de estímulo. Assim, literalmente *vata* é o fator que se responsabiliza por todos os movimentos e percepção de sensações no corpo humano. Esse termo é às vezes equivocadamente traduzido como ar, vento. Algumas pessoas se enganam com essas traduções e acreditam que os flatos ou os gases acumulados nos intestinos são o *vata* descrito no Ayurveda. Na realidade, porém, os flatos são totalmente diferentes do conceito de *vayu* ou *vata* do Ayurveda.

As principais funções de *vata* consistem em governar todas as formas de movimento e circulação: respiração, pulsação, circulação sanguínea e linfática, movimentos peristálticos dos intestinos, movimentos articulares, transmissão de impulsos nervosos, o movimento dos pensamentos, a percepção das sensações pelo sistema nervoso etc.

Vata é o mais poderoso entre os três *doshas*; ele controla o funcionamento dos outros dois, *pitta* e *kapha*. Existe a propósito um ditado védico: "Sem *vata*, os outros *doshas* são mancos".

DOSHA PITTA

O termo *pitta* é derivado do radical *tap*, que pode significar *santapa* (produzir calor), *daha* (queimar, digerir e metabolizar) ou *aisvarya* (dotar com elevadas atividades mentais). Assim, *pitta* é o mediador de todas essas funções dentro do corpo, com o auxílio das enzimas.

Frequentemente, o termo *pitta* é traduzido erroneamente como bile, termo que corresponde apenas a uma pequena fração do seu conceito. Suas principais funções consistem em governar todas as transformações ocorridas no processo vital, todas as fases da digestão e do metabolismo que ocorrem na fisiologia.

DOSHA KAPHA

Os textos védicos dizem: "O *dosha* que se expande através dos elementos aquosos é chamado *kapha*".

O *dosha kapha* auxilia na coesão e adesão dos diferentes órgãos do corpo. O catarro (fleuma) que é eliminado pela garganta na bronquite, na faringite, na laringite etc. é também chamado *kapha*, embora seja diferente: é apenas uma excreção e não auxilia nas atividades fisiológicas do corpo, como faz o *dosha kapha*.

As principais funções de *kapha* consistem em governar toda a estruturação física do organismo humano, fazendo a coesão, definindo a forma material, construindo a base substancial e promovendo a adesão e estabilidade de todas as estruturas materiais do corpo.

LOCALIZAÇÃO DOS *DOSHAS*

Embora os três *doshas* estejam intimamente relacionados com o corpo e presentes em cada célula, atendendo às suas diferentes funções, o Ayurveda preconiza que eles são encontrados predominantemente em determinados locais. Assim é possível definir sua localização, seja dividindo o corpo em setores, segmentando o trato digestivo ou considerando o organismo como um todo. Por exemplo, quando se divide o corpo em três partes ou áreas topográficas – superior (ou inicial), mediana (ou intermediária) e inferior (ou final) – diz-se que *kapha* localiza-se principalmente na parte superior, acima da região correspondente ao coração, incluindo o tórax, o pescoço e a cabeça; *pitta* situa-se preferencialmente na parte intermediária, entre a região do coração e a linha do umbigo, incluindo o abdômen e os órgãos digestivos; e *vata*, por sua vez, localiza-se predominantemente na parte inferior do corpo, correspondente à região situada abaixo do umbigo, incluindo o intestino grosso, a região pélvica, a bexiga, os membros inferiores e os ossos.

Quando se segmenta, didaticamente, o sistema digestivo em três partes topográficas, diz-se que *kapha* está localizado principalmente na parte superior ou inicial, correspondente ao local do estômago; *pitta* está situado preferencialmente na porção intermediária, referente ao intestino delgado, e *vata*, na parte inferior ou final do trato gastrointestinal, correspondente ao intestino grosso.

Ao considerar o organismo como um todo, convém relembrar que os três *doshas* localizam-se em todas as células do organismo, em cada minúscula partícula delas, permeando cada poro microscópico do corpo. Todavia, ainda assim, o Ayurveda descreve alguns sítios preferenciais de localização deles. Está descrito que *kapha* localiza-se preferencialmente no tórax, nos pulmões, nos brônquios, na cabeça, na garganta, no estômago, nos catarros, nas excreções, nas secreções, nos líquidos e nos músculos do corpo; o *dosha pitta* encontra-se predominantemente na região do piloro e do intestino delgado; localiza-se no quilo, na linfa, nos olhos, na pele e no suor; e *vata*, por sua vez, situa-se principalmente na bexiga, no intestino grosso, na região pélvica, nos membros inferiores e nos ossos.

OS *DOSHAS* E O TEMPO

Os três *doshas* estão sempre presentes durante toda a vida, regendo em conjunto todas as funções do organismo vivo a cada instante. Apesar disso, o Ayurveda descreve os períodos da vida, as horas do dia e da noite e a fase do processo digestivo em que predomina um *dosha* em relação aos outros.

Mais uma vez, observa-se que *vata* predomina na fase final, *pitta* na fase intermediária e *kapha* sempre no início, seja em relação à idade, às horas do dia e da noite ou em relação às fases do processo digestivo. Realmente, é na fase da terceira idade (depois dos 60 anos) que as qualidades de *vata* se manifestam com maior nitidez no corpo humano, conferindo-lhe características de secura, rigidez, déficit das percepções sensoriais, distúrbios de movimentos etc. Nessa fase predominam também as doenças relacionadas a esse *dosha*, tais como reumatismos, dores, limitações de movimentos, desidratação da pele, ressecamento e perda de cabelos, déficit de memória etc. Na fase intermediária da vida, entre 20 e 60 anos, as características de fogo, elemento que corresponde a *pitta*, estão mais presentes, seja no corpo, seja na mente, manifestando-se em forma de processos de transformações interiores e exteriores, impulsos de mudança, vitalidade ígnea e agudeza de pensamentos e ações. Aqui tendem a predominar também as doenças relacionadas ao *dosha pitta*, tais como gastrites, colites, doenças autoimunes, aumentos súbitos de pressão arterial etc. Na fase inicial da vida, ou seja, especialmente na infância, mas incluindo desde o nascimento até cerca de 20 anos, as qualidades de *kapha* predominam, conferindo ao corpo maior quantidade de água e umidade, maciez, untuosidade etc. Nessa fase da vida tendem a predominar também as doenças relacionadas ao *dosha kapha*, principalmente aquelas que se localizam na parte superior (*kapha*) do corpo, tais como infecções das vias aéreas superiores, amigdalites, faringites, bronquites, secreções respiratórias etc.

Quanto às horas do dia e da noite, o Ayurveda refere que *vata* predomina no final da tarde, por volta das 15 às 19 horas, e no final da noite, por volta das 2 às 6 horas da madrugada; *pitta*, o *dosha* intermediário, predomina no meio do dia, entre 11 e 15 horas, e no meio da noite, no período entre 24 e 2 horas da madrugada. Por sua vez, *kapha* predomina no início do dia, no período das 6 às 10 horas, e no início da noite, entre 19 e 23 horas.

Em relação ao processo da digestão gastrointestinal, a mesma sequência se repete. No início da digestão, *kapha* predomina, comandando no estômago o trabalho de umidificar o bolo alimentar e transformá-lo em uma massa homogênea e pastosa, com o auxílio dos líquidos orgânicos e do suco gástrico; esse processo corresponde à formação do quimo. Em seguida, *pitta* entra em cena para cumprir a fase intermediária do processo, que se dá em seu sítio (intestino delgado) e que corresponde à ação das enzimas digestivas do pâncreas e da vesícula biliar, em um trabalho de quebra, transformação e metabolismo dos alimentos, definindo o que será absorvido e o que será eliminado pelo corpo e iniciando a assimilação dos nutrientes. Por fim, é *vata* que atua, já no caminho do seu sítio de ação, ou seja, passando para o intestino grosso, produzindo movimento e fazendo a separação final entre o material ainda útil, que será reabsorvido nesse local, e os restos ou dejetos, que formarão parte das fezes, as quais são eliminadas sob o comando desse *dosha*.

Para um estudioso das ciências biológicas, tudo isso pode parecer óbvio e simples. Mas convém lembrar que o Ayurveda descreveu esses conceitos há milênios, dentro da teoria do sistema *tridosha*, e o fato de vários desses conceitos serem até hoje usados e confirmados pela ciência moderna, atesta a profundidade e a validade científica dos conhecimentos Ayurvédicos para a saúde humana e a medicina.

QUADRO 4 – Os *doshas* em relação ao tempo e ao processo digestivo.

Fases de predomínio quanto:	Doshas		
	Vata	Pitta	Kapha
À idade	Idade senil	Idade mediana	Idade jovem
À hora do dia	Fim da tarde	Meio-dia	De manhã
À hora da noite	Tarde da noite	Meia-noite	Início da noite
À digestão	Final da digestão	Meio da digestão	Começo da digestão

OS *SUBDOSHAS*

Já se afirmou que os três *doshas* – vata, pitta e *kapha* – em seu estado de equilíbrio, são considerados os elementos fundamentais ou princípios governantes de toda a fisiologia. Mas, quando em estado de desequilíbrio, equivalem às impurezas (toxinas), que estão na origem, no desenvolvimento e na disseminação das doenças internas do corpo.

Para cumprirem tanto suas funções de princípios governantes responsáveis pela homeostase em todos os níveis da fisiologia, quanto o papel de toxinas geradoras de desequilíbrio e doenças, os três *doshas* subdividem-se, cada um deles, em cinco *subdoshas*. Os *subdoshas* representam apenas diferentes aspectos do mesmo *dosha*. Cada *subdosha* apresenta seus sítios preferenciais de localização e suas funções específicas ligadas ao seu *dosha* principal. Também os sintomas do seu desequilíbrio são característicos, evidenciando que o conhecimento dos *subdoshas* torna o diagnóstico e o tratamento muito mais precisos.

Ao *dosha vata* correspondem os seguintes *subdoshas*:

- *prana vata;*
- *udana vata;*
- *vyana vata;*
- *samana vata;*
- *apana vata.*

Por sua vez, *pitta* se subdivide em:

- *pachaka pitta;*
- *ranjaka pitta;*
- *sadhaka pitta;*
- *alochaka pitta;*
- *bhrajaka pitta.*

Finalmente o *dosha kapha* apresenta como *subdoshas*:

- *avalambaka kapha;*
- *kledaka kapha;*
- *bodhaka kapha;*
- *tarpaka kapha;*
- *sleshaka kapha.*

SUBDOSHAS DE *VATA*

Prana vata

Seu sítio de ação é o cérebro, toda a cabeça, indo até o peito e incluindo a garganta, o nariz, a boca e a língua. É responsável por todos os tipos de percepção e movimento nessas partes do corpo. Controla as funções da mente e a inteligência, além de criar a capacidade de pensar e raciocinar, sentir e dar tom às emoções (negativas ou positivas). Quando em equilíbrio, confere uma mente clara e alerta, alegre e vivaz. Governa as funções cerebrais (centrais) relacionadas com a percepção de estímulos sensoriais – os cinco sentidos: audição, visão, olfato, paladar e tato. Controla também as funções do coração e governa o ritmo da respiração e da alimentação, bem como as funções da salivação, da expectoração, dos espirros, dos bocejos, da deglutição etc. Quando esse *subdosha* encontra-se em desequilíbrio, pode gerar insônia, preocupações desmedidas e ansiedade exagerada, excesso de atividade mental, distúrbios neurológicos, distúrbios na percepção dos sentidos, soluços e alterações respiratórias, como rouquidão, bronquite, asma e resfriados. *Prana vata* é o líder dos outros quatro *subdoshas* de *vata*, sendo considerado, também, o mais importante de todos os *subdoshas*, uma vez que *vata* lidera o corpo como um todo.

Udana vata

Seu sítio de ação abrange o peito (pulmões) e a garganta. Sua função é controlar o processo da fala (especialmente o início da fala), os esforços, o entusiasmo, a vitalidade e a compleição. Assim como *prana vata*, ele é também responsável pelo raciocínio e pela memória. Seu desequilíbrio pode provocar tosse, secura e dor na garganta, disfonia, dor de ouvido, dor no peito e fadiga.

Vyana vata

Embora se localize no coração, move-se em grande velocidade por todo o corpo, pelo sistema nervoso, pelo sistema circulatório e pela pele. É responsável pela pulsação do coração (ritmo cardíaco) e pela circulação do sangue em seus diversos aspectos, como a dilatação e contração dos vasos e a circulação periférica. Controla, também, a pressão sanguínea, sendo ainda responsável pelo suor, pelos bocejos, pela sensação de toque, pelo abrir e fechar dos olhos, pela capacidade de caminhar (marcha), pelo movimento das partes do corpo para cima e para baixo etc. De modo geral, governa todas as atividades relacionadas com o corpo físico. Quando em desequilíbrio, *vyana vata* produz distúrbios circulatórios, hipertensão arterial, alterações no ritmo cardíaco e reações agudas ao estresse.

Samana vata

Localiza-se próximo ao centro das atividades digestivas (*agni*): estômago e intestino delgado. Regula a secreção do suco gástrico e auxilia no processo digestivo. Controla o ritmo peristáltico, retém a comida no estômago ou nos intestinos durante o tempo necessário e separa a essência dos nutrientes, para absorção, e os restos ou excretas, para eliminação. Desequilíbrios nesse *subdosha* alteram a capacidade de absorção e assimilação adequada de nutrientes, o que pode levar ao emagrecimento e à formação de tecidos enfraquecidos; além disso, podem surgir cólicas e contrações gástricas, irregularidades digestivas e formação de gases.

Apana vata

Situa-se no intestino grosso, movendo-se para a pélvis e os quadris, incluindo bexiga, órgãos reprodutores, região umbilical, virilhas, coxas etc. Controla as funções de eliminação do sêmen, da urina, das fezes, do fluxo menstrual etc. Assim, é responsável pela função sexual e pela menstruação. Também os movimentos relacionados ao feto e ao parto são controlados por *apana vata*. Seu desequilíbrio se manifesta por meio de colites, diarreias alternadas com obstipação intestinal, flatulência e cólicas intestinais; podem aparecer distúrbios genito-urinários, disfunções sexuais, hiperplasia da próstata e dores lombares.

SUBDOSHAS DE *PITTA*

Pachaka pitta

Localiza-se no interior do estômago, no intestino delgado e no cólon. Embora composto pelos cinco elementos (*pancha maha bhutas*), em virtude da predominância do elemento fogo (*tejas*), é desprovido de viscosidade (apesar da liquidez), de frieza e de outras propriedades do grande elemento água (*apa*). É também identificado pelo termo *anala* (fogo), por causa de suas funções na digestão e transformação dos alimentos. "Cozinha" os alimentos e divide-os entre nutrientes essenciais e excretas. Regula o calor da digestão, tornando-a rápida ou vagarosa, eficiente ou fraca. Auxilia o outro *subdosha* de *pitta* presente no trato gastrointestinal (*ranjaka pitta*), além de prestar prestar ajuda a outros *agnis* (princípios metabólicos), concedendo a eles poder de funcionamento. O desequilíbrio de *pachka pitta* pode manifestar-se com hiperacidez gástrica, sensação de ardor ou queimação no estômago, gastrites e úlceras, fermentação gastrointestinal com gases fétidos e uma digestão imprevisível.

Ranjaka pitta

Também localiza-se no estômago (*amasaya*), embora o seu sítio principal de ação seja o fígado, o baço e as células vermelhas do sangue (hemácias). Sua principal função é conferir a cor vermelha ao quilo (*rasa dhatu*) e convertê-lo em tecido sanguíneo (*rakta dhatu*).

Como a cor vermelha é chamada de *ranjana*, esse *subdosha* recebe o nome de *ranjaka pitta*. Controla a produção das hemácias, a delicada bioquímica do tecido sanguíneo e a distribuição dos nutrientes pela corrente sanguínea. Quando em desequilíbrio, provoca distúrbios sanguíneos, anemia, dermatites e pode inundar a mente com sintomas de *pitta*, tais como ataques de hostilidade de fúria.

Sadhaka pitta

Localiza-se no coração. Auxilia no desenvolvimento de virtudes religiosas (*dharma*), na satisfação dos desejos (*artha*) e do ego (*abhimana*) e ainda atende a funções como conhecimento, inteligência, consciência de si mesmo, coragem e boa memória. Auxilia na realização dos propósitos da vida. Seu desequilíbrio manifesta-se com o aparecimento de doenças cardíacas, especialmente relacionadas a distúrbios emocionais, déficit de memória, apatia e indecisão.

Alochaka pitta

Localiza-se nos olhos e auxilia na visão (percepção visual, o principal sentido relacionado ao *dosha pitta*). Quando em desequilíbrio, os olhos ficam injetados e surgem distúrbios de visão.

Bhrajaka pitta

Localiza-se na pele. Auxilia na assimilação dos remédios aplicados na forma de massagem (*abhyanga*), aspersão e usos tópicos em geral. Ajuda na manifestação da saúde da pele, da compleição e da aura. Seu desequilíbrio se revela por meio de uma pele doente, sujeita a dermatoses em geral.

SUBDOSHAS DE KAPHA

Avalambaka kapha

Localiza-se no peito, no coração e na base das costas (encontro de ombros, pescoço e costas). Mantém a força do peito, dos pulmões e das costas. Produz musculatura forte e protege o coração. Por suas próprias forças, e em conjunto com as forças da essência dos alimentos (*rasa*), presente no coração (*hrudaya*), ele suporta (*avalambana*) o corpo e os outros subdoshas de *kapha*, graças às funções do grande elemento água (*apa*), tais como coesão, maciez, untuosidade, liquidez, viscosidade. Ele também confere forças e resistência física aos sítios dos outros *kaphas*. Seu desequilíbrio se traduz em dores nas regiões dorsal e lombar, letargia, sensação de peso no corpo e distúrbios respiratórios.

Kledaka kapha

Localiza-se no estômago. Apresenta a qualidade da viscosidade e do sabor doce e tem o efeito de umedecer o alimento ingerido. Também protege os órgãos digestivos da agressão dos sucos digestivos. Além disso, causa a desintegração inicial dos alimentos até a forma de uma pasta (*kledana*). Quando em desequilíbrio, produz uma digestão lenta e pesada.

Bodhaka kapha

Localiza-se na língua e auxilia na percepção (*bodhana*) dos sabores. Seu desequilíbrio embota as papilas gustativas e enfraquece as glândulas salivares, comprometendo a percepção dos sabores.

Tarpaka kapha

Localiza-se na cabeça, nos seios paranasais e no líquido espinhal. Mantém a umidade do nariz, da boca e dos olhos. Confere perfeição a esses órgãos do sentido, dando-lhes proteção e promovendo sua nutrição (*tarpana*). Quando entra em desequilíbrio, congestiona os seios da face, causando sinusites, pólipos nasais e paranasais, redução do olfato e embotamento dos sentidos em geral.

Sleshaka kapha

Localiza-se nas articulações e lubrifica todas as juntas do corpo, além de promover a coesão e estabilidade (*sleshana*) das articulações. Seu desequilíbrio produz artroses, dores e fraqueza articulares, instabilidade e derrame nas articulações.

QUADRO 5 - Principais qualidades, funções e localizações dos *doshas*.

Vata		
Qualidades	Funções	Localizações preferenciais
Secura, leveza, frieza, aspereza, sutileza, insidiosidade, mobilidade.	Todas as formas e movimentos e circulação: respiração, pulsação, circulação sanguínea e linfática, movimentos peristálticos dos intestinos, movimentos articulares, transmissão de impulsos nervosos, o movimento dos pensamentos, a percepção das sensações pelo sistema nervoso.	A bexiga, o intestino grosso, a região pélvica, os membros inferiores, os ossos.
Pitta		
Qualidades	Funções	Localizações preferenciais
Profunda penetração, agudeza, leveza, odor desagradável, fluxo livre, leve untuosidade.	Digestão e metabolismo em todas as fases da fisiologia. Todas as transformações ocorridas no processo vital.	Região umbilical, estômago, intestino delgado, quilo, linfa, olhos e pele.
Kapha		
Qualidades	Funções	Localizações preferenciais
Frieza, liquidez, oleosidade, letargia, maciez, viscosidade, estabilidade, pesadez, dureza, densidade, volume.	Estruturação, coesão, definição de forma material, construção, adesão e estabilidade de todas as estruturas materiais do corpo.	Acima da região cardíaca – tórax, pulmões, brônquios, cabeça, garganta – e no estômago, catarros, secreções, líquidos e músculos do corpo.

6

A FISIOLOGIA HUMANA SEGUNDO O AYURVEDA

De acordo com a fisiologia ayurvédica, os três *doshas* são responsáveis pelos processos vitais que sustentam o funcionamento do corpo. O Ayurveda explica que cada *dosha* dispõe de estruturas físicas, elementos funcionais e mecanismos fisiológicos próprios para comandar as funções orgânicas pelas quais é responsável.

Vata, o *dosha* responsável pelos processos de circulação, movimento e percepção de sensações, realiza essas funções através de um completo sistema de canais que permeiam todo o corpo e que recebem o nome sânscrito de *srotas*.

O *dosha pitta*, responsável pelos processos de transformação e metabolismo do corpo, governa essas funções mediante um complexo sistema de enzimas que entram em todo o processo metabólico ocorrido no organismo humano, desde a digestão, que se dá na boca e no trato gastrointestinal, passando pelo sangue e pelas células, até o metabolismo dos cinco elementos dentro do corpo. Esse comando inclui tanto a formação dos nutrientes (anabolismo) quanto a produção dos restos ou dejetos (catabolismo).

Kapha, o *dosha* responsável pela estrutura física, forma material e coesão das diversas substâncias do corpo, governa essas funções por meio de um sistema de tecidos orgânicos, materiais de excreção e secreções fisiológicas, que são todos os elementos e substâncias concretos do nosso organismo.

O diagrama a seguir apresenta uma visão global da fisiologia ayurvédica, de acordo com os *doshas*:

MECANISMOS FISIOLÓGICOS DE *VATA*

OS CANAIS DE CIRCULAÇÃO DO CORPO (*SROTAS*)

Como já se afirmou, o *dosha vata* controla toda a circulação e os movimentos do corpo, bem como a percepção de sensações, através de uma completa malha de canais,

Quadro 6 – Diagrama da fisiologia segundo a visão ayurvédica.

Vata	Pitta	Kapha
Srotas Canais do corpo	*Agnis* Enzimas digestivas e metabólicas	*Dhatus* Elementos estruturais
Canais de nutrição (para respiração, água e alimentos)	**Jatharagni** (condutor de *agni* para a digestão)	Sete **dhatus** (elementos principais do tecido)
Canais dos tecidos (para os sete *dhatus*)	**Panchabhautic agni** (de acordo com os cinco *mahabhutas*)	**Upadhatus** (elementos subordinados do tecido)
Canais de excreção (para suor, urina e fezes)	**Dhatuagni** (enzimas metabólicas dos sete *dhatus*)	**Kitta Mala** (secreções) (excreções)

poros e ligações que permeiam todas as células e espaços do corpo humano. Esses canais compõem o sistema denominado *srotas* no Ayurveda.

Por meio dos canais de circulação do corpo, os elementos teciduais básicos (*dhatus*), os princípios vitais (*doshas*) e alguns dos materiais de eliminação (*malas*) circulam ou movem-se de um lugar para outro, de modo constante e contínuo. O adequado funcionamento do organismo humano depende necessariamente de que esses canais de circulação permaneçam desobstruídos e de que o processo de circulação possa manifestar-se ininterruptamente.

Há dois tipos de canais de circulação: externos e internos. Os canais externos (*bahya srotas*), que são os orifícios, condutos e passagens, são nove, assim localizados: dois no nariz, dois nos olhos, dois nos ouvidos, um no reto, um na boca e um na uretra. As mulheres têm canais externos a mais: dois nos seios e um na passagem uterovaginal. Os canais externos são grandes em tamanho, abrem-se para o exterior e são também chamados no Ayurveda *sthula srotas* (grandes canais), *nava dwara* (nove cortes) ou *nava chidra* (nove portas do corpo).

Os canais internos (*abhyantara srotas*) são treze e constituem os sítios da vida (atividades essenciais para a existência da vida). Eles se agrupam do seguinte modo: um do *prana* (respiração); um de cada um dos sete tecidos (*dhatus*); um de cada um dos três principais excretas (*malas*); um da água (*amba* ou *udaka*); um dos alimentos (*ahara* ou *anna*).

Relacionam-se, a seguir, alguns dos nomes atribuídos a vários canais de circulação visíveis ou invisíveis dentro dos elementos teciduais do corpo: veias (*sira*), artérias (*dhamani*), capilares (*rasavahini*), vasos linfáticos (*rasayani*), ductos (*nadi*), passagens, forâmens (*pantha*), trajetos (*marga*), espaços dentro do corpo (*sariracchidra*), ductos fechados em uma extremidade e abertos em outra (*samvrata samvruta*), sítios, lojas, receptáculos, caixas, bolsas etc. (*sthana, asaya, nikita*).

Alterações nesses canais de circulação – causadas por fatores externos ou internos – provocam a adulteração (intoxicação) dos elementos teciduais que neles residem ou circulam. Os canais e tecidos adulterados, por sua vez, adulteram outros canais e tecidos, respectivamente. Por causa de sua natureza intoxicante, os três *doshas* são responsáveis pela intoxicação de todos os canais e tecidos do corpo. Quando as alterações ocorrem, interrompendo ou prejudicando a circulação nesses canais, observam-se ali o acúmulo de substâncias e a consequente afetação do metabolismo do tecido correspondente. Assim, surgem os nocivos materiais não processados ou imaturos (*ama*). Esses materiais não apenas se acumulam no local, mas também podem circular através do corpo com o auxílio de outros canais que estejam funcionando. Com isso, as atividades desses outros canais são prejudicadas, o que dá origem a desequilíbrios e doenças.

É fundamental conhecer as causas e os sintomas de intoxicação dos diferentes canais do corpo, considerando sua importância para a fisiologia orgânica e os problemas que surgem quando não se observam os cuidados necessários à manutenção da limpeza e desintoxição dos canais.

Outra consideração essencial em relação aos canais do corpo é o seu local de origem. Na verdade, os locais de origem são considerados os órgãos controladores dos seus respectivos canais de circulação.

Os textos ayurvédicos trazem muitas prescrições e proscrições com o objetivo de manter o adequado funcionamento dos canais de circulação. As orientações mais importantes são a manutenção de horários regulares para a alimentação e para a eliminação das excretas, a atenção adequada às necessidades fisiológicas do corpo e a prática de exercícios físicos apropriados.

Canais de circulação do ar vital (*prana vaha srotas*)

Local de origem: coração (*hrudaya*) e trato alimentar (*mahasrotas*).
Relacionados ao *dosha vata*. Intoxicam-se pela supressão das necessidades fisiológicas, tais como sede, fome, sono, vômitos, tosse etc., pelo uso excessivo de substâncias não untuosas, pela realização inadequada de exercícios físicos e por outras formas de regimes prejudiciais.
Sintomas de intoxicação: respiração aumentada, diminuída ou interrompida, associada com ruídos e dores ao respirar.

Canais de circulação da água (*udaka vaha srotas*)

Local de origem: palato (*talu*) e pâncreas (*kloma*).
Relacionados ao *dosha kapha*. Intoxicam-se pelo acúmulo de materiais não processados (*ama*), pelo medo, pelo excesso de bebidas alcoólicas, por comidas secas, supressão da sede e excessiva exposição ao calor.
Sintomas de intoxicação: sede intensa, secura da língua, do palato e dos lábios, ruídos nos ouvidos e perda de consciência.

Canais de circulação dos alimentos (*anna vaha srotas*)

Local de origem: estômago (*amasaya*) e esôfago (*vamaparsva*).
Relacionados ao *dosha pitta*. Intoxicam-se pela ingestão de alimentos em horários irregulares, ingestão insuficiente ou excessiva de comida e utilização de alimentos incompatíveis (combinação inadequada de alimentos).
Sintomas de intoxicação: anorexia, indigestão e vômitos.

Canais de circulação do plasma: quimo e linfa (*rasa vaha srotas*)

Local de origem: o coração (*hrudaya*) e os vasos sanguíneos (*dhamanis*).
Relacionados ao *dosha kapha*. Intoxicam-se pelo uso excessivo de alimentos pesados, frios e excessivamente untuosos e pela preocupação excessiva.
Sintomas de intoxicação: edemas, inchaços em glândulas e em gânglios linfáticos.

Canais de circulação do sangue (*rakta vaha srotas*)

Local de origem: fígado (*yakrut*) e baço (*pleeha*).
Relacionados ao *dosha pitta*. Intoxicam-se pelo uso excessivo de alimentos e bebidas irritantes, untuosos, quentes e líquidos, e pela excessiva exposição ao sol ou fogo.
Sintomas de intoxicação: hipertensão arterial, alterações das funções do baço e do fígado, tais como hemorragias e icterícia. Inflamações e distúrbios da pele.

Canais de circulação dos constituintes do tecido muscular (*mamsa vaha srotas*)

Local de origem: tendões (*snayus*) e pele (*twak*).
Relacionados ao *dosha kapha*. Intoxicam-se pela excessiva ingestão de alimentos deliquescentes (que se liquefazem em contato com o ar ou por absorção de umidade) e de alimentos pesados ou grosseiros, e ainda pelo ato de dormir imediatamente após as refeições.
Sintomas de intoxicação: tremores, câimbras, dores musculares.

Canais de circulação dos constituintes do tecido adiposo (*medo vaha srotas*)

Local de origem: rins (*vrukkas*) e pele (*twak*).
Relacionados ao *dosha kapha*. Intoxicam-se pela falta de exercícios físicos, pelo ato de dormir durante o dia e pela ingestão excessiva de alimentos gordurosos e vinho.
Sintomas de intoxicação: edemas, obesidade.

Canais de circulação dos componentes do tecido ósseo (*asthi vaha srotas*)

Local de origem: tecido adiposo e pelve (*jaghana*).
Relacionados ao *dosha vata*. Intoxicam-se pelos exercícios que envolvem excesso de estresse e atritos ósseos e pela ingestão de alimentos que agravam *vata*.
Sintomas de intoxicação: formação de tecido ósseo anormal, como osteófitos, calos ósseos, esporões, etc.

Canais de circulação dos constituintes da medula (*majja vaha srotas*)

Local de origem: articulações (*asthisandhi*) e ossos (*asthi*).
Relacionados ao *dosha vata*. Intoxicam-se pela lesão, excessiva liquefação ou compressão da medula (*majja*) e pela ingestão de alimentos mutuamente incompatíveis (contraditórios).
Sintomas de intoxicação: insônia, dores, tremores, hipersensibilidade, percepção excessiva dos sentidos.

Canais de circulação dos constituintes das células reprodutoras (*sukra vaha srotas*)

Local de origem: os testículos e o pênis; as duas mamas e os órgãos genitais.
Relacionados ao *dosha kapha*. Intoxicam-se pela prática sexual em horários inadequados, ou na ausência de adequada excitação (libido), ou em locais impróprios, pela supressão do impulso sexual ou excessiva atividade sexual e também pelos efeitos de cirurgias ou queimaduras com substâncias cáusticas ou com ferro quente.

Sintomas de intoxicação: ejaculação precoce, espermatorreia, emissões noturnas, leucorreia.

Canais de circulação da urina (*mutra vaha srotas*)

Local de origem: bexiga (*vasti*) e rins (*vrukkas*).
Relacionados ao *dosha kapha*. Intoxicam-se pela ingestão de certos alimentos e bebidas, pela prática sexual enquanto se manifesta a necessidade de urinar e pela supressão da necessidade miccional.
Sintomas de intoxicação: eliminação excessiva ou supressão completa da urina, alterações na composição da urina e, frequentemente, eliminação de urina densa (grossa) e dor ao urinar.

Canais de circulação das fezes (*purishava vaha srotas*)

Local de origem: cólon e reto.
Relacionados ao *dosha vata*. Intoxicam-se pela supressão da necessidade de evacuar, pela ingestão excessiva de alimentos e pela ingestão de alimentos antes de completar a digestão da refeição anterior, especialmente naquelas pessoas com baixo poder digestivo.
Sintomas de intoxicação: evacuação de fezes líquidas, associada com dores e ruídos intestinais em grande quantidade.

Canais de circulação do suor (*sveda vaha srotas*)

Local de origem: tecido adiposo e folículos pilosos (*ramakupa*).
Relacionados ao *dosha kapha*. Intoxicam-se pelo excesso de exercícios, pela exposição ao calor intenso, pelo uso excessivo e pela alternação de alimentos e bebidas frias e quentes, pela raiva, comoção e medo.
Sintomas de intoxicação: ausência ou excesso de perspiração, aspereza ou excessiva lisura da pele, sensações de queimação em geral e horripilação.

MECANISMOS FISIOLÓGICOS DE *PITTA*: DIGESTÃO E METABOLISMO

Como foi mencionado anteriormente, o *dosha pitta* governa todo o processo de metabolismo e transformação de substâncias mediante um complexo sistema de enzimas digestivas ou metabólicas.

Esse sistema enzimático inclui enzimas que atuam em todos os níveis da fisiologia, desde a digestão clássica, representada pelo trato gastrointestinal e pelo metabolismo ocorrido dentro de cada um dos sete tecidos do corpo, até chegar ao plano sutil do metabolismo dos cinco grandes elementos. Essas enzimas são denominadas *agnis* (o poder digestivo), nome que geralmente se estende a todo o sistema enzimático.

AGNI – O PODER DIGESTIVO

Embora o termo *agni*, como usado no Ayurveda, normalmente se refira ao poder digestivo, ele pode ser usado também como um sinônimo de *pitta*. Em sentido amplo, engloba todas as funções digestivas e metabólicas do corpo. Ou seja, é responsável pela quebra, absorção e assimilação do alimento ingerido e pela transformação de substâncias heterogêneas em homogêneas. Quando os três *doshas* do corpo estão em equilíbrio, os *agnis* ou enzimas funcionam normalmente. Entretanto, quando há qualquer distúrbio em seu equilíbrio, há um prejuízo na função dos *agnis*.

Os *agnis* apresentam treze divisões, e são assim distribuídos: *jatharagni, dhatuagnis* e *bhutagnis*.

JATHARAGNI – O FOGO DIGESTIVO

O agente ígneo (*agni*) presente no corpo, mais precisamente no trato alimentar, é conhecido por fogo digestivo (*jatharagni*). É único e representa a digestão realizada no trato gastrointestinal, englobando as funções metabólicas do estômago, dos intestinos, do pâncreas, do fígado, da vesícula biliar e de suas respectivas enzimas. Ele "cozinha" os alimentos presentes no estômago do mesmo modo que o fogo cozinha o arroz colocado com água dentro de uma panela, além de preparar os nutrientes necessários à homeostase de todos os sete tecidos. Apresenta quatro estados:

QUADRO 7 – Os quatro estados de *Jatharagni*.

- *vishamagni* (estado de digestão errática, instável);
- *tikshnagni* (estado de digestão muito intensa);
- *mandagni* (estado de digestão fraca);
- *samagni* (estado de digestão normal).

Sintomas de vishamagni

A digestão às vezes se processa normalmente, às vezes muito lentamente; outras vezes produz distensão abdominal, cólicas intestinais, diarreias, peso gástrico, borborigmos nos intestinos e disenterias. No estado de *vishamagni*, surge um *agni* irregular, instável, como resultado da influência de *vata* quando esse se agrava. A digestão torna-se, nesse caso, irregular, errática, diferindo de tempos em tempos. E *vata* às vezes auxilia o processo de digestão completa, outras vezes produz distensão abdominal, cólicas intestinais, constipação intestinal ou disenterias, ascites e sensação de peso nas pernas.

Sintomas de tikshnagni

Às vezes, após a digestão de grandes quantidades de alimentos, sobretudo ingeridos com muita frequência, a ação de *jatharagni* é influenciada pelo predomínio de *pitta*. O *agni* nessa condição está excessivamente excitado e, por isso, é conhecido como *tikshnagni* (fogo agudo). Na vigência de *tikshnagni*, até mesmo uma refeição muito pesada é totalmente digerida em pouco tempo. Ele provoca fome voraz, produz sequidão na garganta, no palato e nos lábios, bem como sensações de calor, queimação gástrica e outros desconfortos.

Sintomas de mandagni

Na vigência de *mandagni*, nem mesmo as dietas normais podem ser digeridas adequadamente, pois a digestão está muito fraca. Ele provoca sensação de peso no abdômen e no coração, tosses e dispneia, sialorreia, náuseas, vômitos e fraqueza do corpo.

A ação de *jatharagni* nesse estado é influenciada pelo predomínio de *kapha*; daí o termo *mandagni* (fogo fraco). Nessa condição, *agni* é incapaz de digerir e metabolizar mesmo uma pequena quantidade de alimento que, de outro modo, seria de facílima digestão.

Sintomas de samagni

Digere adequadamente os alimentos normais em um tempo certo. Nesse estado de equilíbrio, ou seja, de funcionamento harmônico dos três *doshas*, também o *jatharagni* encontra-se em estado de funcionamento normal. Em outras palavras, assegura a digestão do bom alimento, ingerido na hora adequada, sem quaisquer irregularidades ou sintomas de desconforto. O símbolo de *samagni* é o funcionamento equilibrado dos três *doshas*.

DHATUAGNIS – AS ENZIMAS DOS TECIDOS

São sete os tecidos do corpo humano. O plasma (*rasa dhatu*), que constitui o primeiro tecido, forma-se a partir dos alimentos, após a sua digestão, e contribui com uma porção de si mesmo para a formação do tecido que se segue: o sangue (*rakta dhatu*). E assim como o plasma em relação ao sangue, cada tecido contribui com uma porção de si mesmo para a formação do subsequente: o sangue (*rakta*) para a formação do tecido muscular (*mansa dhatu*); os músculos (*mansa*), para a do tecido adiposo (*medas dhatu*); o tecido adiposo (*medas*), para a do tecido ósseo (*asthi dhatu*); o tecido ósseo (*asthi*), para a da medula (*majja dhatu*); a medula (*majja*), para a do tecido reprodutivo ou germinativo (*sukra dhatu*).

Cada um dos sete tecidos tem dentro de si um agente ígneo (*agni*), que é descrito como uma porção do *jatharagni*, por serem idênticas as suas funções. Esse agente ígneo presente nos tecidos é chamado *dhatuagni*. Ele metaboliza o nutriente preparado por *jatharagni* e transforma-o de modo a torná-lo apropriado ao seu respectivo tecido. Nessa função, *dhatuagni* recebe força de *jatharagni*, e ambos funcionam em união. Se *jatharagni* está muito forte, assim também estará *dhatuagni*, e vice-versa.

Um *agni* muito forte "cozinha" em excesso e até carboniza os alimentos, produzindo, desse modo, uma quantidade muito pequena de nutrientes para o corpo, ou mesmo deixando de produzi-los, o que conduz a um decréscimo ou perda de tecidos (*dhatu kshaya*). Um *agni* muito fraco, por sua vez, falha na função de "cozinhar" adequadamente os alimentos, permitindo que nutrientes não digeridos, ou seja, materiais não processados (*ama*), acumulem-se nos tecidos. Esse acúmulo induz a uma anormalidade dos tecidos, seja provocando aumento excessivo (*vrudhi*), seja sua diminuição (*kshaya*). Quando o *dhatu* precedente sofre um aumento ou diminuição anormal, por efeito de um poder digestivo (*agni*) muito forte ou muito fraco, o *dhatu* sucedâneo também sofre alterações similares, o que dá origem a várias doenças.

BHUTAGNIS – OS *AGNIS* DOS CINCO ELEMENTOS

Há cinco *agnis* ligados aos cinco grandes elementos: *bhaumagni, apyagni, agneyagni, vayavyagni* e *nabhasagni*. Esses são denominados *bhutagnis* e estão presentes no próprio *jatharagni*, derivando dele a sua força. Sua ação tem início depois que se completa a primeira fase da digestão dos alimentos. Essa fase é formada pelos estágios sucessivos de transformação alimentar. Embora constituídos pelos seis sabores, durante o processo de digestão os alimentos se tornam primeiramente doces e originam a produção de *kapha*, de natureza espumosa; na etapa seguinte do cozimento, eles se tornam ácidos e dão origem à produção de *pitta*; em seguida, sendo expelidos do estômago, os alimentos ficam mais secos, tornam-se sólidos e picantes e dão origem a *vata*. Cada um desses estágios – doce, ácido e picante – é conhecido como *avastapaka*. A primeira fase da digestão dos alimentos só se completa após a manifestação de todos os *avastapaka*.

Quanto à ação dos *bhutagnis*, iniciada depois dessa fase, cada um age sobre o seu próprio tipo de material nos alimentos, como mostra o Quadro 8, a seguir:

Quadro 8 – Os *bhutagnis* e os cinco elementos.

Agni	Materiais que sofrem sua ação
Bhaumagni	Materiais do elemento terra
Apyagni	Materiais do elemento água
Agneyagni	Materiais do elemento fogo
Vayavyagni	Materiais do elemento ar
Nabhasagni	Materiais do elemento éter

Essa atividade dos *bhutagnis* é conhecida como a segunda fase da digestão (*nisthapaka*). Após essa fase, as qualidades de cada grande elemento presente nos alimentos tornam-se nutrientes para os *doshas*, *dhatus* e *malas*, componentes do corpo em que predominam os mesmos grandes elementos. Assim:

- as qualidades do elemento terra nos alimentos tornam-se nutrientes para os componentes da categoria terra no corpo, tais como ossos, músculos etc.;
- as qualidades do elemento água nos alimentos tornam-se nutrientes para os componentes da categoria água no corpo, tais como *kapha*, tecido quimo (*rasa dhatu*), tecido gorduroso (*medas dhatu*), medula (*majja dhatu*), urina, suor etc.;
- as qualidades do elemento fogo nos alimentos tornam-se nutrientes para os componentes da categoria fogo no corpo, tais como *pitta*, o tecido sanguíneo (*rakta*) etc.;
- as qualidades do elemento ar nos alimentos tornam-se nutrientes para os componentes da categoria ar no corpo, tais como *vata*, a pele etc.;
- as qualidades do elemento éter nos alimentos tornam-se nutrientes para os componentes da categoria éter no corpo, tais como os espaços vazios, os ouvidos etc.

MECANISMOS FISIOLÓGICOS DE *KAPHA*

De acordo com o exposto anteriormente, o *dosha kapha* governa toda a estrutura, forma física e coesão das substâncias materiais do corpo mediante um sistema de tecidos corporais (elementos teciduais ou *dhatus*), e ainda por meio da formação e produção de líquidos corporais, excreções e secreções que permeiam o corpo.

OS SETE *DHATUS*

O termo *dhatu*, etimologicamente, significa aquele que "assiste" o corpo, ou que entra na formação da estrutura básica do corpo todo. É por isso que os elementos teciduais básicos do corpo são conhecidos no Ayurveda como *dhatus*.

Os *dhatus* são sete: *rasa* (também citado como plasma ou "quilo", incluindo a linfa); *rakta* (também citado como sangue – a fração hemoglobínica do sangue); *mamsa* (os músculos); *medas* (o tecido gorduroso); *asthi* (o tecido ósseo); *majja* (a medula); *sukra* (esperma, nos homens) ou *artava* (óvulo, nas mulheres).

Esses sete tecidos (*sapta dhatus*) são também compostos pelos cinco grandes elementos (*mahabhutas*), como tudo mais no universo. Como todos os elementos entram na composição de todos os tecidos, são suas diferentes proporções que definem as qualidades e características próprias de cada *dhatu*. O Quadro 9, a seguir, mostra como são formados os *dhatus*, conforme a predominância de um dos cinco elementos.

Quadro 9 – Formação dos *dhatus* conforme o elemento neles predominante.

Dhatus	Elemento predominante
Músculo e tecido gorduroso (*medas*)	Terra
Quimo e linfa (plasma, ou *rasa*)	Água
Fração hemoglobínica do sangue (*rakta*)	Fogo
Tecido ósseo (*asthi*)	Ar
Poros no interior dos ossos	Éter ou espaço
Medula (*majja*)	Água

Os *dhatus* permanecem dentro do corpo humano em uma proporção particular, e qualquer mudança em seu equilíbrio conduz à decadência e às doenças. A essência de todos os elementos teciduais é chamada de *ojas*.

OJAS OU LÍQUIDOS INTERSTICIAIS: A ESSÊNCIA DOS TECIDOS

Ojas é responsável pela força e vitalidade do corpo. Embora se localize no coração, infiltra-se por todo o corpo e controla o trabalho do organismo por inteiro. As principais características de *ojas* são: untuosidade, *somatmaka*, (preponderância do elemento *apa*, ou princípio aquoso), transparência, coloração levemente amarelo-avermelhada. Diante de sua destruição ou ausência, a perda do corpo (e até da vida) é certa, e, graças à sua presença, o corpo e a vida certamente sobrevivem.

Ojas mantém ligação com os diferentes estados (condições, atividades etc.) relacionados com o corpo. Sofre diminuição pelos estados de raiva, inanição, preocupações, sofrimentos profundos, excessiva atividade física, jejuns prolongados (*anasana*), alimentação deficiente (*alpasana*), medo, perda de sono, ofensas ou danos pessoais, obsessão por maus espíritos, ataques por micro-organismos, tais como bactérias (*abhisañga*) etc., depleção de tecidos, como nos casos de hemorragias etc., excessiva eliminação de *kapha*, sangue, sêmen ou das excretas (*malas*), ingestão de venenos ou outras substâncias tóxicas, tais como tabaco, *cannabis*, ópio, café, chás tóxicos, bebidas alcoólicas que produzem secura etc. Alguns textos ayurvédicos classificam a diminuição de *ojas* em três estágios progressivos, sendo o primeiro o mais leve, e o terceiro o mais grave.

QUADRO 10 – Sintomas da diminuição de *ojas*.*

Estágio 1
Lassidão das articulações
Debilidade geral
Movimentos dos *doshas* para fora dos seus sítios normais
Dificuldade para executar atividades físicas e mentais
Estágio 2
Rigidez ou perda de movimentos dos membros
Sensação de peso no corpo e nos membros
Descoloração da pele e mucosas, neocolorações
Exaustão geral
Edemas leves
Estupor, torpor mental, sonolência excessiva e coma
Estágio 3
Convulsões, estados de semiconsciência
Delírios
Emaciação
Medo da morte, fobia
Ansiedade extrema
Palidez, compleição sem cor ou de cor escurecida
Perda das atividades sensoriais

* A diminuição de *ojas* pode acarretar a morte.

Com a diminuição de *ojas*, o indivíduo torna-se irritável (rabugento, insatisfeito), debilitado, freneticamente preocupado sem razão aparente, sente um desconforto nos órgãos dos sentidos e desenvolve um aspecto desagradável.

AS EXCRETAS OU RESTOS (*MALAS*)

Os produtos de excreções do corpo são chamados excretas ou restos. As três excretas mais importantes são a urina (*mutra*), as fezes (*sakrut*) e o suor (*sveda*), e sua correta eliminação é essencial para a manutenção da saúde do indivíduo.

No que diz respeito às fezes, elas não são apenas os restos (refugo) dos alimentos ingeridos pelo indivíduo; essas contêm também substâncias que são eliminadas

das células teciduais do corpo. Assim, a adequada eliminação das fezes é fundamental para a manutenção das células teciduais em seu estado superior de saúde. Se há uma deficiência na eliminação das fezes, podem ocorrer doenças, não somente no trato gastrointestinal, mas também em outras partes do corpo. Em doenças como as lombalgias, os reumatismos, as dores ciáticas, as paralisias, as bronquites e asmas, tomar as necessárias precauções para assegurar uma adequada evacuação das fezes é um passo essencial antes de se iniciar qualquer tratamento ayurvédico.

Além de acarretar doenças, a evacuação inadequada das fezes pode provocar uma atmosfera propensa para o crescimento de diferentes tipos de vermes intestinais, e isso, muitas vezes, afeta o desenvolvimento de algumas bactérias saprófitas da flora intestinal normal, envolvidas na síntese de materiais úteis para a fisiologia orgânica.

Com relação à urina, através dela muitos materiais de eliminação são depurados do corpo. Assim o Ayurveda sempre aconselha a ingestão de uma quantidade adequada de água, tanto no verão quanto no inverno, de modo que a pessoa urine pelo menos seis vezes ao dia. Porém é preciso cautela com a passagem excessiva dessa excreta, pois, do mesmo modo que a escassez de urina, ela também é considerada uma doença.

Quanto ao suor, sua utilidade consiste na manutenção da saúde da pele. Exercícios adequados, terapias com fomentação e certos remédios ajudam a transpirar e a excretar por meio dele a quantidade adequada de materiais de eliminação.

Normalmente, as fezes, a urina e o suor têm um odor desagradável. Entretanto às vezes o seu odor torna-se intolerável, sendo necessários alguns remédios para corrigir a fetidez excessiva.

Funções das excretas

De acordo com o Ayurveda, a principal função das fezes é a manutenção da força do organismo; a da urina é a eliminação da umidade (água) do corpo, e a do suor, ao contrário, é a retenção dessa umidade.

O equilíbrio na proporção e na eliminação de cada excreta é fundamental para a saúde do organismo. As fezes, por exemplo, quando aumentadas devido à retenção, produzem aumento do volume abdominal, barulhos de líquidos, gases e fezes dentro dos intestinos (borborigmos) e sensação de peso no abdômen. Sua diminuição dá origem a um excessivo movimento de ar dentro dos intestinos, acompanhado de borborigmos subindo e descendo pelas alças intestinais, e causa severo desconforto na região do coração e nos flancos.

Por sua vez, a urina muito aumentada produz severas dores na bexiga e uma sensação de incompleta eliminação urinária, mesmo após a micção. Sua diminuição dá origem a uma micção muito escassa, à disúria, às alterações de coloração e, às vezes, à hematúria (eliminação de sangue pela urina).

Finalmente o suor demasiado produz excessiva perspiração, mau cheiro e prurido na pele. Sua diminuição conduz à queda, rigidez e ressecamento dos cabelos, além de resultar numa pele quebradiça.

OUTROS MATERIAIS DE ELIMINAÇÃO DO CORPO

Além das excretas, outros materiais eliminados pelo corpo são considerados *malas* no sistema ayurvédico. São classificados como secreções fisiológicas do corpo, também com importantes funções para a manutenção do equilíbrio orgânico. As principais secreções do corpo são as dos ouvidos, do nariz, dos olhos e da boca, a bile, os materiais de eliminação dos pequenos e grandes canais do corpo etc.

Os catabólitos (*dhatu-malas*) produzidos pelo metabolismo dos tecidos também são aqui enquadrados. Além desses, os cabelos e os pelos, assim como as unhas, são considerados *malas* no sistema ayurvédico, sendo, dessa maneira, vistos como secreções do tecido cutâneo.

Todos esses *malas*, à semelhança dos demais, devem estar em quantidades adequadas para o cumprimento de suas funções. O seu aumento ou a sua diminuição podem tanto denunciar quanto provocar distúrbios em seus respectivos locais de produção e eliminação.

MODOS DE AGRAVAÇÃO DOS TRÊS *DOSHAS*

Um tema muito importante na proposta ayurvédica de equilíbrio da saúde é a compreensão de como os *doshas* agravam-se e desequilibram-se, pois é aí que ocorre o real desencadeamento das doenças no corpo. Portanto torna-se essencial conhecer os hábitos de vida, os climas, alimentos e situações que agravam os três *doshas* e procurar evitar o excesso desses fatores agravantes, especialmente em relação aos *doshas* que já se encontram agravados.

Os sinais e sintomas que surgem nos desequilíbrios ou agravações dos três *doshas* devem ser reconhecidos pelo médico e pela própria pessoa, por meio da inspeção e de outros métodos de diagnóstico (cf. capítulo correspondente ao diagnóstico ayurvédico).

Para conhecer os diferentes estágios da doença, o médico deve observar o paciente todo o tempo. Cada pessoa deve observar-se cotidianamente, dedicando atenção ao funcionamento de seu corpo e sua mente a cada dia. O Ayurveda recomenda que o organismo seja para cada pessoa seu livro de cabeceira, que deve ser lido diariamente com o objetivo de prevenir o aparecimento das doenças, por meio da correção dos desequilíbrios orgânicos em seu estágio inicial e do reequilíbrio precoce dos *doshas*. Um mesmo *dosha*, dependendo da natureza dos fatores causativos, desloca-se para muitas partes do corpo e produz várias doenças. Por isso o tratamento deve ser iniciado tão logo se determinem a natureza da doença, seu local, suas causas etc. Essa é a verdadeira prevenção em nível individual, pois preconiza a promoção da saúde e o reequilíbrio nos primeiros estágios de desarmonia da fisiologia orgânica, prevenindo assim a evolução das doenças para estágios crônicos ou avançados. Auxilia, portanto, no combate ao aparecimento de complicações que exigem tratamentos difíceis, dispendiosos, agressivos e nem sempre eficientes.

MODOS DE AGRAVAÇÃO DE *VATA*

Em relação a *vata*, seu agravamento se dá nas seguintes condições:

- situações de preocupação, ansiedade, medo e tensão nervosa;
- exercícios físicos ou sustentação de pesos excessivos, corridas;
- jejum prolongado;
- noites não dormidas;
- climas frios e secos, exposição excessiva a ambientes e ventos frios, especialmente de madrugada e à tardinha;
- permanência na água fria por muito tempo;
- ingestão de comidas de sabores picante, adstringente e amargo, secas e de potência fria;
- ingestão de alimentos dessecados (vegetais, frutas, carnes) e grãos secos (leguminosas);
- ingestão de alimentos em horários irregulares;
- ingestão de alimentos antes de se completar a digestão da alimentação anterior;
- ingestão de bebidas e alimentos gelados;
- atividade sexual excessiva;
- fala em voz alta por longo tempo;
- quedas e traumatismos, pressões ou ferimentos no corpo;
- viagens longas;
- supressão de necessidades fisiológicas (urinar, defecar, dormir, bocejar);
- período após a digestão completa da comida;
- luta com alguém mais forte.

MODOS DE AGRAVAÇÃO DE *PITTA*

Pitta, por sua vez, agrava-se nas seguintes condições:

- situações de raiva, sofrimento profundo, pesar, medo, esforços excessivos;
- jejum e indigestão que conduzam à formação de ácidos no estômago;
- climas quentes e secos, exposição excessiva ao calor;
- durante a atividade sexual;
- ingestão de alimentos de sabores picante, ácido, salgado e azedo, leves e de potência quente;
- alimentos que induzam à acidez gástrica;
- óleo de gergelim, carne de cabrito e carneiro, peixes, preparações alcoólicas, frutas ácidas;
- especialmente o clima quente do verão, o calor, o final dos períodos chuvosos, os períodos do meio-dia e da meia-noite;
- durante a digestão das comidas.

MODOS DE AGRAVAÇÃO DE *KAPHA*

Finalmente o *dosha kapha* agrava-se pelas seguintes condições:

- ato de dormir durante o dia;
- falta de exercícios físicos, preguiça;
- ingestão de alimentos de sabores doce, ácido e salgado, untuosos, pesados e de potência fria;
- climas frios e úmidos, exposição excessiva ao frio úmido e a águas frias;
- alimentos que obstruem os canais de circulação;
- coalhadas, leite, derivados da cana-de-açúcar, carnes de animais aquáticos e pantaneiros, gorduras, frutas doces;
- ingestão excessiva de comidas, ingestão de alimentos antes da digestão da refeição anterior;
- especialmente o clima frio do inverno, a primavera, o início da manhã, o início da noite;
- imediatamente após a ingestão da refeição.

PRINCIPAIS SINTOMAS DAS AGRAVAÇÕES DOS *DOSHAS*

O principal meio para diagnosticar qual *dosha* está agravado é, sem dúvida, a observação dos sinais e sintomas que as suas agravações provocam no corpo. Cada *dosha* tem os seus próprios sintomas quando está agravado, aumentado ou deficiente. Já foram mencionadas anteriormente as funções fisiológicas dos *doshas*, as quais correspondem aos benefícios que eles promovem como princípios governantes da fisiologia. No entanto, também já foi dito que, quando em desequilíbrio, eles se tornam toxinas, que causam enfermidades físicas e mentais. O Ayurveda descreve diversas doenças causadas pelos *doshas*. São descritas oitenta doenças causadas por *vata*, quarenta por *pitta* e vinte por *kapha*.

SINTOMAS DA AGRAVAÇÃO DE *VATA*

Em seu estado normal, *vata* protege o corpo, dando entusiasmo, ímpeto e iniciativa, produzindo a expiração e inspiração, a fala e todas as atividades do corpo e da mente, além de ser o começo e o fim dos impulsos de evacuar, urinar etc. Como o líder dos *doshas*, mantém todos os tecidos e os principais componentes do corpo funcionando normal e adequadamente.

Em seu estado de desequilíbrio ou agravação, *vata* produz muitos sintomas patológicos que denunciam a necessidade de se reequilibrá-lo. Os principais sintomas são: secura excessiva do corpo (pele, cabelos), ressecamento e constipação intestinal, flatulência e distensão abdominal, perda de peso, dores no corpo, dificuldade nas articulações ou perda de movimentos, rigidez articular, tremores, astenia, fraqueza, perda de energia, dilatação, dor cortante, perda dos sentidos, perda de funções sensoriais, fala desconexa, dor contínua, dor em forma de espetadas, dor que parece rachar ao meio, obstrução, dor como de esmagamento, contrações, espasmos, torção, zumbido nos ouvidos, sede excessiva, rouquidão, cavitações, palpitações, arritmia cardíaca, curvaturas, arqueamento em espiral, gosto adstringente na boca, aspecto de descoloração escura ou negra. Do ponto de vista mental ou psicológico, observam-se ansiedade, inquietação, medos, preocupação excessiva, fobias, astenia mental, insônia, timidez.

SINTOMAS DA AGRAVAÇÃO DE *PITTA*

Em seu estado normal, *pitta* responde pela digestão, pela conservação da temperatura do corpo, pela visão, produção de fome e sede, maciez da pele, inteligência, coragem, calor e elasticidade do corpo.

Quando em desequilíbrio, gera sensação de queimação em diversas partes do corpo (pele, estômago, intestinos, uretra etc.). Produz manchas avermelhadas, ondas de calor, aumento da pressão arterial, hemorragias, digestão excessivamente rápida, fome aumentada, formação de secreções fétidas e com pus, secreções e excreções de cor amarelada ou avermelhada, ulcerações, transpiração excessiva, umidade, exsudação, putrefação (gangrena), debilidade, desmaio, toxidez, gosto ácido e amargo na boca, coloração, em geral, amarelada ou avermelhada. No aspecto psicológico ou emocional, produz irritabilidade exagerada e reações como ira, raiva, cólera, agitação psíquica e motora.

SINTOMAS DA AGRAVAÇÃO DE *KAPHA*

Em seu estado normal, *kapha* confere estabilidade, lubrificação, firmeza das juntas, capacidade de resistir ou conter as emoções. Quando em desequilíbrio, os efeitos patológicos são obesidade, acúmulo de secreções em vias respiratórias e digestivas, flacidez das partes do corpo, dispneia, tosse, excesso de sono, oleosidade da pele e do suor, dureza, formação de tumores, sensações de prurido, de frio e de peso, obstrução dos canais, perda de movimento, indigestão, lentidão digestiva, letargia, indolência, secreções e excreções com coloração branca, experiência de paladar doce e salgado e lentidão. No aspecto psicológico ou emocional, *kapha* agravado provoca depressão, falta de iniciativa, preguiça, apego excessivo e resistência a mudanças ou transformações.

QUADRO 11 – Resumo dos sintomas dos *doshas* aumentados.

Características físicas		
Vata	*Pitta*	*Kapha*
Preto, marrom, azul-marinho, azul, rosa-claro Diminuição ou ausência da cor natural	Vermelho, amarelo-claro, verde, marrom, enegrecido, preto	Branco
Aspereza	Maciez	Dureza
Dureza	Leve viscosidade	Umidade aumentada
Profundidade, rarefação	Liquidificação, umidade	Viscosidade aumentada
Secura, ausência e umidade	Temperatura aumentada	Peso aumentado, solidificação, cirrose
Não aderência, não viscosidade		Frieza
Frieza		

Efeitos causados		
Vata	*Pitta*	*Kapha*
Diferentes tipos de dor: desconforto, dor cortante, em aperto, intermitente, pulsátil, aguda e que parece estar pulverizando, mordendo, batendo, comprimindo ou torcendo.	Sensação de queimação localizada ou generalizada por todo o corpo, sensação de gás quente saindo	Atividade lenta e diminuída, edema não inflamatório, lassidão, aumento de tamanho, acúmulo de sujeira, formação de cascas na pele, aumento da umidade, tumor
Sensação de anestesia, perda de sensação		
Pontadas, agulhadas, parestesia, hiperestesia	Atividade aumentada e rápida, edema inflamatório, umidade aumentada, descarga, ulceração, inflamação, gangrena, necrose, odor desagradável	
Funções irregulares, erráticas (atividades fisiológicas prematuras ou atrasadas, hipo ou hiperatividade) Ausência ou perda de atividade		
Irregularidade de tamanho; forma ou movimento, como: deslocamento para baixo, expansão, dilatação, prolapso, protrusão, fragilidade, fratura, movimentos violentos, movimentos clônicos ou	Atividade digestiva aumentada, hipermetabolismo, carbonização dos nutrientes Prurido, coceira	Atividade digestiva diminuída, permanência de metabólitos intermediários não digeridos

Vata	Pitta	Kapha
intermitentes, movimentos tônicos ou contínuos, contração, estreitamento, oclusão, irregularidde, tremor, rigidez, paralisia, perda de funções, frouxidão, flacidez, inclinação para baixo ou para cima, curvatura dos ossos, fricção ou atrito entre ossos, cifose, escoliose, claudicação, ptoses Atividades digestivas e metabólicas irregulares ou erráticas; gosto adstringente na boca Fezes: pequena quantidade; expulsão difícil ou constipação; expulsão dolorosa Urina: escassez, eliminação difícil, frequência aumentada, anúria, ausência de cor Suor: escasso, irregular, raro Atividades sensoriais e mentais alteradas, inabilidade ou perda da função, ilusões, delírios, complexo de medo, sensação de pesar, aflição, tristeza, infelicidade, apatia, instabilidade, perda de consciência, diminuição ou perda de sono, desejo de coisas quentes, aversão ao frio, tonturas	Gosto amargo ou picante na boca Fezes: quantidade moderada, liquefação, expulsão rápida e descontrolada, frequência aumentada, com sensação de queimação Urina: copiosa, com sensação de queimação, frequência aumentada, amarela, amarelo-escura, marrom, vermelha Sudorese profusa, fétida Enfraquecimento das faculdades sensoriais, intoxicação, cansaço constante, perda da satisfação, emoções violentas, delírio, perda de sono, desejo de coisas frias, tonturas, convulsões	Gosto doce ou salgado na boca Fezes: em maior quantidade, sólidas, frequência diminuída, com prurido Urina: copiosa, frequência diminuída, cor de leite, branca, pálida Sudorese escassa ou ausente Percepção lenta, letargia, estupor, sono excessivo, desejo de coisas quentes

QUADRO 12 – Resumo dos sintomas dos *doshas* diminuídos.

	Características físicas	
Vata	Pitta	Kapha
Movimentos e atividades lentos, falta de interesse por qualquer coisa, pouca fala, debilidade, secreções um pouco aumentadas, frieza	Frieza, redução da capacidade digestiva, palidez, tremores, brancura	Tonturas, vacuidade dos órgãos de *kapha*, secura, palpitação, frouxidão das juntas

O EQUILÍBRIO GERAL DOS *DOSHAS*

TRATAMENTO DO AUMENTO E DA DIMINUIÇÃO DOS *DOSHAS*, *DHATUS* E *MALAS*

Existe uma relação íntima e constante entre os *doshas*, como princípios vitais e toxinas, com as demais estruturas e componentes do corpo. Para manter a saúde e governar a fisiologia orgânica, eles precisam estar em equilíbrio e harmonia, seja em relação à quantidade e qualidade, ou às funções e localizações. Já foi mencionado anteriormente que, embora presentes em todas as partes do corpo, eles têm os seus sítios preferenciais de localização. Também esses sítios já foram abordados, restando-nos conhecer as residências dos *doshas* nos *dhatus* e *malas*.

Segundo o Ayurveda, *vata* reside nos ossos, *pitta*, no suor e no sangue, e *kapha*, nos demais tecidos e nas excretas. Nessa ordem, os constituintes do corpo estão em íntima relação, sendo que os *dhatus* e *malas* constituem a residência ou continente, enquanto os *doshas* representam o residente ou conteúdo.

Desse modo, os tratamentos que causam o aumento ou a diminuição dos *dhatus* e *malas* promovem também o mesmo efeito nos *doshas* que neles residem. Por exemplo, as terapias e os métodos que favorecem o aumento de sangue ou suor provocam também o aumento de *pitta*. Por sua vez, as terapias que promovem o aumento dos tecidos em geral e das excretas provocam também o aumento de *kapha*. A exceção se dá na relação entre os ossos e *vata*, na qual a proporção é inversa: os tratamentos que favorecem o aumento do tecido ósseo provocam a redução de *vata*, enquanto aqueles que promovem a diminuição dos ossos provocam o aumento desse *dosha*.

Via de regra, o aumento dos *doshas*, *dhatus* e *malas* é causado por excessos no processo nutricional, sendo seguido, mais tarde, do aumento específico de *kapha*. A diminuição desses constituintes é usualmente motivada pelas deficiências nutricionais, e é seguida, posteriormente, do aumento de *vata*.

Assim, as doenças surgidas pelo aumento da "residência" e do "residente" (conteúdo e continente) devem ser tratadas por meio de terapias que promovam o emagrecimento do corpo, a redução quantitativa (lañghana). Ao contrário, as doenças surgidas pela diminuição da "residência" e do "residente" requerem terapias que favoreçam o aumento da corpulência, o ganho quantitativo de massa corporal (bruhmana).

No caso de *vata*, adota-se o procedimento oposto. As doenças desse *dosha* podem ser tratadas com as mesmas terapias descritas, mas na ordem inversa: havendo aumento de *vata*, deve-se adotar a terapia de ganhos corporais quantitativos, enquanto para a diminuição adota-se a terapia de redução corporal.

Em particular, as doenças originadas do aumento excessivo do sangue (*rakta*) devem ser tratadas por métodos purgativos. Antigamente, utilizava-se a sangria por sanguessugas (*rakta mokshana*), método que caiu em desuso.

As doenças causadas pelo excesso de tecido muscular (*mamsa*) podem ser tratadas por métodos cirúrgicos, pela aplicação tópica de remédios cáusticos alcalinos ou pela cauterização (*agnikarma*).

No caso de aumento das gorduras (*medas*), o tratamento pode ser feito com as terapias indicadas para obesidade, e, na sua diminuição, com as terapias para a emaciação.

A diminuição do tecido ósseo (*asthi*) é tratada por enemas nutritivos, contendo leite, *ghee* e remédios amargos.

Nas doenças surgidas pelo excesso de fezes, utilizam-se os tratamentos indicados para diarreias, enquanto, naquelas originadas da diminuição das fezes, podem-se utilizar, como alimento, grãos de leguminosas ou de cevada, fervidos até reduzir a água à metade.

As doenças originadas pelo aumento ou diminuição da urina (*mutra*) são tratadas pelos métodos indicados para a diabetes e para a anúria, respectivamente.

Os sintomas surgidos pelo decréscimo da transpiração (*sveda*) são tratados por meio de exercícios físicos, banhos mornos seguidos da aplicação de óleos medicados, terapias diaforéticas e pelo uso do vinho.

TRATAMENTO DOS *DOSHAS* AGRAVADOS

Quando um *dosha* entra em desequilíbrio, sua tendência natural é intoxicar os demais e disseminar a intoxicação pelo corpo, gerando as diversas doenças internas. Nesses casos é importante tomar logo as providências corretas, com o objetivo de reequilibrar os *doshas* agravados e restabelecer a condição de saúde o mais rápido possível.

No que se refere à agravação de *vata*, as recomendações são as seguintes:

- aplicação de óleos medicados (usos externo e interno);
- promoção da transpiração (diaforese);
- terapias purificantes leves (eméticos e purgativos);

- alimentos, bebidas e regimes que sejam untuosos, quentes, estáveis, afrodisíacos, energéticos, tônicos, salgados, doces, ácidos;
- massagens com óleos e banhos mornos;
- fricção do corpo com um tecido macio (massagem);
- banhos no corpo todo com chás de ervas ayurvédicas (calmantes para *vata*);
- enemas com óleos e remédios naturais de potência quente e especialmente o enema (*anuvasana vasti*) preparado com suco de carnes gordurosas ou com óleos que aliviam *vata*;
- atividades confortáveis;
- gorduras terapêuticas de diversas origens;
- preparados com remédios naturais promotores do apetite e da digestão.

Para *pitta* agravado, o tratamento consiste em:

- especialmente ingerir leite, *ghee* (manteiga purificada) e *ghrita* (*ghee* medicado) e fazer terapia purgativa com remédios de sabor doce e de potência fria;
- ingerir alimentos e remédios de sabor doce, amargo e adstringente;
- usar perfumes de aroma agradável, refrescante e suave;
- usar simultaneamente gargantilhas e colares com pedras preciosas semelhantes, indicadas para *pitta*;
- aplicar com frequência sobre o corpo essências (óleos, cremes) com cânfora, sândalo (*chadana*) e vetiver – *Vetiveria zizanoides* (L.) Nash ou *Andropogon muricatus* Retz;
- morar em local que seja banhado pela luz da Lua;
- desfrutar de músicas agradáveis e de brisas levemente frias;
- desfrutar da companhia de amigos que não tragam empecilhos ou embaraços; de filhos que falem afetivamente, de coração e inocentemente e de um cônjuge que seja obediente, agradável e virtuoso;
- residir em uma casa equipada com fontes de água fria, jardins e represas;
- passar horas nas proximidades de fontes de água limpa, com areia, flores e árvores, com a mente calma, abraçado à pessoa amada.

Nos casos de *kapha* agravado, recomendam-se:

- vomitivos fortes e purgativos drásticos, juntamente com a prescrição adequada de bebidas, alimentos, remédios de qualidade áspera ou seca (não oleosa), penetrantes e de potência quente, alcalinos e com sabor adstringente, amargo ou picante;
- vinhos bastante envelhecidos;
- exercícios físicos, caminhadas, atividade sexual satisfatória;

- vigílias prolongadas, permanecendo acordado, sem caminhar, sem exercitar-se, estressar-se ou preocupar-se;
- massagens secas no corpo, feitas com os pés (*padaghata*), colocando-se pressão sobre diferentes áreas;
- fomentações, aplicações de óleos mornos (*upanaha*);
- especialmente a terapia emética, a ingestão de sopas de grãos, o uso de mel e de remédios redutores de gorduras, a inalação de "cigarros terapêuticos", o jejum, os gargarejos e o enfrentamento de dificuldades.

No tratamento geral dos três *doshas*, pôde-se perceber que a administração de diferentes tipos de enemas terapêuticos, incluindo os usos externo e interno de óleos medicados, é a melhor solução para o alívio de *vata*. O tratamento purgativo, especialmente com o uso de *ghee*, é o mais indicado para aliviar *pitta*. Para *kapha* agravado, recomenda-se principalmente a terapia emética, inclusive com o mel.

Quando houver mais de um *dosha* agravado, os diferentes tratamentos prescritos para cada *dosha* individualmente podem ser combinados apropriadamente.

8

PRAKRITI: A CONSTITUIÇÃO PSICOFÍSICA

Prakriti ou a Constituição Psicofísica é um dos pontos básicos e característicos do Ayurveda. Trata de um tema desconhecido da ciência e da medicina ocidentais, que é a questão das características de cada pessoa no tocante à saúde, às tendências para adoecer, aos modos reacionais internos e aos modos de reagir diante de fatores externos (ambientais), de alimentos e medicamentos. Em resumo, versa sobre o biopsicotipo individual, ou seja, sobre as peculiaridades físicas e emocionais de cada um. Alguns textos, ao tratar do tema *prakriti*, referem-se exclusivamente ao tipo de corpo ou de personalidade, mas na verdade o *prakriti* relaciona-se a ambos os aspectos, o físico e o psíquico, do indivíduo.

O Ayurveda postula que a constituição é herdada geneticamente, pois é gerada pelos três *doshas* inerentes ao espermatozoide (*sukra*) e ao óvulo (*artava*), as sementes masculina e feminina, respectivamente. A união dessas duas sementes (fertilização) forma o embrião, que é o começo da vida. Os três *doshas* contidos no espermatozoide e no óvulo, no momento da união das duas sementes, sofrem modificações em suas proporções originais. Podem prevalecer todos com iguais proporções, ou é possível que dois deles se tornem predominantes ou ainda que qualquer um deles isoladamente predomine em relação aos outros. Essas condições influenciam – mas não determinam – de modo definitivo a natureza do embrião e as suas características, que passam a ser conhecidas como *prakriti* (constituição humana natural).

Cabe relembrar aqui que os *doshas* são princípios vitais dinâmicos, vivos e em movimento, e o seu líder, *vata*, é a própria essência do movimento. Desse modo, eles estão entrelaçados em miríades de formas, em uma dinâmica infinita. Por isso pode-se dizer que a proporção deles no momento da concepção não é algo cristalizado e imutável por toda a vida da pessoa, embora alguns textos ayurvédicos afirmem que a constituição original é imutável. Muitos fatores internos e externos podem introduzir variáveis imprevistas, acarretando mudanças físicas ou psíquicas. Embora seja verdadeiro que as constituições levam tempo para se transformar, não se deve ficar preso a rótulos ou categorias de tipos constitucionais nem estabelecer caricaturas de constituições e carimbar as pessoas com estampas ou estigmas estáticos, como se elas não fossem passíveis de transformação. Todavia, deve-se ter em mente que a evolução e o aprimoramento da constituição humana dependem das diretrizes marcadas pela consciência interior de cada pessoa.

O grande objetivo do estudo das constituições psicofísicas do Ayurveda é o autoconhecimento, a descoberta das tendências físicas e psicológicas, das tendências a adoecer e das reações pessoais aos fatores externos e internos, aspectos esses que dependem do modo natural de funcionamento do organismo. Outro importante objetivo é o conhecimento e a compreensão da natureza das outras pessoas, reconhecendo que todos têm potenciais e qualidades e, ao mesmo tempo, têm defeitos ou deficiências que devem ser compreendidos como aspectos a ser trabalhados e aprimorados.

Segundo o Ayurveda, a combinação dos *doshas* no momento da concepção pode definir os seguintes tipos de constituições:

- com predominância de um só *dosha* (*ekadosaja prakriti*) – constituição *vata*, constituição *pitta* e constituição *kapha*;
- mistas, com predominância de dois *doshas*, mesmo que um deles se destaque um pouco mais (*dwandwaja prakriti*) – constituições *vata-pitta*, *vata-kapha* e *pitta-kapha*;
- com equivalência dos três *doshas* (*sannipata* ou *mammisra prakriti*) – constituição *vata-pitta-kapha*.

Quando se classifica uma pessoa como pertencente a uma constituição pura, seja *vata*, *pitta* ou *kapha*, o que está em evidência é a grande predominância de um desses *doshas* em relação aos demais. Os indivíduos de constituição única parecem às vezes um caso mais afortunado, considerando que terão de atentar exclusivamente para um princípio dominante em sua fisiologia. Entretanto, quando o desequilíbrio se instala e se aprofunda naquele *dosha* de sua constituição, ele terá mais dificuldades em encontrar o equilíbrio dos outros *doshas*, pois o grande líder está desequilibrado. Com dois *doshas* prevalentes, a constituição é considerada moderada. Esse é o tipo mais comum de constituição mista. A combinação dos três *doshas*, mais rara, é a mais fácil de administrar e de manter em equilíbrio. Entretanto essa condição pode ser mais complicada quando o desequilíbrio começa a se instalar no sistema *tridosha*, atingindo igualmente todos os *doshas* de uma só vez. Até mesmo entre as constituições com predomínio de um só *dosha*, diz-se que a primeira constituição, *vata*, é mais instável; a segunda, *pitta*, é moderada, e a terceira, *kapha*, é a mais estável.

É sempre importante ressaltar que não existe uma constituição ou um tipo melhor que os outros, pois todos necessitam equilibrar os três *doshas*. E é igualmente válido assinalar que os três *doshas* sempre estão se manifestando no organismo, promovendo seus efeitos, funções e características.

Obviamente a constituição psicofísica de uma pessoa não a encerra em um rótulo imutável e tampouco lhe estabelece um destino marcado do ponto de vista do processo saúde–doença. Entretanto é um ótimo indicativo das tendências mórbidas da pessoa, além de oferecer um valioso guia para o autoconhecimento no tangente às tendências de comportamento psíquico. Sem dúvida, esses fatores contribuem grandemente para o estabelecimento de um estado de saúde mais pleno e refinado, com uma consciência cada vez mais ampla do processo dinâmico que envolve a promoção do equilíbrio holístico.

CARACTERÍSTICAS DA CONSTITUIÇÃO *VATA* (TEMPERAMENTO NERVOSO)

O *dosha vata* é o regulador de todo movimento que se processa no organismo, desde os movimentos musculares e articulares, passando por toda a circulação de substâncias, até a transmissão de impulsos no sistema nervoso. Assim, nas pessoas em que predomina esse *dosha*, o núcleo do biopsicotipo é a instabilidade, a inconstância, tanto no aspecto físico como mental e emocional. Em virtude da prevalência dos elementos éter e ar, os tipos *vata* apresentam em sua fisiologia as características relativas a esses elementos: leveza, sutilidade, frieza, secura, aspereza, mobilidade. Constituem tendências físicas de *vata*:

- Tem dificuldade para engordar: geralmente come à vontade e não ganha peso.
- Seus ossos, tendões e vasos sanguíneos superficiais são salientes. Sua característica mais marcante é a irregularidade, que pode evidenciar-se na estrutura física, quando as partes do corpo apresentarão variações anatômicas incomuns.
- É magro e alto (longilíneo), de estrutura esguia e leve.
- Possui cabelos e pele secos, quebradiços e sem brilho.
- Ao movimentar, produz sons (craques) nas articulações (tornozelos, joelhos etc.).
- Seus movimentos corporais são instáveis e irregulares (marcha etc.).
- Seus olhos tendem a ser redondos e mais secos.
- Não tolera omitir refeições, podendo, ao fazê-lo, sentir dores de cabeça ou ansiedade.
- Sua digestão é instável, às vezes boa, às vezes não.
- Sente fome irregularmente, a qualquer hora.
- Mostra tendência à constipação intestinal, com fezes ressecadas e gases.
- Gosta de comidas quentes, tanto doces como salgadas ou ácidas.
- Por ser friorento, não tolera o clima frio.

- Possui pequena reserva de força vital, cansando-se com facilidade.
- Sua expectativa de vida é pequena, quando em desequilíbrio.
- Possui voz fraca e obstruída, interrompida (gagueira), instável ou rouca.
- Sofre tremores, abalos e espasmos musculares e dores quando o *dosha vata* está particularmente alterado.

A mutabilidade de *vata* é também visível do ponto de vista psíquico. São pessoas mais imprevisíveis que os outros tipos, podendo demonstrar períodos de explosões instantâneas de energias, tanto físicas quanto psíquicas ou emocionais, mas com duração fugaz, o que lhes confere uma tendência à instabilidade. Quando em desequilíbrio, os tipos *vata* tendem a apresentar as chamadas doenças psicossomáticas – em que o componente psicológico é predominante – e a instabilidade na ação, deixando por terminar as atividades que começam. Nessa situação de desequilíbrio, os *vata* podem estar insatisfeitos e confusos, com tendência ao consumismo e ao desperdício material, psíquico e emocional. Outras características psíquicas sutis de *vata*:

- Mostra personalidade instável, principalmente em relação à vontade e à coragem.
- É muito excitável e de humor variável, inconstante.
- Tende à preocupação excessiva, à ansiedade e à depressão.
- É cheio de indecisão e dúvidas, mostrando excesso de pensamentos e discussões mentais.
- Tende a falar em excesso, dizendo coisas irrelevantes (prolixidade).
- Despende muita energia para realizar as tarefas.
- Possui natureza entusiasmada, vivaz e criativa, mas de pouca persistência (volubilidade).
- Possui memória e pensamentos instáveis.
- Capta e entende com rapidez informações novas, mas esquece-as com facilidade.
- Desenvolve suas atividades, anda e fala com rapidez.
- É instável nas amizades, na postura e na percepção das coisas.
- Apresenta gosto pela música e pelo humor.
- Pode apresentar dificuldades em controlar os sentidos.
- Pode comportar-se com brutalidade, grosseria, descortesia.
- Seu sono é irregular, superficial e entrecortado – às vezes tem insônia por preocupações ou ansiedades.
- É sonhador: imagina-se, por exemplo, vagando errante por montanhas, duelando em árvores e movendo-se pelo céu.

Muitas das características descritas para o tipo *vata* podem ser minoradas ou equilibradas quando o indivíduo consegue a harmonização do seu sistema *tridosha*, uma vez que, desse modo, o predomínio excessivo de *vata* será compensado pelo equilíbrio com os outros *doshas*. Estando em harmonia, uma pessoa do tipo *vata* é bastante agradável e contagiante, pelo seu entusiasmo e criatividade. Demonstrará uma mente lúcida, vivaz e perspicaz, podendo ser vibrante e muito comunicativa. Em contrapartida, quando um tipo *vata* entra em desequilíbrio, aumentando ainda mais o *dosha vata* em seu sistema, as características desse *dosha* podem exacerbar-se, levando os sintomas de *vata* perturbado a tomar conta da fisiologia do indivíduo.

É sempre bom lembrar que *vata* é o grande líder do sistema *tridosha*, por comandar os processos de desequilíbrio e reequilíbrio dos outros *doshas*. Por isso, o cuidadoso equilíbrio de *vata* é de fundamental importância para todas as pessoas. Para chegar a tal situação de equilíbrio, a chave dos tipos *vata* chama-se "regularidade": ser regular no repouso e nas atividades profissionais, físicas e emocionais, evitando os excessos e irregularidades em todos os sentidos. Desse modo, as pessoas *vata* estarão preservando o instinto natural de equilíbrio concedido pelo *dosha vata*.

CARACTERÍSTICAS DA CONSTITUIÇÃO *PITTA* (TEMPERAMENTO BILIOSO)

As pessoas nascidas com predominância desse *dosha* exibem um domínio do elemento fogo em sua constituição, uma vez que *pitta* é o próprio fogo ou originado dele. Assim essas pessoas trazem no núcleo de seu biopsicotipo a impulsividade, a intensidade, a ardência e a biliosidade do elemento fogo. Como *pitta* é o princípio vital que governa, em cada ser vivo, todo o processo de metabolismo e transformação, o predomínio desse *dosha* confere às pessoas um "fogo digestivo" forte, uma digestão aguda, um grande apetite e, às vezes, uma sede exacerbada. Por isso, os tipos *pitta* têm grande dificuldade em omitir uma refeição ou atrasá-la demais, sob pena de se tornarem irritados, mal-humorados ou sentirem dores gástricas. No que se refere ao aspecto físico, essas pessoas caracterizam-se marcadamente pelos seguintes traços:

- Mostram constituição física, vigor, energia vital e resistência física medianos.
- Seu peso é instável: têm facilidade para engordar ou emagrecer rapidamente.
- Caminham com passos firmes e determinados.
- Possuem olhos pequenos, castanhos e inquietos.
- Suas pestanas tendem a ser finas e escassas.
- Defrontam-se precocemente com a calvície e os cabelos grisalhos, e têm a testa descoberta, com entradas frontais.
- Possuem articulações e músculos soltos (frouxos) e magros.
- Podem apresentar suor carregado, emitindo mau odor do corpo.
- Seu intestino tende a ser mais solto, levando-as a evacuar mais vezes ao dia.

- Têm expectativa mediana de vida.
- Têm aversão ao clima quente e ao calor do sol.
- Possuem mãos e pés quentes e têm sensação de calor no corpo.
- Tendem a apresentar ardor nos olhos, na pele, no estômago ou em outras partes do corpo.
- Em geral, têm boa digestão e, na juventude, podem comer de tudo.

Tratando-se de pessoas e grupos étnicos de pele e cabelos mais claros, os tipos *pitta* podem revelar algumas características marcantes nos tecidos dessas partes:

- Seus cabelos são lisos, finos, ruivos ou castanhos, podendo tornar-se precocemente grisalhos e escassos.
- Seu corpo geralmente tem uma pele suave e uma temperatura mais alta.
- Possuem coloração avermelhada ou rosada na pele, nas palmas das mãos, na sola dos pés e na face.
- Trazem rugas e manchas avermelhadas ou roxas na pele e frequentemente apresentam sardas.
- Sua pele clara torna-se rapidamente avermelhada durante a raiva ou exposição ao sol.

Contudo, é bom lembrar que essas características, quando presentes nos grupos étnicos de pele e cabelos mais escuros, não são confiáveis para o estabelecimento da constituição.

Do ponto de vista psicológico, *pitta* é muito intenso, muito emotivo e tem um caráter fortemente combativo, ainda que às vezes essa característica esteja latente. Apesar de emotivos, esses indivíduos têm o chamado temperamento "esquentado", "bilioso". São pessoas de "cabeça quente", apresentando tendência às discussões, com momentos de ira, cólera ou ciúmes. Esses aspectos negativos surgem especialmente em situações de *stress* e pelas contrariedades do cotidiano. A impaciência e a exigência, aliadas a um senso de organização que beira o perfeccionismo, fazem dos tipos *pitta* pessoas irritáveis e explosivas, principalmente quando estão em fase de desequilíbrio, situações em que podem ser excessivamente ríspidas, críticas ou sarcásticas.

Em fase de equilíbrio, esses tipos apresentam uma inteligência aguda e penetrante, boa capacidade de concentração, boa oratória, grande poder de persuasão e um refinado senso de organização. Comunicam-se com clareza e precisão e defendem com firmeza a sua opinião. Nessas condições, podem ser grandes líderes e empreendedores, dotados de uma saudável ambição e de gosto pelos desafios, o que confe-

re a eles um grande potencial de sucesso no campo profissional. Outras características da personalidade *pitta*:
- Em geral procuram ser pessoas bem-instruídas.
- Geralmente são sinceros e diretos, objetivos e pragmáticos.
- Tendem a cultivar o bom comportamento e a boa higiene.
- Tendem à raiva e ao ciúme, a serem bravos (valentes) e orgulhosos (altivos, arrogantes).
- Ambicionam a grandeza (nobreza), gostam de coisas finas e temem o desconforto.
- Têm habilidade mental para lidar com o medo e com as inimizades.
- Podem ter inteligência aguçada.
- São corajosos: gostam de aventuras e desafios.
- Impacientes, consultam o relógio a todo o momento, com sensação de perda de tempo.
- Preocupados, tendem a assumir o controle das situações (ou culpam-se por não assumirem).
- Preferem alimentos de sabor doce, adstringente e amargo, e comidas frias.
- Sentem sede e fome agudas, intensas.
- Comem e bebem muito, sobretudo vinhos.
- Nos sonhos veem flores, florestas em chamas, estrelas cadentes, relâmpagos, raios brilhantes de sol e fogo.
- Têm um sono geralmente bom, mas, em situações de desequilíbrio e de envolvimento excessivo com o trabalho, seu sono pode ser perturbado por sensações de calor e pelo cansaço.
- Gostam de clima frio.
- São ordeiros, organizados, principalmente no uso do dinheiro.
- O emocional é um de seus pontos-chave, em virtude de suas reações muito extremadas. Podem transitar entre a paixão e o ódio intenso com muita rapidez.
- São afetivos com os seus dependentes, mas podem se tornar muito ciumentos.
- Experimentam emoções ardentes, são amorosos, calorosos e entusiásticos.
- Os homens são muito apreciadores de mulheres, dedicados a elas, além de serem galantes, perfumados e vaidosos.

A manutenção do equilíbrio das pessoas de constituição *Pitta* depende muito de suas condições emocionais e das condições ambientais, bem como da moderação e do controle das toxinas alimentares. Quanto mais puros e balanceados forem os seus hábitos de vida e o seu meio ambiente, mais chances terão de se manter em equilíbrio.

CARACTERÍSTICAS DA CONSTITUIÇÃO *KAPHA* (TEMPERAMENTO FLEUMÁTICO)

Kapha é uma soma do lunar, frio e suave. Apresenta um predomínio dos elementos água e terra, o que lhe confere uma constituição mais densa, sólida e consistente. No núcleo do seu biopsicotipo estão a estabilidade, a constância e a tranquilidade. Como o *dosha kapha* é o princípio vital da estrutura e da forma, da força, coesão e estabilidade material, tais características sobressaem-se na constituição dessas pessoas. Por isso sua conformação corporal é mais pesada, sua energia vital é mais duradoura e seu vigor físico, mais potente. Entretanto, elas podem apresentar peso e constituição medianos ou mais leves, dependendo da combinação de *kapha* com os outros *doshas*. Quando em equilíbrio, os tipos *kapha* têm boas chances de manter uma condição de saúde estável e duradoura. Quando em desequilíbrio, entretanto, podem ter sua estabilidade transformada em uma lentidão excessiva, o que provoca uma digestão muito demorada, um metabolismo vagaroso e uma tendência à obesidade. Além disso, podem sofrer também de males como o acúmulo de secreções nas mucosas do corpo, a retenção de líquidos nos tecidos, os distúrbios e dores no sistema osteoarticular e a lentidão do sistema nervoso central.

Os *khapa* apresentam ainda os seguintes traços físicos:

- Braços longos, tórax grande e elevado, quadris e ombros largos.
- Testa larga, cabelos negro-azulados, grossos, macios e simétricos.
- Articulações e músculos untuosos e bem unidos, coesos (estáveis).
- Corpo bem-definido e de aparência robusta: linhas corporais mais cheias.
- Grande vigor físico: dificilmente se cansam.
- Sêmen abundante.
- Disposição para trabalhos físicos mais pesados.
- Digestão mais lenta: podem omitir refeições sem se afetar emocional ou fisicamente.
- Capacidade de se manterem fortes, mesmo comendo em menor quantidade.
- Tendência à obesidade: facilidade para ganhar peso e dificuldade para perdê-lo.
- Tendência a acumular gorduras nos quadris e coxas.
- Olhos avermelhados nos ângulos, untuosos, grandes e compridos, com pestanas abundantes e com a esclerótica e a íris bem desenhadas.
- Pele lisa, oleosa e grossa, porém macia.
- Energia constante, gestos vagarosos e graciosos.
- Andar suave e rítmico.
- Voz suave, grossa e potente.

Psicologicamente, os tipos *kapha* tendem a uma personalidade mais serena e calma. Graças à sua estabilidade, dificilmente liberam emoções de ira ou cólera como os *pitta*, tampouco se mostram ansiosos e agitados como os *vata*.

Quando em equilíbrio, externam grande tolerância e paciência, são afetuosos e carismáticos, conciliadores e respeitosos, generosos e protetores. Geralmente estão felizes com a situação em que vivem e podem revelar uma serenidade admirável. Entretanto, em situações de desequilíbrio, podem tornar-se complacentes e excessivamente letárgicos. Sua estabilidade pode transformar-se em passividade, indolência e insensibilidade geral. Nesses casos, eles se mostram envoltos em uma obstinação irredutível, tornando-se suscetíveis, por exemplo, à bulimia (comer compulsivamente por desconsolo emocional). Outros rasgos da personalidade *kapha*:

- De natureza suave, virtuosa e benevolente, não costumam falar de modo grosseiro ou abusivo.
- Fazem amigos com facilidade, evitam a inimizade e tendem a uma natureza clemente.
- São perseverantes, humildes e não se lamentam em excesso, mesmo na infância.
- Possuem boa memória e gostam de se aprofundar nos assuntos, mas demoram mais para absorver as informações novas.
- Não são vorazes, gulosos, voluptuosos ou insaciáveis.
- Preferem alimentos amargos, adstringentes, picantes, quentes ou secos.
- Costumam falar menos.
- Têm menos desejos por bebidas – sobretudo vinhos –, comidas ou certas atividades.
- Gostam de presentear.
- São caridosos, dignos e civilizados.
- Não se sentem muito perturbados diante de fome, sede, problemas, esforços ou calor.
- São dotados de inteligência, retidão de atitudes e veracidade.
- Tendem a ser pessoas gratas, direitas, honestas, instruídas.
- Geralmente são pessoas tímidas. Em desequilíbrio, podem ser obstinadas e embotadas.
- Pensam bastante antes de uma decisão, mas podem às vezes adiar demais, tornando-se muito lentos, procrastinadores.
- Costumam ser obedientes aos professores e às pessoas mais velhas.
- Em seus sonhos, aparecem reservatórios de água, revoadas de pássaros e nuvens.
- Seu sono é profundo, pesado e prolongado: tendem à sonolência excessiva.
- Seu despertar é lento, e demoram a se levantar e a iniciar as atividades pela manhã.

O ponto estratégico para o equilíbrio e a manutenção da saúde de um *kapha* é o movimento, a dinâmica, a evolução. Ele deve procurar sempre fatores que estimulem o seu progresso, para não entrar em letargia, estagnação ou inércia. É muito importante também que ele saiba desprender-se de todo o *status quo* material ou emocional, evitar a rotina excessiva, o sedentarismo, a gula, a bulimia e as comidas frias e colocar mais calor vital e dinamismo em sua vida. Com isso, o *dosha kapha* estará apto para cumprir o seu importante papel de conferir estabilidade, segurança e tranquilidade.

CARACTERÍSTICAS DAS CONSTITUIÇÕES MISTAS

As pessoas nascidas com predominância de dois *doshas* – constituição mista – ou com igual dominância dos três possuem características dos dois predominantes ou dos três juntos. Ainda assim, sempre um dos dois *doshas* da constituição mista será dominante em relação ao outro, responsabilizando-se pelas reações físicas ou mentais mais imediatas, mais profundas do indivíduo. A influência do segundo *dosha* se dá em diversos aspectos, mesclando suas características às do primeiro e conferindo a este tonalidades diferentes. As contradições e os conflitos tanto físicos quanto mentais ou emocionais das pessoas podem, em grande parte, ser atribuídos às suas constituições mistas, à ação de características opostas dos *doshas*.

CONSTITUIÇÃO *VATA-PITTA*

Vata é o *dosha* dominante, mas o calor de *pitta* equilibra um pouco a secura, a leveza, a frieza e a instabilidade inerentes ao primeiro. Desse modo, comparados aos *vata* puros, os *vata-pitta* serão mais tolerantes ao frio e apresentarão uma circulação mais ativa, além de exibirem geralmente uma digestão mais estável e potente, pela ação de um *agni* forte.

Do ponto de vista físico, sua constituição é longilínea e magra, permitindo a rapidez, mas as proporções entre as partes do corpo tendem a ser mais regulares.

Os aspectos mentais positivos de *vata* manifestam-se livremente, acrescidos aqui das características empreendedoras de *pitta*, bem como da agudeza de sua inteligência. Enfim, pode-se considerar que a simultaneidade com *pitta* fornece a essa constituição maior estabilidade e equilíbrio geral.

CONSTITUIÇÃO *VATA-KAPHA*

Vata ainda é o *dosha* dominante, mas, como *kapha* tem características opostas às dele, nem sempre é fácil identificar esse tipo de constituição.

De modo geral, as características físicas tendem a ser do tipo *vata*, enquanto as psicológicas denunciam a personalidade tranquila de *kapha*, ainda que marcada pela irregularidade do primeiro.

A aversão ao frio, as agravações diante desse clima e a digestão lenta ou irregular são típicas de *vata-kapha*, uma vez que ambos os *doshas* são frios.

A leveza, a secura, a rapidez e a instabilidade de *vata* são muitas vezes equilibradas pelas características opostas de *kapha*, de modo que esse tipo misto pode experimentar mais estabilidade emocional, mais calma interior e mais apego material que os *vata* puros, muito embora, em situações de *stress* agudo, as características de *vata* possam aflorar.

Apesar da tendência a um comportamento mais tranquilo, o dinamismo de *vata* sempre se faz presente, com mais persistência e constância do que nos *vatas* puros.

CONSTITUIÇÃO *PITTA-VATA*

Agora é *pitta* quem domina em relação a *vata*, e a intensidade do fogo (*agni*) é nítida nesse tipo constitucional. Fisicamente, as características de *pitta* são mais aparentes, determinando uma constituição mediana, mais corpulenta que a de *vata-pitta*. A digestão dominada por *pitta* é mais aguda e estável do que aquela dominada por *vata*, do mesmo modo que o funcionamento intestinal controlado pelo primeiro também é mais regular.

Os *pitta-vata* são tipos ágeis e dinâmicos, com um tom mais agressivo e mais determinado do que o dos *vata-pitta* ou *vata* puros. A dominância de *pitta* determina o entusiasmo e o gosto pelos desafios e aventuras. Quando em desequilíbrio, essa constituição mostra tendência à raiva, à irritabilidade e à agressividade. Durante períodos de tensão, podem aflorar manifestações de medo e insegurança proporcionadas por *vata*.

CONSTITUIÇÃO *PITTA-KAPHA*

A predominância é de *pitta*, seguido por *kapha*, ambos mais destacados do que *vata*. Nesse tipo de combinação, a constituição física é bem mais pesada e musculosa do que a dos *pitta-vata* – ou outros tipos mistos com *vata*.

A presença de *kapha* na constituição acrescenta sempre mais suavidade e docilidade à personalidade da pessoa, embora a dominância de *pitta*, com seu calor e intensidade, possa, em muitas situações, fazer aparecerem reações de ira, cólera ou criticismo bem acima do que o puro *kapha* tende a apresentar. Embora o entusiasmo e a agudeza de *pitta* estejam presentes, tais características são influenciadas por uma certa estabilidade e uma tendência à lentidão, atributos conferidos por *kapha*.

Quando em equilíbrio, os *pitta-kapha* apresentam o *agni* forte e a boa digestão de um *pitta*, além de uma energia vital ativa aliada à estabilidade e à resistência física dos *kapha*. Quando em desequilíbrio, podem estar sujeitos à agressividade e irritação de *pitta*, associadas à passividade e letargia de *kapha*, o que os torna nervosos e arredios.

CONSTITUIÇÃO *KAPHA-VATA*

Nesta associação, *kapha* domina em relação a *vata*. Os indivíduos portadores dessa combinação apresentam uma constituição mais pesada, mais densa, e sua velocidade é mais lenta que a dos *vata-kapha*. Aquela tendência à instabilidade e às explosões de empolgação dos *vata* é reduzida pela estabilidade de *kapha*, que concede maior tranquilidade ao psiquismo desse tipo. Não são pessoas obesas, como tendem a ser os *kapha* puros, mas são mais fortes e resistentes fisicamente do que os tipos dominados por *vata*. A somatória do frio de *vata* e *kapha* determina uma intolerância às baixas temperaturas e uma tendência ao resfriamento do organismo. A presença de *vata*, ainda que em segundo lugar, pode trazer instabilidade física e psicológica, como, por exemplo, na digestão e na área emocional dos *kapha-vata*.

CONSTITUIÇÃO *KAPHA-PITTA*

Kapha domina sobre *pitta*, impondo mais densidade física, mais massa muscular e mais tecido adiposo do que no caso dos *pitta-kapha* ou de outras combinações em que *kapha* esteja em segundo plano. Pelo fato de terem mais gordura em sua estrutura corporal, esses indivíduos são mais pesados, e seu ritmo corporal e mental é mais lento do que o dos *pitta-kapha*.

A presença de *pitta* confere mais disposição para as atividades físicas e mais entusiasmo vital aos indivíduos dessa constituição, o que reduz a tendência à obesidade e à letargia, comum aos *kapha* puros. A intensidade e o calor de *pitta*, aliados à resistência física e constância de *kapha*, possibilitam aos *kapha-pitta* uma energia vital mais constante quando em estado de equilíbrio. No entanto, quando em desequilíbrio, a letargia e o embotamento de *kapha* podem estar sobressaltados, em uma insalubre mistura com o criticismo intolerante de *pitta*.

CONSTITUIÇÃO *VATA-PITTA-KAPHA*

Os textos ayurvédicos frequentemente trazem referências às qualidades positivas da combinação equivalente dos três *doshas*, *vata-pitta-kapha*. Essa constituição *tridosha* é marcada pelo equilíbrio proporcional entre os três princípios vitais no organismo da pessoa. Às pessoas que apresentam tal constituição atribui-se a longevidade, bem como uma saúde e imunidade privilegiadas durante toda a sua existência.

Entretanto, como já foi mencionado, há aqui uma questão prática de fundamental importância: quando tais indivíduos entram em estado de desequilíbrio, essa condição atinge igualmente os três *doshas*, e o mecanismo de desarmonia torna-se mais rebelde, uma vez que não há um *dosha* dominante para apontar as direções do reequilíbrio e tampouco um *dosha* "reserva", menos afetado, disponível, portanto, para compensar o desequilíbrio dos *doshas* dominantes. Nessas circunstâncias, a pessoa precisa reunir esforços para tentar reequilibrar os três *doshas* ao mesmo tempo, o que pode ser mais demorado e mais trabalhoso.

COMO DETERMINAR A CONSTITUIÇÃO PSICOFÍSICA INDIVIDUAL

A constituição (*prakriti*) define, de um modo geral, certas tendências inatas subjacentes ao sistema psicossomático como um todo. Assim é importante que o indivíduo tome conhecimento do seu tipo psicofisiológico, o que o ajudará a definir os tipos de dieta, atividade e terapia que lhe são mais apropriadas nas diversas situações cotidianas. Tendo esse discernimento, as pessoas agirão de acordo com a sua constituição natural, tornando-se mais saudáveis e, ao mesmo tempo, prevenindo desequilíbrios e patologias que de outro modo estariam sujeitos a aparecer.

QUESTIONÁRIO DA CONSTITUIÇÃO PSICOFÍSICA (*PRAKRITI*)

O questionário ayurvédico apresentado em seguida funciona como um guia na descoberta da constituição psicofísica individual. É simples e direcionado. Embora haja também outros mais complexos, todos devem se referir aos mesmos aspectos constitucionais básicos da individualização psicofísica da pessoa. O questionário é dividido em três seções, cada uma contendo perguntas relacionadas às características mais importantes dos pontos de vista psíquico e físico, com o fim de determinar a constituição. Na primeira seção descrevem-se as características do tipo *vata*, na segunda, as do tipo *pitta* e, na terceira, as do tipo *kapha*.

Para cada pergunta, será estabelecida uma escala de 0 a 3. Na média, os graus de identificação pessoal com a pergunta são os seguintes:

0 = Não me identifico com essa característica. Não tem nada a ver comigo.

1 = Às vezes me identifico com essa característica.

2 = Identifico-me com frequência.

3 = Identifico-me totalmente com isso. Tem tudo a ver comigo.

Será marcado o número que mais se aproxima do grau de identificação com a pergunta. Somando-se os pontos ao final de cada seção (*vata*, *pitta* e *kapha*), obter-se-á o total de cada um dos *doshas*. No final do questionário, aparecem três resultados: total de *vata*, de *pitta* e de *kapha*. A comparação entre os totais dos três *doshas* é que indicará a constituição psicofísica individual.

No caso de considerações físicas objetivas, a resposta será geralmente mais fácil. Nas perguntas relacionadas a traços mentais ou de comportamentos e atitudes, que são mais subjetivos, as respostas deverão ser de acordo com os sentimentos atuais da pessoa e com os seus modos de agir mais frequentes na vida, ou pelo menos nos últimos anos.

Para que haja o máximo de sinceridade e honestidade nas respostas, o questionário deverá ser respondido em sigilo, individualmente.

Vale a pena relembrar que não existe uma constituição formada por um único ou mesmo por apenas dois *doshas*. Mesmo na constituição pura (*ekadosha*), os três *doshas* estão sempre presentes, embora um deles predomine sobre os demais. O mesmo ocorre nas constituições mistas, com dois *doshas* predominantes (*dwandwaja*). Assim, no teste realizado, a constituição será considerada de um único *dosha* predominante quando um *dosha* atingir o dobro de pontos em relação ao outro. A constituição mista será constatada quando dois deles dominarem, com pontuação próxima, e o terceiro ficar pelo menos de 25 a 30 pontos abaixo do segundo. Como o *dosha vata* tem sempre mais peso que os outros, ele tenderá a ser colocado em primeiro lugar quando houver muita proximidade de pontos ou necessidade de desempate. A constituição de três *doshas* equivalentes (*sannipata* ou *mammisra*) será confirmada quando os três valores forem muito próximos: menos de 15 pontos de distância entre os três *doshas*. É um caso raro. Se ocorrer, o teste deverá ser relido com mais calma. Aconselha-se refazer o questionário com o auxílio de um orientador, sendo conveniente atentar para o fato de que as dificuldades em encontrar as respostas certas pode ser decorrente do desequilíbrio de *vatta*, que cria instabilidade, irregularidade e confusão.

No preenchimento do questionário, cada coluna (vertical) se refere ao mesmo *dosha*, estando *vata* na primeira, *pitta* na segunda e *kapha* na terceira coluna. Cada linha (horizontal) se refere a um tipo de característica e passa pelas três colunas, apresentando separadamente as características dos *doshas*. Ao final do preenchimento do questionário, as notas de cada coluna serão somadas individualmente, determinando-se o peso de *vata*, *pitta* e *kapha* em suas respectivas colunas. Assim será deduzida a constituição psicofísica individual.

Quadro 13 – Questionário da constituição psicofísica (*prakriti*).

Estrutura física		
Vata	*Pitta*	*Kapha*
Magro(a)	Estrutura moderada	Gordinho(a)
(0) (1) (2) (3)	(0) (1) (2) (3)	(0) (1) (2) (3)

Peso do corpo		
Vata	*Pitta*	*Kapha*
Leve	Peso médio	Mais pesado(a)
(0) (1) (2) (3)	(0) (1) (2) (3)	(0) (1) (2) (3)

Pele do corpo		
Vata	*Pitta*	*Kapha*
Seca, áspera, fria, marrom ou escura	Macia, lubrificada, clara, avermelhada ou amarelada, morna, oleosa	Grossa, oleosa, fria, branca ou pálida
(0) (1) (2) (3)	(0) (1) (2) (3)	(0) (1) (2) (3)

Cabelo		
Vata	*Pitta*	*Kapha*
Escuro, seco, marrom, castanho, encaracolado	Macio, lubrificado, oleoso, amarelado, avermelhado, loiro, logo fica grisalho	Grosso, oleoso, escuro ou claro, ondulado
(0) (1) (2) (3)	(0) (1) (2) (3)	(0) (1) (2) (3)

Dentes		
Vata	*Pitta*	*Kapha*
Salientes, grandes, tortos, gengivas macias	Amarelados, moderados no tamanho, gengivas macias	Brancos e fortes
(0) (1) (2) (3)	(0) (1) (2) (3)	(0) (1) (2) (3)

Olhos		
Vata	*Pitta*	*Kapha*
Pequenos, baços, secos, castanhos ou escuros	Aguçados, penetrantes, verdes, cinzas ou amarelados	Grandes, atraentes, azuis, cílios grandes e espessos
(0) (1) (2) (3)	(0) (1) (2) (3)	(0) (1) (2) (3)

Apetite		
Vata	*Pitta*	*Kapha*
Variável, pouco	Bom, excessivo, insaciável	Lento, mas estável
(0) (1) (2) (3)	(0) (1) (2) (3)	(0) (1) (2) (3)

Sabores preferidos		
Vata	*Pitta*	*Kapha*
Doce, ácido, salgado	Doce, amargo, adstringente	Picante, amargo, adstringente
(0) (1) (2) (3)	(0) (1) (2) (3)	(0) (1) (2) (3)

Sede		
Vata	*Pitta*	*Kapha*
Variável (0) (1) (2) (3)	Excessiva (0) (1) (2) (3)	Pouca sede (0) (1) (2) (3)

Fezes		
Vata	*Pitta*	*Kapha*
Secas, duras, difíceis, constipadas (0) (1) (2) (3)	Macias, oleosas e soltas (0) (1) (2) (3)	Grossas, pesadas, lentas, oleosas (0) (1) (2) (3)

Atividade física		
Vata	*Pitta*	*Kapha*
Muito ativa (0) (1) (2) (3)	Moderadamente ativa (0) (1) (2) (3)	Letárgica (0) (1) (2) (3)

Mente		
Vata	*Pitta*	*Kapha*
Inquieta, ativa (0) (1) (2) (3)	Inteligente, agressiva (0) (1) (2) (3)	Calma, lenta (0) (1) (2) (3)

Temperamento emocional		
Vata	*Pitta*	*Kapha*
Medroso, inseguro, imprevisível (0) (1) (2) (3)	Agressivo, ciumento, irritável, invejoso (0) (1) (2) (3)	Calmo, avaro, apegado (0) (1) (2) (3)

Fé religiosa		
Vata	*Pitta*	*Kapha*
Mutável, variável (0) (1) (2) (3)	Fanática (0) (1) (2) (3)	Estável (0) (1) (2) (3)

Memória		
Vata	*Pitta*	*Kapha*
Memória recente boa e memória remota fraca (0) (1) (2) (3)	Boa, aguçada (0) (1) (2) (3)	Lenta, porém prolongada (0) (1) (2) (30

Sonhos		
Vata	*Pitta*	*Kapha*
Sonha que está voando, correndo, pulando, com medo (0) (1) (2) (3)	Com fogo, violência, guerra, agitação (0) (1) (2) (3)	Com água, rios e lagos, além de sonhos românticos. Às vezes sonha estar nadando (0) (1) (2) (3)

Sono (da noite)		
Vata	*Pitta*	*Kapha*
Curto, interrompido, superficial, agitado (0) (1) (2) (3)	Curto, porém profundo (0) (1) (2) (3)	Pesado e prolongado (0) (1) (2) (3)

Fala		
Vata	*Pitta*	*Kapha*
Penetrante e aguçada (0) (1) (2) (3	Penetrante e aguçada (0) (1) (2) (3)	Lenta, monótona (1) (2) (3) (4)
Condições financeiras		
Vata	*Pitta*	*Kapha*
Pobre, ganha rápido, gasta rápido: não acumula dinheiro (0) (1) (2) (3)	Gasta, moderadamente, em luxo e conforto (0) (1) (2) (3)	Econômico, rico, gasta somente em comidas (0) (1) (2) (3)
Clima preferido		
Vata	*Pitta*	*Kapha*
Quente e úmido (0) (1) (2) (3)	Frio e úmido, ventos (0) (1) (2) (3)	Quente e seco (0) (1) (2) (3)
Unhas das mãos		
Vata	*Pitta*	*Kapha*
Ásperas, quebradiças, fracas (0) (1) (2) (3)	Macias, lubrificadas, rosadas (0) (1) (2) (3)	Fortes, grossas e oleosas (0) (1) (2) (3)
Resultado		
Vata	**Pitta**	**Kapha**

RESUMO DAS PRINCIPAIS CARACTERÍSTICAS DAS CONSTITUIÇÕES

Apresentaremos a seguir um resumo das principais características das constituições ayurvédicas básicas, ou seja, das características *vata*, *pitta* e *kapha*, com base nas quais se estabelecem todas as demais combinações e individualizações.

QUADRO 14 – Características das constituições ayurvédicas básicas.		
Corpo todo		
Vata	*Pitta*	*Kapha*
• Alto, magro, fino, miúdo • Malnutrido • Delgado, plano (chato) • Duro, consistente, seco, frio (reservado) • Disforme, desproporcional • Rosto apagado, embotado, sem interesse • Trama venosa proeminente	• Estatura mediana • Nutrição mediana • Aspecto mediano • Consistência mediana, menos seco, morno (excitado, emotivo) • Uniforme • Aparência suave • Muitas verrugas, cravos, manchas, sinais pigmentados, nódulos	• Baixo, robusto (corpulento), graúdo • Bem-nutrido, forte • Estável, sólido (firme, tenaz) • Oleoso, gordo, frio • Uniforme, proporcional • Aparência suave

Pele		
Vata	Pitta	Kapha
• Seca, rachada (quebradiça), áspera (rugosa, grosseira), marrom, marrom-preta	• Fina, lisa, muito macia (suave), amarelada, vermelha ou rósea	• Gordurosa, lisa, macia, amarelada, branca

Pelos do corpo		
Vata	Pitta	Kapha
• Escassos, grosseiros, duros, secos, marrons	• Moderados, macios, flexíveis, menos secos, róseos	• Abundantes, macios, lisos, oleosos, pretos

Cabelos		
Vata	Pitta	Kapha
• Castanhos (marrons) • Escassos, grosseiros • Anelados, ondulados enrugados	• Amarelo-rosados (ruivos) • Moderados, macios • Propensos à calvície	• Escuros ou pretos • Abundantes, macios, firmes (sólidos) • Ondulados, anelados

Cabeça		
Vata	Pitta	Kapha
• Tamanho pequeno • Pouco firme (variável, oscilante)	• Tamanho moderado	• Tamanho grande • Firme, estável (constante)

Testa (frontal)		
Vata	Pitta	Kapha
• Pequena	• Marcada por pregas, ondulações, dobras, irregularidades	• Grande

Sobrancelhas		
Vata	Pitta	Kapha
• Pequenas, finas, irregulares, pouco firmes	• Moderadas	• Espessas, grossas

Cílios		
Vata	Pitta	Kapha
• Pequenos, secos, firmes, estáveis	• Pequenos, finos	• Grandes, gordurosos, firmes

Olhos		
Vata	*Pitta*	*Kapha*
• Pequenos	• Médios	• Arregalados, grandes, áreas brancas e pretas claramente visíveis
• Secos	• Delicados, finos, estreitos	
• Delicados, estreitos, delgados	• Róseo-amarelados, olhos de gato	• Oleosos, untuosos
• Turvos, escuros, marrons ou castanhos	• Cor de cobre, rapidamente tornando-se vermelhos	• Grossos, espessos, cerrados
		• Negros ou azuis
• Desagradáveis (aborrecidos como se mortos)	• Agradáveis, amenos, alegres	• Róseos nas margens
		• Agradáveis, amenos, satisfeitos
	• Oscilantes, instáveis	
• Oscilantes, inseguros (trêmulos, hesitantes), instáveis		• Constantes, fixos, estáveis

Nariz		
Vata	*Pitta*	*Kapha*
• Fino, delgado	• Médio	• Grosso, compacto
• Pequeno, seco, firme (sólido)	• Médio	• Grande, gorduroso, úmido, firme (sólido)

Bigodes		
Vata	*Pitta*	*Kapha*
• Pequenos, grosseiros (rudes)	• Médios	• Grossos, espessos
	• Macios	• Gordurosos, negros
• Secos, escuros, turvos	• Róseo-amarelados	

Dentes		
Vata	*Pitta*	*Kapha*
• Pequenos, ásperos, escuros	• Moderados	• Grandes, fortes

Gengivas		
Vata	*Pitta*	*Kapha*
• Finas, secas, azuladas	• Róseas, macias	• Grossas, macias, espessas, róseas, gordurosas, úmidas

Língua		
Vata	*Pitta*	*Kapha*
• Fina, pequena, seca, fissurada, instável (trêmula, inconstante)	• Moderada, média, rósea ou vermelha	• Grossa, grande, macia, úmida

Palato		
Vata	*Pitta*	*Kapha*
• Seco, azulado, escuro	• Róseo	• Úmido, branco

Mandíbula inferior (queixo)		
Vata	*Pitta*	*Kapha*
• Fina, pequena, seca	• Média, moderada	• Grossa, espessa, grande
Ombros		
Vata	*Pitta*	*Kapha*
• Delgados, pequenos, secos, instáveis (pouco firmes)	• Médios	• Grossos, grandes, largos, firmes, bem crescidos, gordos
Peito		
Vata	*Pitta*	*Kapha*
• Fino, delgado, pequeno, malfeito	• Médio	• Grosso, grande, protuberante, bem desenvolvido
Braços		
Vata	*Pitta*	*Kapha*
• Finos, pequenos, pobremente formados	• Moderados	• Grossos, grandes, protuberantes, bem desenvolvidos, compridos
Mãos		
Vata	*Pitta*	*Kapha*
• Finas, secas, pequenas, ásperas • Fissuradas, instáveis (pouco firmes)	• Moderadas, róseas	• Grossas, gordurosas, grandes, duras
Panturrilhas		
Vata	*Pitta*	*Kapha*
• Pequenas • Duras	• Frouxas, flácidas • Macias	• Bem-formadas, talhadas • Firmes, duras
Pés		
Vata	*Pitta*	*Kapha*
• Finos, pequenos, grosseiros, irregulares, ásperos • Fissurados, instáveis (pouco firmes)	• Moderados • Macios, róseos	• Grossos, gordurosos, grandes, duros • Firmes

Juntas		
Vata	*Pitta*	*Kapha*
• Finas, magras, pequenas, secas • Instáveis • Produzem sons enquanto caminham	• Médias • Moderadas • Macias • Frouxas	• Grossas, grandes, bem-formadas • Bem ligadas • Fortes

Unhas		
Vata	*Pitta*	*Kapha*
• Finas, pequenas, secas, ásperas, escurecidas	• Médias, macias, róseas	• Grossas, grandes, gordurosas, macias, brancas, firmes, sólidas

Peso corporal		
Vata	*Pitta*	*Kapha*
• Baixo	• Moderado	• Alto

Ações do corpo		
Vata	*Pitta*	*Kapha*
• Rápido, pouco firme	• Moderado	• Estável, constante, possante

Movimentos		
Vata	*Pitta*	*Kapha*
• Rápidos, leves, erráticos	• Moderados	• Lentos, firmes

Atividades		
Vata	*Pitta*	*Kapha*
• Instáveis, inconstantes	• Moderadas	• Estáveis

Urina		
Vata	*Pitta*	*Kapha*
• Escassa	• Copiosa	• Moderada

Fezes		
Vata	*Pitta*	*Kapha*
• Constipação	• Evacuações aquosas	• Evacuações sólidas

9

PRAKRITI MENTAL: A CONSTITUIÇÃO MENTAL COM BASE NOS TRÊS *GUNAS*

O Ayurveda descreve a existência de três impulsos psíquicos naturais *(gunas)* que se manifestam na mente humana em diversas situações. Esses impulsos constituem os traços da nossa personalidade, ou o que se chama de "gênio" ou "temperamento" – os modos de reagir diante de situações que exigem um comportamento emocional, psicológico ou moral, ou um envolvimento afetivo.

O primeiro impulso psíquico, o melhor deles, é o ideal, chamado *sattwa*, que é o impulso de progredir, evoluir, aperfeiçoar. Por meio dele é que se aflora o desejo de compreender, de perdoar, de manifestar amor e afeição, fraternidade e compaixão. A consciência instruída por *sattwa* age de modo puro e iluminado, em busca de uma solução favorável a todos os seres e à vida como um todo.

O segundo impulso psíquico, o pior deles, é o chamado *tamas*, que é o impulso de regredir, involuir ou estagnar. Atribui-se a ele a opção pela ignorância, indiferença, frieza e inatividade total. Permanecendo impassível a tudo e a todos, a consciência ofuscada por *tamas* age de modo obtuso e bruto, não se importando em compreender ou buscar qualquer solução.

Intermediário aos dois anteriores, encontra-se *rajas*, que é o impulso de agir pela ação em si mesma, pelo movimento, numa condição de neutralidade ou repetição. A consciência dominada por *rajas* está excessivamente ligada ao mundo exterior, ao plano da sensualidade, dos prazeres e das dores, reagindo e resolvendo as coisas de imediato, de modo agressivo e intempestivo.

Esses impulsos psíquicos naturais definem o modo como a pessoa vai reagir diante da necessidade de tomar decisões em um dado momento de sua vida. Consideradas as características desses *doshas* mentais, pode-se conceber uma imagem da ação que cada um deles comanda.

Assim, diante de uma dúvida ou decisão, *sattwa* direciona para uma escolha positiva e evolutiva, para uma posição de progresso com equilíbrio. A pessoa que consegue alcançar *sattwa* clareia sua mente e seu espírito, atinge pureza em suas intenções e guia-se pela luz superior que brilha em sua consciência e em seu coração, independentemente de seu credo religioso.

Por sua vez, *tamas* inclina para a inércia, uma posição estática e indolente. Obscurecida pela indolência e por um egotismo destrutivo, a pessoa mergulhada em *tamas* não reverencia nada nem ninguém, desrespeita tudo e todos, embotada por uma escuridão mental e espiritual.

Finalmente, *rajas* tende a decidir as coisas de imediato, com base em seus interesses pessoais, visando ganhar dinheiro, poder, *status* ou fama. Como o impulso de decidir é dado por *rajas*, o indivíduo que tem a mente sob o jugo desse *dosha* é empreendedor ao extremo: está sempre negociando, barganhando e mudando de opinião ao sabor dos seus projetos e interesses. Mesmo em relação à espiritualidade, as pessoas dirigidas por *rajas* são instáveis e oportunistas.

As constituições *prakriti* são também divididas em três tipos básicos: *sáttvika, rajásika* e *tamásika*. A constituição *sáttvika* é pura, relativamente livre de defeitos e dotada de caráter auspicioso e de consciência. Facilita o alcance da saúde física e mental, por determinar a preferência por alimentos e hábitos puros e equilibrados. A pessoa que atinge o estado de *sattwa* consegue se realizar com maior facilidade e simplicidade, pois estende sua visão da vida a um plano mais espiritual.

A constituição *rajásika* promove uma disposição colérica, irada e indignada. Conduz a uma maior dificuldade de obter saúde física e mental, por determinar a preferência por alimentos e hábitos de vida muito excitantes, estimulantes e estressantes. A pessoa no estado *rajas* esforça-se demais, corre e se debate, mas atinge com dificuldade a realização, pois suas metas são exteriores e seus objetivos estão sempre mudando.

A *tamásika*, por sua vez, sofre de ignorância, preguiça, letargia, depressão. Por determinar a preferência por alimentos pesados e incompatíveis e por hábitos de vida impuros, essa constituição dificulta a obtenção de saúde física e mental. A pessoa subjugada por *tamas* demora muito para realizar-se – quando consegue –, pois seu impulso natural é não evoluir ou mesmo involuir; a tendência é deixar as coisas como estão ou destruí-las, por uma total falta de objetivos ou metas.

Conforme mencionado no capítulo sobre constituições psicofísicas, a constituição gerada congenitamente é sempre forte, e sua natureza é evoluir dentro de um mesmo padrão. Contudo, especialmente nessa área das constituições mentais, observa-se que a tendência inata de cada pessoa pode ser lapidada ou modificada durante o seu tempo de vida. Essa mudança, entretanto, requer esforço e dedicação profunda e por tempo prolongado, bem como o auxílio de terapias, alimentação e hábitos de vida adequados e a adoção de práticas mentais e espirituais equilibradas, visando harmonizar o corpo, a mente e o espírito.

SUBDIVISÃO DAS CONSTITUIÇÕES MENTAIS

As constituições mentais subdividem-se em tipos correntemente chamados de "temperamentos psicológicos", como mostra Vaydia Bhagwan Dash, em seu livro *Fundamentals of Ayurvedic Medicine*, ao separá-las em diferentes temperamentos (Quadro 15).

Quadro 15 – As constituições mentais e seus respectivos temperamentos psicológicos.

Constituições		
Sáttvika	Rajásika	Tamásika
Brahma	Asura	Pasava
Arsa	Rakshasa	Matsya
Temperamentos psicológicos		
Sáttvika	Rajásika	Tamásika
Mahendra	Paisacha	Vanaspatya
Yama	Sarpa	
Varuna	Praita	
Gandharva	Sakuna	
Kubera		

CONSTITUIÇÃO *SÁTTVIKA* E SEUS TEMPERAMENTOS PSICOLÓGICOS

Brahma. Compartilha dos traços de Brahma – nome dado ao deus criador do universo e, nesse contexto, significa pureza. Tem as seguintes características:

- pureza, amor pela verdade e autocontrole;
- poder de discernimento, esforços sinceros, conhecimento material e espiritual;
- capacidade de explanação, de exposição e de resposta e boa memória;
- ausência de sentimentos como paixão, raiva, avareza, ganância, egolatria, ignorância, ciúme, intolerância, defecção;
- respeito e disposição favorável igualmente para com todas as criaturas.

Arsa. Compartilha dos traços dos *rishis* sábios dotados de grande visão espiritual e, portanto, considerados santos. Suas características são:

- devoção aos estudos, aos rituais e votos sagrados, às oblações e ao celibato;
- disposição hospitaleira (é agradável com estrangeiros e convivas);
- ausência de sentimentos como orgulho, vaidade, egoísmo, apego, ódio, ignorância, ganância e raiva;
- excelência intelectual e fala fluente;
- poder de entendimento e de assimilação.

Mahendra. Compartilha dos traços de Mahendra (Grande Indra), deus controlador e regulador dos céus. São características dessa constituição:

- poder e autoridade na fala;
- coragem, grande força e esplendor;
- aversão a ações vis, baixas;
- visão longa;
- posse de riquezas;
- capacidade de autossatisfação dos desejos;
- devoção constante às várias ações que realiza e aos estudos espirituais.

Yama. Compartilha dos traços de Yama, deus da morte, que a todos julga depois dela. São características de um indivíduo *Yama prakriti*:

- observação da propriedade das ações (propriedade e decência das ações);
- adequação das ações;
- início de ações fortes na hora certa;
- boa memória e pureza;
- natureza destituída do apego e da ilusão;
- inviolabilidade, intrepidez e determinação.

Varuna. Compartilha dos traços de Varuna, o bravo deus da chuva. O indivíduo *varuna prakriti* apresenta as seguintes características:

- bravura, paciência, pureza e desgosto pela impureza;
- observação dos rituais religiosos;
- predileção pelos esportes aquáticos;
- aversão aos atos vis;
- cabelos com coloração cobre ou esverdeada;
- demonstração de raiva ou prazer nos lugares e momentos certos.

Gandharva. Compartilha dos traços dos *gandharva*, músicos celestiais ou cantores divinos que formam a orquestra nos banquetes dos deuses. São características de um indivíduo *gandharva prakriti*:

- predileção pela dança, pelo canto, pela música e pelo louvor e exaltação;
- constante afeição pelos perfumes, grinaldas (coroas), unguentos, ornamentos e vestimentas;
- associação com mulheres e paixões;
- gosto por poesias, histórias, narrativas históricas e épicas;
- desejo de mover-se.

Kubera. Compartilha dos traços de Kubera, tesoureiro das riquezas dos céus. São características de um indivíduo *kubera prakriti*:

- *status* (classe social), honras, luxúrias, riquezas e tendência a ser servidor (atendente);
- constante gosto pelos atos virtuosos;
- empenho na satisfação dos desejos;
- pureza e tolerabilidade;
- gosto pelos prazeres e recreações.

CONSTITUIÇÃO *RAJÁSIKA* E SEUS TEMPERAMENTOS PSICOLÓGICOS

Asura. Compartilha dos traços de um *Asura*, nome dado a certos demônios na mitologia hindu. São características de um indivíduo *asura prakriti*:

- posse de riquezas;
- bravura, crueldade, inveja, autoridade, dissimulação, disfarce, aparência terrificante e desumanidade;
- complacência na autoexaltação.

Rakshasa. Compartilha dos traços de um *Rakshasa*, nome dado a demônios gigantes na mitologia hindu. O indivíduo *rakshasa prakriti* apresenta como características:

- intolerância, raiva constante, violência, crueldade, hábitos glutões e preferência pelas dietas não vegetarianas;
- complacência na autoexaltação;
- sono excessivo e indolência;
- visão (pensamento) unilateral;
- disposição invejosa.

Paisacha. Compartilha dos traços de um feminino *paisacha*, nome dado a espíritos malignos ou diabos, na mitologia hindu. Tem as seguintes características:

- hábitos glutões;
- hábitos não higiênicos, desgosto pela limpeza;
- gosto por dietas e regimes anormais;
- covardia e disposição terrificante;
- desejo por mulheres, inclusive vontade de ficar com elas em lugares solitários.

Sarpa. Compartilha dos traços de um *sarpa* (ou cobra). Suas características são:

- bravura quando em disposição irada (colérica) e covardia quando em disposição não irada;
- inconstância, volubilidade nos movimentos e na ingestão de comidas;
- reações agudas.

Praita. Compartilha dos traços de uma *pretas*, denominação mitológica que corresponde ao termo "fantasma" ou espírito errante. O indivíduo *praita prakriti* tem as seguintes características:

- excessivo desejo por comida;
- desinteresse pela caridade e pela compaixão;
- preguiça, inveja, avareza;
- tendência a não dividir as alegrias.

Sakuna. Compartilha dos traços de um *sakuni* (pássaro). São características de um indivíduo *sakuna prakriti*:

- excessiva indulgência quanto ao sexo;
- ingestão muito frequente de comida;
- raiva e instabilidade.

CONSTITUIÇÃO *TAMÁSIKA* E SEUS TEMPERAMENTOS PSICOLÓGICOS

Pasava. Compartilha dos traços de um *pasava* (ou animal). As características de um indivíduo *pasava prakriti* são:

- falta de inteligência;
- desobediência;
- conduta odiosa, inclusive quanto aos hábitos alimentares;
- excessiva complacência quanto ao sexo e ao sono;
- indolência, preguiça, lentidão.

Matsya. Compartilha dos traços de um *matsya* (ou peixe). Apresenta as seguintes características:

- covardia, falta de inteligência, instabilidade;
- constante disposição passional e colérica (irada);
- desejo por constante movimentação e afinidade com a água;
- destruição mútua entre pessoas;
- avidez por comida.

Vanaspatya. Compartilha dos traços de um *vanaspatia* (ou vegetal). São características de um indivíduo *vanaspatya prakriti*:

- desejo de ficar sempre no lugar onde está, sem se deslocar;
- ausência de faculdade mental, de *dharma* (princípios religiosos ou éticos), de *kama* (desejo – seu único desejo é ingerir comida) e de *artha* (riquezas).

10

DRAVYAGUNA: FARMACOLOGIA AYURVÉDICA

A COMPOSIÇÃO DOS REMÉDIOS

A farmacologia ayurvédica estuda as qualidades das substâncias e a composição dos remédios, que, como tudo que existe no Universo, também são compostos pelos cinco grandes elementos. E, para assegurar-se da composição dos remédios, o que seria muito difícil apenas pela sua aparência física, a farmacologia ayurvédica estuda-os não em seus aspectos químicos e moleculares, mas sim por meio de qualidades específicas, determinadas por seus efeitos e ações no organismo, por suas qualidades físicas e pelos seus sabores. Afinal, na época em que o Ayurveda se desenvolveu, evidentemente não havia ainda os estudos químicos, bioquímicos e fitoquímicos, hoje disponíveis.

As qualidades dos remédios são necessárias e suficientes para se deduzirem os efeitos deles sobre os principais componentes do corpo e sobre a fisiologia orgânica, ou seja, sobre os *doshas, agni, dhatus e malas*. Desse modo, o *dravyaguna*, ou o estudo ayurvédico das qualidades das substâncias, aborda os remédios basicamente a partir das seguintes propriedades:

- sabores presentes nas substâncias terapêuticas (*rasas*);
- qualidades físicas das substâncias (*gunas*);
- potência de ação (*virya*);
- efeito pós-digestivo ou sabores que emergem após a digestão (*vipaka*);
- ações específicas e individuais de algumas substâncias medicamentosas (*prabhava*).

Por meio desse estudo completo, o Ayurveda é capaz de descrever o efeito da substância sobre os *doshas, agni, dhatus e malas*, determinando assim suas ações sobre a fisiologia e sobre as doenças que acometem o paciente.

A FORMAÇÃO DOS SABORES COM BASE NOS CINCO GRANDES ELEMENTOS

O ponto de partida para estudar as qualidades e propriedades dos remédios, inclusive os sabores, é também a teoria dos cinco elementos, considerando sua presença nos remédios.

Na teoria ayurvédica, existem seis sabores básicos (*rasas*) na natureza: doce, ácido, salgado, picante, amargo e adstringente. O sabor ácido é também chamado de azedo ou acre; o sabor picante é também conhecido como pungente ou ardido; e o sabor adstringente, o menos conhecido de todos, corresponde ao sabor que aperta as mucosas da boca e da língua, uma sensação que se tem ao colocar na boca uma fruta ainda não totalmente madura (como a banana, o caju ou a goiaba, por exemplo).

Os seis sabores também são formados a partir da combinação dos cinco elementos, como demonstra o seguinte quadro:

QUADRO 16 – A formação dos sabores dos remédios com base nos cinco grandes elementos.

Mahabhutas	Rasas
Terra + Água	Doce (*Madhura*)
Fogo + Terra	Ácido (*Amla*)
Água + Fogo	Salgado (*Lavana*)
Fogo + Ar	Picante (*Katu*)
Éter + Amargo	Amargo (*Tikta*)
Terra + Ar	Adstringente (*Kashaya*)

É praticamente impossível encontrar uma substância que tenha apenas um sabor, pois cada substância é composta de diversos elementos, sendo muito natural que, através de várias permutações e combinações dos cinco grandes elementos, diferentes sabores sejam produzidos e contidos nas substâncias. O que define o sabor de uma substância é o grau de preponderância de certos sabores. Chamar uma substância "doce" significa apenas que esse é o seu sabor predominante; os outros, chamados sabores secundários (*anurasa*), são subservientes, latentes ou imanifestos. O sabor principal é manifesto, estável, permanecendo até na substância (medicamento) em estado seco (desidratado). É percebido em primeiro lugar, logo de imediato. O sabor secundário só é encontrado na substância (medicamento) em estado fresco, sendo percebido no final da degustação.

CARACTERÍSTICAS DOS SEIS SABORES

- **Sabor doce (*Madhura rasa*):** é percebido por sua aderência à mucosa da boca quando entra em contato com ela, promovendo uma sensação de prazer ao corpo e conforto aos órgãos dos sentidos.
- **Sabor ácido *(Amla rasa):*** por promover a salivação, esse sabor enche de água a boca. Provoca arrepios, formigamento nos dentes e leva a pessoa a fechar os olhos e as sobrancelhas.
- **Sabor salgado *(Lavana rasa):*** provoca mais umidade na boca, aumenta a salivação e promove a sensação de queimação nas bochechas e na garganta.
- **Sabor picante *(Katu rasa):*** excita (estimula) o topo da língua, causa irritação, leva à eliminação de secreção dos olhos, nariz e boca e causa sensação de queimação nas gengivas.
- **Sabor amargo (*Tikta rasa*):** limpa a boca e elimina a ação dos órgãos dos sentidos (torna impossível a percepção dos outros sabores).
- **Sabor adstringente *(Kashaya rasa):*** inativa a língua, diminuindo a capacidade de percepção do paladar e causando a dificuldade de passagem através da garganta.

AS AÇÕES DOS SABORES

O sabor doce, usual desde o nascimento, produz maior força nos tecidos, sendo muito valioso para crianças, idosos, feridos e emaciados. É bom para a compleição, cabelos, órgãos dos sentidos e para *ojas* (denominação dada à essência de todas as sete categorias dos tecidos), responsável pela força e vitalidade do corpo. É bom para a garganta, aumenta o leite materno e promove a união de estruturas corporais (fraturas de ossos). Não é facilmente digerido, e causa lentidão no corpo. Promove a longevidade e auxilia no desenvolvimento das atividades cotidianas. É untuoso, alivia *pitta* e *vata* e atenua as toxinas do corpo *(visha)*. Seu uso excessivo costuma provocar doenças originadas das gorduras e de *kapha*, obesidade, dispepsia, inconsciência, diabetes, hipertrofias de gânglios no pescoço e até tumores malignos.

O sabor ácido estimula a atividade digestiva *(agni)*. É untuoso, benéfico para o coração, aperitivo e tem potência quente. É frio ao tato (refrescante nas aplicações externas, alivia as sensações de queimação local). É reconfortante, produzindo saciedade. Promove umidade e é de fácil digestão. Causa agravação (aumento) de *kapha* e *pitta*. Aumenta o sangue e faz com que *vata* inativo mova-se para baixo. Usado em excesso, ele causa lassidão no corpo, perda de força, cegueira, vertigens, pruridos, palidez branco-amarelada da pele (como na anemia), herpes *(visarpa)*, edemas, sede e febres.

O sabor salgado elimina a sensação de rigidez, limpa os canais e poros obstruídos do corpo, aumenta a atividade digestiva, lubrifica, causa sudorese, penetra nos tecidos, aumenta o paladar e causa lacerações e erupções (de tecidos, neoformações, abscessos etc.). Usado em excesso, causa aumento do sangue e agravação de *vata*, provoca calvície, embranquecimento dos cabelos, rugas na pele, sede, herpes (*visarpa*), lepras e outras doenças da pele, além de produzir efeito de intoxicação e diminuição das forças do corpo.

O sabor amargo, por si só, causa certa aversão. É de potência fria e de fácil digestão. Provoca vários efeitos: cura casos de anorexia; combate parasitas (bactérias, vermes intestinais); diminui a sensação de sede; desintoxica o corpo (trata as lepras e outras doenças de pele); trata casos de perda de consciência, febres, náuseas e sensações de queimação; alivia *pitta* e *kapha;* seca a umidade das gorduras; reduz as gorduras dos músculos e da medula (*majja*); reduz as fezes e a urina; causa secura; purifica o leite materno; limpa a garganta. Considera-se que ele aumenta a inteligência. Usado em excesso, causa depleção dos tecidos e origina doenças de *vata*.

O sabor picante cura doenças da garganta, *rashes* cutâneos, edemas, e outras doenças da pele. Reduz o inchaço de úlceras, resseca a umidade e aumenta a fome, por ser digestivo; aumenta o paladar, elimina os *doshas* (toxinas), quebra massas endurecidas, dilata os canais e alivia o aumento de *kapha*. Usado em excesso, pode causar sede, depleção do esperma *(sukra)* e das forças do corpo, desmaios, tremores, dores nas costas e nos quadris.

O sabor adstringente é de potência fria e de difícil digestão. Produz os seguintes efeitos: alivia o aumento de *pitta* e *kapha*, limpa o sangue e promove contração e cicatrização de úlceras (feridas); resseca a umidade e a gordura; atrasa (torna lenta) a digestão dos alimentos ainda não digeridos; absorve água do trato digestivo, causando obstipação intestinal; provoca secura e remove excessivamente as gorduras da pele. Se usado em excesso, causa acúmulo de alimentos não digeridos, flatulência, dor na região do coração, sede, emaciação, perda de vitalidade, obstrução dos canais e constipação intestinal.

As ações dos sabores incidem também sobre os *doshas*. Os sabores doce, ácido e salgado aumentam *kapha* e diminuem *vata*. Os sabores picante, amargo e adstringente aumentam *vata* e diminuem *kapha*. Os sabores picante, ácido e salgado aumentam *pitta*, e os sabores doce, amargo e adstringente o diminuem.

AS QUALIDADES (*GUNAS*) DOS REMÉDIOS

Há nos remédios dez pares opostos de atributos ou qualidades. Assim, no total, os atributos são vinte, como se vê no quadro abaixo:

Quadro 17 – Pares opostos de atributos dos remédios.

1 - Pesado (*guru*)	X	Leve (*laghu*)
2 - Embotado (*manda*) (insidioso, ação lenta)	X	Agudo (*tikshna*)
3 - Frio (*sila*)	X	Quente (*ushna*)
4 - Untuoso (viscoso) (*snigdha*)	X	Não untuoso (seco) (*ruksha*)
5 - Liso (*slakshna*)	X	Áspero (*khara*)
6 - Denso (*sãndra*)	X	Líquido (*drava*)
7 - Macio (*mrudu*)	X	Duro (*kathina*)
8 - Estável (*sthira*)	X	Fluido (móvel) (*sara*)
9 - Sutil (*sukshma*)	X	Grosseiro (*sthula*)
10 – Não delgado (*visada*)	X	Delgado (*picchila*)

Os atributos dos remédios são de natureza tanto física quanto farmacológica. Entretanto, no contexto da medicina, é a ação farmacológica que determina os atributos de uma substância. Quanto aos efeitos, aqueles produzidos pelos atributos suplantam os provocados pelos sabores nos remédios.

POTÊNCIA (*VIRYA*) DOS REMÉDIOS

Um medicamento possui muitos atributos, porém o mais ativo, o que auxilia diretamente na cura e na prevenção das doenças, é chamado *virya* (potência). Enquanto nos produtos alimentícios predomina o sabor, nos remédios é a potência que prevalece.

Os remédios são divididos em dois grupos, conforme sua potência: potência quente (*ushna*) e potência fria (*sita*). Substâncias com potência quente produzem calor no corpo; ao contrário, substâncias de potência fria produzem o seu resfriamento. Assim, ao prescrever um medicamento, os médicos ayurvédicos sempre examinam sua potência.

QUADRO 18 – Atributos e ações dos sabores

Sabores	Atributos	Ações	Desordens pelo uso excessivo
Doce	- Untuoso - Frio - Pesado	- Produz corpulência - É vitalizante (tônico) - É diurético - Aumenta *kapha* - Reduz *vata* e *pitta*	- Obesidade, anorexia, diabetes - Verminose - Desordens respiratórias - Desordens respiratórias - Bócios tiroideanos
Ácido	- Untuoso - Quente - Pesado	- É aperitivo, digestivo e carminativo - É útil contra anorexia - Diminui o sêmen - Aumenta *kapha* e *pitta* - Reduz *vata*	- Desordens sanguíneas - Edemas e inflamações - Sensação de queimação - Doenças de pele - Anemia, hemorragia, vertigens - Distúrbios da visão
Salgado	- Untuoso - Quente - Pesado	- É umidificador e expectorante, aperitivo e digestivo - Diminui o sêmen - Aumenta *kapha* e *pitta* - Reduz *vata*	- Impotência - Embranquecimento dos cabelos e alopécia - Gastrites, hemorragias - Erisipela, doenças de pele
Picante	- Não untuoso - Quente - Leve	- Funciona como higienizador bucal, aperitivo e digestivo - Reduz a corpulência - É anti-helmíntico e antidispéptico - Aumenta *vata* e *pitta* - Reduz *kapha*	- Impotência - Perda de consciência - Vertigens e debilidade - Sensação de queimação - Sede
Amargo	- Não untuoso - Frio - Leve	- É aperitivo e digestivo, anti-helmíntico e antipirético - Funciona como antídoto contra venenos - Aumenta *vata* - Reduz *pitta* e *apha*	- Emaciação - Debilidade - Vertigens - Secura da boca - Agravamento das doenças nervosas
Adstringente	- Não untuoso - Frio - Leve	- É absorvente, constritivo e cicatrizante - Diminui o sêmen - Aumenta *vata* - Reduz *pitta* e *kapha*	- Obstrução dos canais - Secura na boca, constipação - Dores cardíacas - Timpanismo - Impotência - Agravamento das doenças nervosas

O SABOR PÓS-DIGESTIVO DAS SUBSTÂNCIAS

No curso da digestão, os ingredientes dos alimentos e dos remédios passam por diferentes estágios de transformação, devido às reações enzimáticas no trato gastrointestinal. Assim, o produto do primeiro estágio da digestão é doce; o produto do segundo estágio tem sabor ácido, e o do terceiro tem sabor picante. Esses estágios são chamados *avastapaka* (estágios de transformação). Os produtos dos *avastapakas* passam ainda por outras mudanças, provocadas pelas reações enzimáticas nas células dos tecidos, o que pode conduzir novamente ao sabor doce, ácido ou picante. O sabor que emerge depois que o produto da digestão é exposto às reações enzimáticas é chamado *vipaka* (sabor pós-digestivo).

Os diferentes *vipakas* das substâncias atuam sobre os *doshas* do seguinte modo: *o vipaka* doce agrava *kapha* e alivia *vata* e *pitta;* o *vipaka* ácido agrava *pitta* e alivia *kapha* e vata; o *vipaka* picante agrava *vata* e alivia *kapha*.

AÇÕES ESPECÍFICAS DAS SUBSTÂNCIAS (*PRABHAVA*)

Alguns remédios agem com base em seus sabores; alguns com base em seus atributos; outros com base em sua potência e outros ainda com base em seu sabor pós-digestivo. Todavia, há certos remédios cuja ação é específica, não se relacionando a nenhuma dessas categorias. Tal ação específica é chamada *prabhava*.

Em decorrência dessa ação, dois remédios podem ser similares em seus sabores, atributos, potências e sabores pós-digestivos, e ter ações diferentes. Por exemplo, *Croton triglium* L. é idêntico a *Plumbago zeylanica* L. no que diz respeito aos seus sabores etc. Contudo, o primeiro é um purgativo, e o segundo, não. Similarmente, *Glicyrrhiza glabra* L. e *Vitis vinifera* L. são idênticas quanto aos seus atributos etc., porém, enquanto a primeira é purgativa, a segunda nem tanto. O *ghee* e o leite são idênticos em relação às suas qualidades etc. Todavia, no aspecto de ignição do processo digestivo, *ghee* aciona a digestão, ao passo que o leite não o faz.

EXCEÇÕES NAS PROPRIEDADES E EFEITOS DOS SABORES

Em geral, as substâncias doces causam aumento de *kapha*, exceto cereais envelhecidos (arroz, cevada, trigo), com mais de um ano, mel, açúcar e carnes de animais terrestres do deserto. Substâncias de sabor ácido aumentam *pitta*, exceto *Punica granatum* L. (romã) e *Emblica officinalis* Gaertn. (Amalaki). Geralmente, os salgados não são bons para a visão, exceto os sais de rocha (sais minerais).

Os amargos e picantes são antiafrodisíacos e aumentam *vata*, exceto *Tinospora cordifolia* (Willd.) Miers (Guduchi), *Trichosanthes cucumerina* L. (patola), *Zingiber officinalle* Roscoe (gengibre), *Piper nigrum* L. (pimenta-do-reino) e *Allium sativum* L. (alho). Geralmente os adstringentes são frios em potência e têm efeito obstrutivo dos canais, exceto *Terminalia chebula Retz.* (Haritaki).

11

DINACHARYA OU *SWASTHAVRUTHA:* OS REGIMES DIÁRIOS

DEFINIÇÃO E IMPORTÂNCIA

Os meios e métodos para uma vida saudável são chamados regimes diários (*dinacharya* ou *swasthavrutha*). Muitos autores modernos têm tentado explicar o que é a saúde completa e o que é uma pessoa saudável, mas nenhum deles pôde ainda dar uma definição tão precisa como a dos antigos preceptores da ciência védica (*acharyas*). Ao definir a saúde, Sushruta diz que ela não significa apenas a ausência de doenças, mas inclui também a felicidade da mente e do espírito. Um completo equilíbrio psicossomático é a chave da saúde.

Para se atingir uma saúde ampla e perfeita, é necessário preservar tanto o físico quanto o psicológico em seu estado normal e em condição de equilíbrio. Com o objetivo de manter uma perfeita saúde mental, o Ayurveda coloca ênfase no modo adequado de vida durante o dia, à noite e nas estações do ano, prescrevendo tratamentos específicos, bons hábitos de vida, boa conduta e comportamentos apropriados. Os regimes diários abrangem os "faça" e "não faça" durante o dia, e estes começam na hora de se levantar da cama e vão até a hora de voltar a dormir.

É aconselhável levantar-se da cama de manhã bem cedo, antes de nascer o sol. Recomenda-se também reservar um momento para fazer orações a Deus (de acordo com a religião ou fé de cada um) dentro do período que compreende as três últimas horas da noite, ou seja, das três às seis da manhã, período conhecido como *Brahma muharta*. Esse é considerado um horário muito auspicioso, momento em que há pouco ruído no ar e todo o ambiente circundante está pleno de calma e paz. As preces feitas nesse intervalo de tempo criam um impacto tal na pessoa que ela desfruta de felicidade durante todo o dia.

Essa prática é recompensadora também pelo fato de evitar os sonhos que geralmente aparecem nas primeiras horas da manhã, quando a pessoa está entre acordada e dormindo, e, além disso, proporciona um período de clareza mental e um relaxamento físico reparador.

ROTINAS INDICADAS

EXCREÇÕES

É muito importante criar o hábito de depurar-se das excreções pela manhã. A tendência a suprimir as necessidades fisiológicas é a raiz de muitas doenças. Assim, é preciso evacuar regularmente, todos os dias, e preferencialmente pela manhã. As necessidades fisiológicas não devem ser iniciadas com esforço; e a pessoa não deve se envolver em outras atividades quando urgem tais necessidades.

ESCOVAÇÃO DENTAL

Depois da eliminação das fezes e da urina pela manhã, deve-se proceder à escovação dos dentes. Tradicionalmente, o Ayurveda recomenda, desde os tempos antigos, a higiene bucal e dental com ramos delgados e tenros de plantas medicinais de sabores adstringente, picante e amargo, tais como: *Calotropis procera* (Ait.) R. Br. (*arka*), *Acacia catechu* Willd. (*khadira*), *Pongamia pinnata* (L.) Merr. (*karanja*), *Ficus bengalensis* L. (*nyagradha*), *Terminalia arjuna* W. & A. (*arjuna*) etc. Esses ramos devem ser retilíneos e ter a grossura de um dedo mínimo e o comprimento de aproximadamente 30 cm. Sua extremidade deve ser preparada pela trituração com a boca, de modo a transformar-se como que numa escova macia, permitindo que se escovem os dentes sem machucar as gengivas.

Hoje em dia, com o advento das escovas de dentes extramacias e das pastas dentais feitas à base de plantas medicinais, sem adição de açúcar e produtos químicos nocivos à saúde e às gengivas, essa técnica tradicional de escovação pode ser substituída à altura. Ainda assim, os textos ayurvédicos insistem em recomendar a higiene bucal com ramos de plantas medicinais para os pacientes portadores de má digestão, vômitos, dispneia, tosse, febres, paralisias faciais, sede excessiva, ulcerações na boca, patologias do coração, dos olhos, da cabeça e dos ouvidos. Nesses casos, são desaconselháveis as escovas sintéticas mais duras e as pastas dentais artificiais.

CUIDADOS COM OS OLHOS E REGIÃO DA CABEÇA E DO PESCOÇO

Os olhos são cheios de luz, apresentando riscos de distúrbios, principalmente originados de *kapha*. Desse modo, chás preparados à base de plantas medicinais devem ser usados para lavar os olhos uma vez por semana, para drenar *kapha* através do lacrimejamento.

A região nasal também precisa ser tratada com a inalação de óleos medicados a cada ano, nas estações chuvosas, no outono e na primavera, quando o céu está livre de nuvens. Aliás, aquele que utiliza regularmente a terapia nasal do Ayurveda, nos períodos adequados e de acordo com o método prescrito, protege não apenas o nariz, mas também os olhos e ouvidos de qualquer morbidade. Além disso, doenças como torcicolos, cefaleias, paralisias faciais, trismos, rinites, patologias hemicranianas e tremores da cabeça são igualmente curadas pela terapia da inalação de óleos medicados.

Sendo nutridas por essa terapia, as veias, as articulações, os ligamentos e os tendões da cabeça e do pescoço adquirem maior força e resistência. A voz torna-se mais suave e estável. Todos os órgãos dos sentidos tornam-se mais limpos e claros e ganham mais força. A terapia ayurvédica da inalação de óleos medicados previne os ataques súbitos das doenças da cabeça e do pescoço.

As doenças dos ouvidos, devidas às agravações de vata, os torcicolos, os trismos, a perda de audição e a surdez podem ser prevenidos pelo uso regular de gotas de óleos vegetais nos ouvidos.

GARGAREJOS

O gargarejo com o óleo de gergelim (*Sesamum indicum*) é benéfico para o fortalecimento das mandíbulas, das gengivas, da voz e para a excelência do sentido do paladar (sensação gustativa e bom paladar para os alimentos).

A pessoa que faz regularmente esses gargarejos nunca sentirá ressecamento da garganta e nem rachadura dos lábios, e tampouco será acometida por dores de garganta. Seus dentes se fortalecerão contra as cáries e estarão sempre bem enraizados. Não serão afilados nas bordas pela ingestão de alimentos ácidos e poderão triturar até os alimentos mais duros.

Para combater a halitose e desenvolver um hálito limpo, podem-se chupar pedaços de noz-moscada (*myristica fragran* Houtt), ou as sementes de cardamomo (*elettaria cardamomun* Maton), ou alguns cravos-da-índia (*syzygium aromaticum* L.), ou ainda extratos de cânfora (*cinnamomum camphora* Neess Eberu), os quais produzem limpeza, bom paladar e odor agradável na boca.

MASSAGENS COM ÓLEOS (*ABHYANGA*)

Massagens com óleos vegetais e banhos subsequentes devem ser adotados diariamente, pois eles protegem contra o envelhecimento precoce, pacificam vata agravado, conferem boa visão, boa nutrição do corpo, bom sono e pele sadia e aumentam a longevidade. Essas massagens são muito benéficas não apenas para pessoas que sofrem de distúrbios do sistema nervoso, mas também para as pessoas saudáveis. As massagens com óleos devem ser feitas especialmente na cabeça, nos ouvidos e nos pés. Devem ser evitadas nas pessoas que sofrem agravação de kapha e naquelas que se submeteram a terapias de purificação, tais como êmese, purgação etc. ou que estão sofrendo de indigestão.

EXERCÍCIOS FÍSICOS

Leveza do corpo, habilidade para a realização de trabalhos pesados, boa digestão, queima do excesso de gordura e definição física são aquisições proporcionadas pelos exercícios físicos.

Pessoas portadoras de doenças do tipo vata e pitta e aquelas que sofrem de indigestão devem evitar os exercícios físicos convencionais. Podem realizar apenas atividades físicas terapêuticas, prescritas por profissionais especializados.

Pessoas de constituição física forte e que diariamente consomem alimentos gordurosos devem praticar exercícios físicos apenas até a metade de suas forças. Isso significa que elas não podem exercitar-se até que a sudorose decorrente da atividade física atinja todo o seu corpo. A partir do momento em que ela aparece em alguma parte do corpo, seja na testa, no nariz, nas juntas das pernas ou nas axilas, e em que ocorre secura na boca, os exercícios devem ser suspensos. No que tange às pessoas de constituição fraca, estas devem praticar exercícios leves.

Depois da realização dos exercícios físicos, todas as partes do corpo devem ser massageadas confortavelmente.

Sede excessiva, emaciação, dispneia, doenças hemorrágicas (raktapitta), exaustão, debilidade aos mínimos esforços, tosse, febres e vômitos podem ser provocados pelo excesso de exercícios.

Aqueles que se excedem diariamente nos exercícios físicos e nas atividades sexuais, que passam as noites acordados, caminham longas distâncias, exageram no riso, na fala e em outras atividades vigorosas perecem tal como o leão após a luta com o elefante. Em consequência do severo esforço e da extrema exaustão, o leão, embora tenha derrotado e matado o elefante, morre logo em seguida. Essa comparação serve para convencer as pessoas a evitar o excesso de trabalhos físicos.

MASSAGENS COM PASTAS E PÓS (UDVARTANA)

Massagens no corpo com pós ou pastas suaves e aromáticas, preparadas à base de ervas tais como Phaseolus radiatus L. (masha), Cicer arientinum L. (chanaka), Cajanus indicus Spreng. (adhaki) etc., aliviam kapha, liquefazem as gorduras, facultam compacidade e força às partes do corpo massageadas e promovem a excelência da pele.

APLICAÇÕES DE ÓLEOS NA CABEÇA

Aquele que aplica regularmente o óleo de gergelim (*tila taila*) sobre o couro cabeludo não sofre de dores de cabeça, calvície precoce, queda ou embranquecimento prematuro dos cabelos. Realça também de modo especial a força de sua cabeça e fronte. Seus cabelos adquirem coloração mais viva e raízes mais profundas. Seus órgãos sensoriais funcionam adequadamente. A pele de sua face torna-se mais brilhante e o seu sono, mais profundo, além do que ele adquire mais felicidade.

BANHOS (*SNANA*)

Os banhos melhoram o apetite e o vigor sexual; concedem longevidade, entusiasmo e vitalidade; removem pruridos, impurezas, suores; combatem a exaustão e o estupor; diminuem a sede e as sensações de queimação e, segundo textos ayurvédicos, promovem até mesmo uma limpeza da aura espiritual, arrefecendo os efeitos dos pecados.

Banhar o corpo com água morna confere mais força, mas o mesmo banho sobre a cabeça produz perda das forças dos cabelos e dos olhos.

De acordo com o Ayurveda, os banhos podem ser contraindicados em circunstâncias como paralisias faciais, doenças dos olhos, da boca e dos ouvidos, diarreias, flatulências, descargas de secreções fétidas do nariz e seios da face (*pinasa*), indigestões e também logo após as refeições.

REFEIÇÕES

Uma refeição somente deve ser tomada depois da completa digestão da refeição anterior, a qual deve ser adequada em quantidade e qualidade à constituição da pessoa e ao seu estado de saúde atual.

COMPORTAMENTO ADEQUADO (*SADACHARA*)

Todas as atividades humanas destinam-se a promover a felicidade dos seres viventes. Essa felicidade está fundamentada na conduta moral reta (*dharma*), de modo que todos os seres devem seguir sempre a justiça e a retidão. Os amigos devem ser servidos com afeto e atos benéficos, ao passo que os antagonistas, as pessoas perversas, devem ser mantidos a distância.

Adotar a retidão significa evitar os atos pecaminosos, que se encontram relacionados ao corpo (*kaya*), à fala (*vak*) e à mente (*manas*). São atos pecaminosos relacionados ao corpo:

- violência (*himsa*): causar sofrimento, promover torturas, matar etc.;
- roubo (*stéya*): furtos, ciladas;
- desejos não naturais (*anyatha kama*): desejos sexuais ilegais ou imorais.

Os relacionados à fala implicam:

- ferir pelas costas (*paisunyam*): contar mentiras e caluniar a reputação de pessoas ausentes;
- falar abusiva ou cruelmente (*parasha*): emitir palavras duras enquanto se discute com alguém;
- falar mentiras (*anruta*);
- falar asperamente, causando discussões, separações, inimizades (*sambhinna atapa*).

Por fim os ligados à mente incluem:

- manifestar a intenção de ofender, causar dano ou discórdia (*vyapada*);
- sentir ciúmes, inveja, intolerância quanto aos bens dos outros (*abhidya*);
- procurar faltas nas pessoas mais velhas ou má interpretação nas escrituras sagradas (*drigviparyayam*), numa manifestação de descrédito.

A retidão implica ainda uma série de condutas:

- procurar sempre ser útil e bom para os outros seres, mesmo para os inimigos. Aqueles que não têm meios de subsistência, que estão sofrendo de alguma doença ou se encontram aflitos por um sofrimento profundo devem ser auxiliados na solução de seus problemas, à máxima extensão possível. Até mesmo os insetos devem ser tratados com compaixão e gentileza;
- venerar e reverenciar a Deus e respeitar os mestres espirituais (pessoas que realizam alguma atividade religiosa, em especial padres, pastores, anciãos, diáconos etc.), os mais velhos, os médicos, os reis, os governantes e os convidados;
- não desapontar, menosprezar ou repudiar os mendigos;
- desejar sempre o bem-estar dos outros;
- não tentar ser feliz sozinho;
- manter a mente equilibrada nos momentos de infortúnio, do mesmo modo que nos períodos de opulência;
- procurar falar adequadamente, de acordo com a ocasião, mas sempre com palavras boas, breves, verdadeiras e agradáveis;
- não exceder nas atividades do corpo, da fala e da mente.

Para uma pessoa inteligente, o mundo todo é um professor; assim, ela age de conformidade com ele, após considerar cuidadosamente o seu significado e os efeitos de seus movimentos.

12

OS TRÊS SUPORTES DA VIDA

ATIVIDADES FUNDAMENTAIS DA VIDA HUMANA

O Ayurveda postula que o sono, a sexualidade e a alimentação, apropriadamente praticados, amparam o corpo constantemente, assim como os pilares sustentam uma casa. Por isso, descreve as regras básicas para a prática adequada dessas três atividades essenciais para o homem.

SONO (*NIDRA*)

A normalidade da função do sono influencia todo o funcionamento do organismo, pois ele é responsável pela recuperação das forças e pelo repouso das funções orgânicas. O sentimento de felicidade ou de infelicidade, a nutrição física ou a desnutrição, a força ou a debilidade, o bom desempenho das atividades sexuais ou a impotência, o entendimento ou a ignorância, e mesmo a continuidade da vida ou a morte, tudo isso depende do sono.

O sono deficiente ou sua ausência destroem a saúde e encurtam a vida. Permanecer acordado à noite causa secura interior no corpo; em contrapartida, dormir durante o dia aumenta a untuosidade e causa umidade interna – tirar, porém, um cochilo durante o dia, sentado confortavelmente, mas não deitado, não causa secura nem umidade.

Considerando que no verão o *dosha vata* passa por um suave aumento e que a secura é maior por causa do calor do sol, o sono diurno é benéfico nessa estação. A umidade trazida por ele pode equilibrar os efeitos do clima sobre o corpo. Porém, nas outras estações, dormir durante o dia leva à exacerbação de *kapha* e *pitta*.

O sono diurno é saudável para as pessoas que se encontram exauridas por atividades físicas ou por estresses psicológicos e emocionais, bem como para aqueles que sofrem de dispneia ou diarreia. É reparador também para as pessoas idosas, as crianças, os debilitados, os emaciados, os intoxicados e para aqueles que estão habituados a dormir de dia. Neles, o sono mantém a normalidade dos tecidos e permite que *kapha* realize a completa nutrição do corpo. As pessoas que têm mais depósitos de gordura no corpo e mais acúmulo de *kapha*, e aquelas que ingerem alimentos muito gordurosos diariamente não devem dormir durante o dia, sob pena de apresentarem os sintomas do excesso do *dosha kapha*, tais como lassidão, catarro nasal, hidropisia, náuseas, fraqueza digestiva. Para tratar essas situações, a prática do jejum, da êmese, da sudação e o uso de remédios nasais são os tratamentos indicados.

A perda de sono leva a dores espásticas em diferentes partes do corpo, peso na cabeça, bocejos excessivos, astenia, exaustão (mesmo sem esforço), tonturas, indigestão, letargia e doenças de origem *vata*. É evidente, pois, que o ideal é dormir nas horas certas, à noite, por um período de seis a oito horas, e habituar-se a esse ritmo. Se a pessoa se mantém acordada à noite, devido à falta de hábito de dormir regularmente, ela deve dormir metade daquele período na manhã seguinte, ainda em jejum. Isso vale também para pessoas que trabalham no período noturno, em plantões. No outro dia, no período da manhã, antes de comerem qualquer coisa, devem dormir pelo menos metade do tempo que permaneceram acordadas. Com essa conduta, o desgaste provocado pela perda do sono noturno será minimizado e a pessoa reunirá energias para as atividades do restante do dia.

Aqueles que sofrem de insônia devem tomar leite morno adoçado, fazer massagens relaxantes com óleo no corpo, tomar banho morno, aplicar óleos nutritivos na cabeça e relaxar a mente e o corpo, recorrendo a lembranças que são um conforto para a memória. Tais procedimentos trazem o prazer de um bom sono.

ATIVIDADE SEXUAL (*ABRAHMACHARYA*)

No que se refere às relações sexuais, o Ayurveda tece considerações simples e importantes para que sejam conduzidas de modo saudável, tanto com respeito à quantidade como à qualidade. Durante as estações mais frias, como o inverno, a pessoa pode copular diariamente, depois de fazer uso de remédios e alimentos afrodisíacos, que conferem força e vigor ao corpo. Nas estações medianas, nem frias e nem muito quentes, tais como a primavera e o outono, a atividade sexual é recomendada a cada três dias. Já nas estações mais quentes e chuvosas, como é o caso do verão, deve-se recorrer ao sexo com menor frequência, e sempre procurando revitalizar o corpo refazendo-se das agressões do calor e das perdas de forças, por meio do sono adequado, de uma boa alimentação e do uso de *rasayanas* revigorantes. Aqui o termo *rasayana* significa os produtos feitos com ervas e alimentos para a obtenção da *rasa*, o primeiro *dhatu*, responsável pela formação de todos os outros tecidos do corpo e, consequentemente, tais produtos promovem diretamente a tonificação do corpo e a auxiliam na promoção de uma longevidade saudável.

O excesso de atividades sexuais pode provocar tonturas, exaustão, astenia nos membros inferiores, perda de vigor, deficiência nos órgãos dos sentidos, hemorragias e até a morte prematura, especialmente nas mulheres.

Em contrapartida, a atividade sexual bem equilibrada, em quantidade e qualidade, resulta no desenvolvimento de uma boa memória, inteligência, longevidade, saúde, nutrição adequada dos tecidos, acuidade dos órgãos dos sentidos, força e disposição, retardamento do processo de envelhecimento, especialmente nas mulheres.

Depois de uma relação sexual, o homem deve tomar um banho morno, aplicar óleos aromáticos no corpo, respirar ar puro e tomar uma *rasayana* preparada com açúcar mascavo, ou leite morno adoçado, e então dormir. Assim fazendo, o vigor do corpo retorna rapidamente.

Segundo o Ayurveda, não se deve ter atividade sexual antes dos 16 anos de idade e nem depois dos 70 anos, o que acarretaria a diminuição da força vital do organismo. Os textos ayurvédicos clássicos ensinam que quem pratica sexo equilibradamente com um(a) só parceiro(a), dorme com apenas um(a) companheiro(a), só se alimenta e defeca duas vezes diariamente vive por cem anos.

ALIMENTAÇÃO (*AHARA*)

O Ayurveda recomenda o consumo de alimentos adequados, tanto em qualidade como em quantidade, bem-preparados e nos momentos convenientes. A quantidade adequada de alimentos, sejam eles facilmente digeríveis ou não, é decisiva na ativação das funções digestivas, levando, portanto, a uma digestão satisfatória.

A ingestão de uma quantidade insuficiente de alimentos compromete a função destes de aumentar a força, o desenvolvimento e o vigor do corpo e, com o tempo, torna-se a causa de doenças de natureza *vata*. Por sua vez, a ingestão excessiva de alimento pode produzir um aumento rápido de todos os *doshas*. Portanto, as pessoas que não têm autocontrole, que não controlam sua paixão por comida, podem ter *vata* e outros *doshas* aumentados em conjunto, de modo súbito.

Assim como o excesso de alimento ingerido, a comida contaminada e indigesta também produz doenças como *alasaka* e *visuchika*. *Alasaka* é um termo sânscrito que descreve um bloqueio do movimento do bolo alimentar, um estado de atonia gastrointestinal em que a comida não sai por vômitos nem por evacuações, nem passa pela digestão, mas fica, preguiçosamente, dentro do estômago. *Visuchika* é um termo que designa um profundo agravamento de *vata* e de outros *doshas*, causando diferentes tipos de sintomas no aparelho digestivo, compatíveis com uma gastroenterite aguda, caraterizada por vômitos, diarreias e outros sintomas, dependendo dos *doshas* envolvidos. Quando predomina o desequilíbrio de *vata*, aparecem dores abdominais, distensão do abdômen, tremores, rigidez etc. Quando *pitta* está em maior desequilíbrio, surgem febre, disenteria, sensação de queimação por dentro, sede, perda de consciência etc. Por último, quando é *kapha* que predomina em desequilíbrio, os sintomas mais aparentes são vômitos, sensação de peso no corpo, perda da fala, excesso de expectoração etc.

Os *doshas* agravados e excessivamente aumentados penetram nos canais contaminados e obstruídos pelo acúmulo de comida não digerida (*ama*) e, sendo incapazes de se mover dentro deles, causam a obstrução dos canais e a invasão de tecidos do corpo, o que culmina com a intoxicação e o aparecimento de doenças diversas.

As pessoas que abusam de alimentos incompatíveis, que comem em excesso e tomam alimentos malcozidos ou malpreparados desenvolvem a temível *amadosha*, cujo tratamento é difícil, devido à semelhança com um quadro de envenenamento. A rapidez do resultado requer tratamentos de natureza oposta.

Tipos de indigestão (ajeerna chikitsa)

Quando *kapha* está aumentado, surge *amajeerna*, um tipo de indigestão caracterizada pelo inchaço das órbitas oculares e bochechas, eructações fortes, excesso de salivação, náusea e sensação de peso no corpo.

Do aumento excessivo de *vata*, surge *vistabdhajeerna*, uma outra espécie de indigestão marcada por constipação, dor abdominal, flatulência e debilidade.

Vidagdhajeerna é o tipo de indigestão que surge de *pitta* excessivamente aumentado e apresenta sintomas como sede, desmaio, tonteira, eructações ácidas e sensação de queimação interna.

Há ainda um outro tipo de indigestão, chamado *vilambika*, que só acontece devido a uma profunda acumulação de *ama* dentro dos canais. É causado por *kapha* e *vata* em conjunto e tem todos os sintomas de *ama*.

Outros casos de indigestão

A ingestão de grandes quantidades de comida não é a única causa para a produção de *amadosha*. Também não conseguem passar por uma digestão adequada os alimentos que são rejeitados pelo paladar, que causam flatulência, são cozidos demais ou não cozidos o suficiente, são indigestos, são excessivamente secos, estão em temperaturas muito baixas, estão contaminados com impurezas, causam sensação de queimação durante a digestão, são desidratados ou demasiadamente encharcados em água. O mesmo acontece com os alimentos ingeridos em momentos de profunda tristeza, raiva extrema, excessiva ansiedade etc.

Tratamento da indigestão

A indigestão causada por excesso de *kapha* deve ser tratada com a prática de jejum.

Para a indigestão provocada pelo excesso de *pitta*, uma terapia de sudação (*svedana*) é a mais indicada.

A indigestão derivada do excesso de *vata* deve ser tratada pela terapia de êmese (*vamana*) ou outra terapia apropriada ao estágio de evolução da doença.

O tratamento da indigestão chamada *vilambika* é semelhante ao de *ama*.

O Ayurveda recomenda que os portadores de qualquer tipo de indigestão durmam durante o dia, sem comer nada. Mais tarde, ao acordar e sentir fome, eles devem comer alimentos facilmente digeríveis e em pequena quantidade.

13

FISIOPATOLOGIA AYURVÉDICA

O PROCESSO DA DOENÇA

O estado de saúde é uma condição de ordem, enquanto o estado de doença é uma condição de desordem orgânica. Dentro do corpo, há uma constante interação entre a ordem e a desordem. O Ayurveda ensina o homem sábio a estar alerta para a presença de desordem no corpo e orienta sobre como restabelecer a ordem.

A parte interna do corpo está em constante relação com o meio ambiente (externo). A desordem orgânica acontece quando esses dois meios entram em desequilíbrio. Para mudar o meio interno de modo que ele se equilibre com o meio externo, deve-se entender como ocorre o processo da doença no ser psicossomático.

No Ayurveda, o conceito de saúde é fundamental para se compreender o significado da doença. O estado de saúde existe quando o fogo digestivo está em equilíbrio, os princípios vitais (*vata*, *pitta* e *kapha*) estão em harmonia, os três excretas (urina, fezes e suor) estão quantitativa e qualitativamente equilibrados, os sentidos estão funcionando normalmente, e o corpo, a mente e a consciência estão trabalhando harmoniosamente como sendo um só. Quando o equilíbrio de qualquer um desses sistemas sofre alterações, inicia-se o processo da doença. O equilíbrio e a harmonia desses elementos são os verdadeiros responsáveis pela resistência imunológica natural do corpo; mesmo uma doença contagiosa ou infecciosa não pode afetar uma pessoa que usufrui de plena saúde.

A ORIGEM DA DOENÇA DE ACORDO COM O AYURVEDA

O Ayurveda estabelece que desequilíbrios do corpo, da mente e do meio ambiente são os responsáveis pelas dores e pelas doenças físicas e psicológicas.

Os desequilíbrios do corpo são aqueles ligados aos fatores da fisiologia: *doshas*, *agnis*, *malas*, *srotas* etc., que se relacionam diretamente com a alimentação, os hábitos de vida e o comportamento cotidiano. Os desequilíbrios da mente são aqueles causados "pela não satisfação dos desejos e pelo enfrentamento com o não desejado" (*Charaka*), isto é, a inabilidade para atuar de acordo com o momento e as circunstâncias e com a lei natural. O desequilíbrio mental origina-se do desenvolvimento dos *doshas* mentais, *rajas* e *tamas* (energias negativas e tendências destrutivas), que, por sua vez, desequilibram os *doshas* físicos, *vata*, *pitta* e *kapha*.

Quanto aos desequilíbrios do meio ambiente, o Ayurveda inclui aqueles causados por fatores exógenos, de natureza física, química, biológica ou traumática (fogo, poluição, lesões, micro-organismos etc.), que se iniciam com sintomas locais e posteriormente culminam com o desequilíbrio dos *doshas*.

Quando esses múltiplos fatores causais (físicos, mentais e exógenos) são de natureza semelhante à dos *doshas* e oposta à dos *dhatus*, *malas*, *agnis* e *srotas*, inicia-se o processo da patologia.

O Ayurveda ensina que as doenças *vata* originam-se no intestino grosso; as doenças *pitta* têm sua origem no intestino delgado e as doenças *kapha*, no estômago. Todavia, a partir de uma visão mais profunda, mostra que o desequilíbrio causador de doenças pode originar-se mesmo na consciência, em razão de conteúdos psicológicos negativos que se manifestam na mente, onde a semente da doença pode repousar nas profundezas do subconsciente sob a forma de medo, raiva ou apego. Pela mente, essas emoções revelam-se dentro do corpo. Medos reprimidos provocam o desarranjo de *vata*; sentimentos de raiva agravam *pitta*; cobiça e apego aumentam *kapha*. Esses desequilíbrios dos *tridoshas* afetam a resistência natural do corpo, o sistema imunológico (muitas vezes comparado ao conceito de *agni* do *Ayurveda*), e assim o corpo torna-se susceptível às doenças.

Algumas vezes, o desequilíbrio causador do processo patológico pode ocorrer primeiro no corpo para depois manifestar-se na mente e na consciência. Alimentos, hábitos de vida e condições do meio ambiente cujos atributos sejam semelhantes aos dos *doshas* tornam-se geralmente antagônicos aos tecidos do corpo. Eles podem criar um desequilíbrio que se manifesta primeiro no meio físico e mais tarde afeta a mente mediante um distúrbio no sistema *tridosha*. Por exemplo, distúrbios *vata* podem gerar medos, depressão e nervosismo; o excesso de *pitta* no corpo pode dar a origem à raiva, ao ódio e ao ciúme; a agravação de *kapha* pode criar possessividade, cobiça e apego. Por conseguinte, existe uma conexão direta entre dieta, hábitos de vida, meio ambiente e condição emocional.

OS SEIS ESTÁGIOS DE EVOLUÇÃO DA PATOLOGIA

Independentemente dos fatores causais e mesmo do quadro clínico das doenças, cada processo patológico começa com alterações do estado de equilíbrio dos três *doshas*. Os sinais e sintomas do seu desequilíbrio, individual ou combinado, manifestam-se em seis diferentes estágios, de acordo com o Ayurveda.

ESTÁGIO DE ACÚMULO

Quando qualquer desequilíbrio da mente, do corpo ou do meio ambiente é suficientemente potente para causar a alteração do equilíbrio nos *doshas*, de modo que, se um ou mais desses se acumulam exageradamente no corpo, instala-se uma incipiente deterioração no sentimento de bem-estar geral do indivíduo, como por exemplo: sensações de peso (acúmulo de *kapha*), de ardência (acúmulo de *pitta*), de inquietação ou dores (acúmulo de *vata*).

ESTÁGIO DE AGRAVAMENTO

A não resolução do acúmulo gera o agravamento da intoxicação e o desequilíbrio dos *doshas*, o que leva à produção de sintomas mais marcantes de desconforto. Exemplo: náuseas (*kapha*), queimação gástrica (*pitta*) e flatulência (*vata*).

ESTÁGIO DE DISSEMINAÇÃO

Com a continuação do agravamento do desequilíbrio dos *doshas*, os sintomas locais progridem, e ocorre uma disseminação dos *doshas* acumulados para outras localidades do corpo e da fisiologia. Os sintomas deixam de se manifestar apenas nos sítios iniciais de acúmulo dos *doshas* e passam a ser mais generalizados.

ESTÁGIO DE LOCALIZAÇÃO

Uma vez disseminados pelo corpo, os *doshas* agravados tendem a localizar-se nos pontos susceptíveis da fisiologia e nos órgãos de choque do corpo, causando o avanço do processo patológico.

ESTÁGIO DE MANIFESTAÇÃO

Depois da localização dos *doshas* agravados, o processo de doença manifesta-se como uma patologia específica, diagnosticável pelos métodos convencionais de clínica e exames complementares.

ESTÁGIO DE COMPLICAÇÃO

Se o processo patológico continua evoluindo, podem surgir complicações, em decorrência do aprofundamento e extensão das lesões orgânicas, o que às vezes conduz o paciente até ao óbito, nas doenças mais graves.

Infelizmente, grande parte dos pacientes procura o médico apenas quando o processo de doença já se encontra entre os estágios de localização e complicação. E mesmo aqueles que buscam tratamento antes desses estágios, quando se apresentam a especialistas com visão apenas alopática da medicina, são geralmente diagnosticados como não portadores de patologias dignas de terapia e orientados a aguardar a evolução do processo. É a famosa situação do "você não tem nada... seus exames estão normais... volte para casa e, se piorar, me procure". Se nada for feito, fatalmente o processo vai avançar, e o paciente vai piorar mesmo e retornar em estágios mais avançados de doença, mais difíceis de serem tratados.

AS TENDÊNCIAS MÓRBIDAS

A constituição psicofísica individual (*prakriti*) determina as predisposições da pessoa a desenvolver determinados tipos de doenças (tendências mórbidas). Assim, por exemplo, pessoas do tipo *kapha* têm uma marcada tendência a desenvolver doenças *kapha*, podendo apresentar repetidos surtos de sinusites, amigdalites, bronquites e congestões das vias aéreas. Do mesmo modo, pessoas do tipo *pitta* são mais susceptíveis às doenças *pitta*, tais como desordens biliares, hepáticas e vesiculares, hiperacidez, úlceras pépticas, gastrites, doenças inflamatórias, urticárias e *rashes* cutâneos. Por sua vez, pessoas do tipo *vata* são mais frequentemente acometidas por doenças *vata*, que incluem flatulência, lombalgias, ciatalgias, artrites, paralisias e neuralgias.

A CURA COMO UM EQUILÍBRIO DINÂMICO DO ORGANISMO

O conceito de "cura" no Ayurveda reveste-se de um significado mais amplo, mais profundo e mais dinâmico do que aquele que se usa correntemente na medicina oficial e nas designações populares da cultura ocidental. É muito comum vermos um profissional de saúde dizer a um paciente: "Você se curou daquela doença, mas agora contraiu outra patologia que não é da minha alçada. Deve procurar outro especialista". Ou, igualmente, pode-se ouvir de um paciente: "Eu tinha me curado tão bem daquela infecção, mas ela voltou logo depois que eu terminei os medicamentos".

Esses são apenas dois exemplos comuns que demonstram o conceito estático de cura, como se esta fosse apenas o desaparecimento dos sintomas de uma determinada doença, à custa de sua supressão por medicamentos que combatem sua manifestação externa. Evidenciam também a divisão das patologias por setores do organismo, como se elas fossem entidades externas que, de fora para dentro, invadissem e agredissem o corpo, devendo ser expulsas como se fossem intrusas.

Como já mencionado anteriormente, a doença é a manifestação do desequilíbrio interno do corpo. Portanto, ela pode ser considerada uma só condição patológica, independentemente do seu local de manifestação ou de sua forma de apresentação, apesar de se apresentar como entidades e diagnósticos diferentes. E o desequilíbrio também será o mesmo em essência, enquanto não for harmonizado. Assim, a cura é vista como o reequilíbrio interno do corpo, em suas funções e estruturas principais, de modo que o organismo possa voltar à harmonia e o indivíduo gozar de bem-estar e equilíbrio físico, mental e social.

Uma característica inerente a esse conceito de cura como equilíbrio global é o reconhecimento do dinamismo da condição interna de equilíbrio e desequilíbrio do corpo. Essa condição depende essencialmente do estado de harmonia dos *doshas*, que estão em constante movimento e transformação. Considerando esse dinamismo, o Ayurveda não fala em curas radicais ou definitivas, nem estabelece conceitos de cura estática, pois, sendo dinâmicas, as condições de equilíbrio orgânico são dinâmicas e dependem de um fino e constante trabalho de harmonização, a fim de que o estado de saúde seja mantido, preservado e promovido a cada dia, a cada instante.

Quando um paciente pergunta se ele está curado, uma vez que já não mais sente os sintomas da doença que o acometia, o Ayurveda adverte que ele está em estado de equilíbrio dinâmico e que deve permanecer alerta a cada momento para manter essa condição. Não deve acomodar-se e voltar a cometer todas as faltas e excessos que o conduziram anteriormente à doença, pois desse modo o desequilíbrio poderá, mais cedo ou mais tarde, voltar a perturbar o seu organismo.

No estabelecimento e manutenção do equilíbrio dinâmico, o Ayurveda preconiza o diagnóstico e a harmonização dos principais pilares da fisiologia orgânica, quais sejam: os três *doshas* (princípios vitais), os sete *dhatus* (tecidos orgânicos), os três *malas* (excretas), os *srotas* (canais do corpo) e *agni* (poder digestivo).

14

DIAGNÓSTICO AYURVÉDICO

COMO DETECTAR AS DOENÇAS EM SEUS ESTÁGIOS PRECOCES

Na medicina ocidental, quando se fala em diagnóstico, refere-se, quase sempre, à identificação de uma doença que já vem se manifestando no corpo por meio de sintomas e sinais. É muito comum o paciente acometido por sintomas subjetivos procurar um serviço de saúde, e, depois da realização de exames clínicos e laboratoriais, ouvir dos médicos: "Fizemos todos os exames e não diagnosticamos nenhuma doença". Muitas vezes o paciente peregrina por diversas especialidades, submetendo-se aos mais diversos e modernos exames, e não encontra um diagnóstico para os seus sintomas. Isso ocorre porque a condição de desequilíbrio interno do corpo encontra-se em estágios precoces, não se revelando ainda por sinais, por anormalidades bioquímicas ou lesões orgânicas. Como esses estágios precoces de manifestação do desequilíbrio orgânico não são detectados pela medicina oficial, sistematicamente, o diagnóstico só se estabelece com o agravamento do quadro, já nos estágios mais avançados da doença, quando muitas vezes a lesão e a desestruturação já se iniciaram ou avançaram muito.

O Ayurveda, por sua vez, confere ao conceito de "diagnóstico" uma dimensão mais ampla. Preconiza uma monitorização contínua da interação entre as forças do equilíbrio e desequilíbrio dentro do corpo. Ao estabelecer uma íntima relação entre os sintomas dos desequilíbrios orgânicos e a perturbação da harmonia do sistema *tridosha*, o Ayurveda eleva o diagnóstico ao nível da observação preventiva dos sintomas das doenças em seus estágios mais precoces. Uma vez compreendida a natureza dos mais incipientes desequilíbrios da fisiologia, pode-se iniciar de imediato o trabalho de restabelecimento do estado de saúde, por meio de orientações e remédios naturais.

Tendo em vista o diagnóstico preventivo, o Ayurveda ensina métodos muito precisos na compreensão do processo saúde-doença antes mesmo da manifestação de sinais externos ou lesões orgânicas. A detecção precoce dos desequilíbrios orgânicos e das reações fisiopatológicas a eles permite a determinação da natureza das reações corporais futuras com base na constituição psicofísica, nas tendências mórbidas, na situação dos *doshas* e no meio ambiente em que a pessoa vivencia o seu ritmo cotidiano.

A observação cotidiana do pulso, da língua, da face, dos olhos, das unhas, dos lábios, das fezes, da urina e dos sintomas subjetivos provê dados fundamentais que indicam com grande precisão o estado do processo saúde-doença dentro do corpo, fornecendo valiosas informações sobre as tendências de desenvolvimento de processos patológicos, inclusive com possibilidade de determinar quais são os órgãos ameaçados e onde os *doshas* e as toxinas estão acumulados. É, pois, desse modo que o Ayurveda recomenda o diagnóstico preventivo: pela verificação cotidiana e sistemática dos indicadores do corpo. Esse cuidado garante a detecção precoce dos sintomas patológicos e permite o estabelecimento de medidas terapêuticas também preventivas. Ensinando que o corpo é um verdadeiro "livro vivo" que versa sobre a arte do autoconhecimento e da vida em equilíbrio, o Ayurveda recomenda que ele seja lido diariamente pela própria pessoa e regularmente pelo seu médico.

Além do diagnóstico pelo pulso, pela língua, pelas unhas, pela face, pelos lábios e pelos olhos, o Ayurveda utiliza também outras técnicas para chegar a um diagnóstico holístico do paciente, tais como a palpação, a ausculta, a percussão, a inspeção e a anamnese, comuns à medicina oficial do Ocidente, podendo lançar mão também de outros métodos alternativos, como o exame microscópico da urina, dos catarros, do suor, das secreções e das fezes.

O EXAME DO PULSO (*NADI*)

O exame do pulso é utilizado por diversos sistemas de medicina, tais como a medicina tradicional chinesa e a própria medicina ocidental moderna. Não há uma relação direta entre o método chinês e o ayurvédico, cujas bases filosóficas e concepções fisiológicas comportam diferenças significativas. Em comparação ao método da medicina ocidental, a pulsologia ayurvédica é mais detalhada, pois ela não se preocupa em avaliar apenas a frequência e o ritmo cardíaco. Outras características do pulso são também importantes no método ayurvédico, tais como as sensações percebidas pelo tato, identificando pulsos secos ou macios, duros ou suaves, fortes ou fracos, finos ou grossos, lineares ou tortuosos, e assim por diante. Todas essas características são utilizadas para a classificação do pulso em relação ao diagnóstico do *dosha* predominante no momento do exame.

O Ayurveda preconiza a utilização do pulso radial como um método diagnóstico complementar. Para o diagnóstico da situação dos *doshas* no corpo, é talvez o método ayurvédico mais importante.

O exame do pulso não dá o diagnóstico da constituição psicofísica do indivíduo e nem se destina a diagnosticar patologias específicas instaladas no corpo. Seu objetivo é detectar a situação dos *doshas* no corpo no momento atual, ou seja, perceber qual ou quais são os *doshas* predominantes naquele momento. Uma vez que a situação dos *doshas* pode sofrer alterações rápidas, determinadas por influências externas, alguns cuidados devem ser tomados antes do exame do pulso.

Regras gerais para o examinador e o paciente antes do exame do pulso

Na noite que precede o dia do exame, o paciente deve evitar alimentação opulenta, à base de carnes e bebidas alcoólicas. Também não deve esforçar-se em excesso e nem se expor ao sol quente no dia anterior. Precisa estar bem descansado e nutrido, com alimentos leves, a fim de evitar distúrbios dos *doshas* em sua fisiologia, o que pode comprometer o diagnóstico.

Recomenda-se que o exame do pulso seja feito de preferência no período da manhã, em jejum, ou pelo menos duas horas depois da última refeição. Logo após a refeição, a posição normal dos *doshas* pode estar alterada, e *kapha* tende a estar aumentado, devido à sua predominância no primeiro estágio da digestão. O mesmo pode ocorrer quando o paciente passa pelo exame do pulso ao acordar, ainda sonolento, ou depois de uma massagem ou um banho relaxante. Também não se deve examinar o pulso após esforços físicos excessivos ou atividades sexuais, pois os *doshas vata* ou *pitta* podem estar aumentados nessas condições.

O examinador, por sua vez, deve estar bem preparado e relaxado antes do exame, a fim de obter bons resultados. Mesmo em caso de doença súbita e que necessite de um exame urgente, ambos, examinador e paciente, devem tentar relaxar imediatamente antes da realização do exame do pulso.

Técnica de exame do pulso

O pulso radial deve ser tomado com três dedos da mão direita do examinador: o index, o médio e o anelar. O braço do paciente deve estar adequadamente semifletido, e a mão deve ser tomada em leve flexão. O braço do examinador deve estar também levemente fletido, assim como o seu punho.

O dedo índex do examinador coloca-se a aproximadamente 2,0 ou 2,5 cm abaixo da base do polegar do paciente, sobre a artéria radial, e os outros dois dedos seguem-no contiguamente, sem se apertarem entre si. De início, o examinador coloca os dedos superficialmente sobre a artéria radial para sentir sua pulsação, aplicando sobre o pulso uma pressão suave e uniforme com a extremidade desses dedos. O examinador deve pressionar e relaxar repetidamente os dedos durante o exame, a fim de identificar corretamente sobre qual dedo a pulsação se faz sentir com mais intensidade.

Os dedos devem ser mantidos em linha reta, apenas próximos, sem se unirem. O dedo indicador não deve comprimir com muita intensidade a pele; mais pressão deve ser aplicada pelos dedos médio e anelar.

Em seguida, o examinador sente com a ponta dos dedos todas as características do pulso do paciente. Para uma avaliação mais completa, ele senta-se diante do paciente e toma os pulsos de ambos os seus punhos. Alguns textos ayurvédicos estabelecem que, nos homens, examina-se o pulso da mão direita e, nas mulheres, o da mão esquerda. Contudo, uma vez que as informações apresentadas pelos pulsos variam de um lado para o outro do corpo, o ideal é que sejam avaliados ambos os pulsos de todos os pacientes.

Para verificar o próprio pulso, basta posicionar um dos braços levemente flexionado, colocar ligeiramente os três dedos sobre o outro punho e sentir a palpitação do pulso. Em seguida, é só diminuir levemente a pressão dos dedos para sentir a variação dos movimentos e características do pulso.

Na técnica ayurvédica de exame do pulso, cada dedo posiciona-se sobre o local de um dos *doshas*, examinando a situação de um *dosha* específico. As sensações colhidas pelo tato determinam a situação dos *doshas* naquele momento.

Características dos pulsos de acordo com os doshas

Se a pulsação é mais forte sob o indicador, então *vata* é predominante nesse paciente; se é mais forte sob o dedo médio, a predominância é de *pitta*; e se é mais forte sob o anelar, isso indica agravação de *kapha* no corpo do paciente.

Além desse critério de localização das pulsações mais fortes, o Ayurveda descreve outros cuidados importantes no exame do pulso, priorizando a observação dos seus movimentos sob os dedos que aproximam de modo a verificar se esses movimentos mostram semelhanças com os de alguns seres da natureza. Isso, porque, à época em que o Ayurveda se desenvolveu, o contato do homem com a natureza era direto e intenso, e as manifestações dos elementos e seres da natureza eram inspirações para muitos exemplos e ensinamentos práticos da filosofia e da medicina daquela época. Isso ocorre também no estudo do pulso. Se o seu movimento se faz sentir como o de uma cobra ou de uma sanguessuga, isso indica a dominância de *vata*. Se há prevalência de *pitta*, o pulso se move como um corvo, um pardal ou um sapo. No caso de *kapha*, o movimento do pulso é como o de um ganso, um pavão ou um galo. Se o pulso se move às vezes como uma cobra e outras vezes como um sapo, então há o domínio de *vata* e *pitta*. Em pacientes com predominância de *vata* e *kapha*, o pulso se move como uma cobra e como um ganso. O movimento do pulso semelhante ao de um sapo e de um ganso indica a dominância de *pitta* e *kapha*. Quando os três *doshas* estão alterados, o pulso movimenta-se como um pica-pau. Na combinação de todos os *doshas*, ele apresenta-se muito rápido e agudo, e é chamado *sannipata*.

Características do pulso de vata

A posição do dedo indicador examina o local do *dosha vata*. Quando *vata* estiver predominando no corpo, o indicador sentirá o pulso mais que os outros dedos. O predomínio de *vata* confere ao pulso algumas características próprias desse *dosha*, e nesse caso o pulso será seco, rápido (mais de noventa batimentos por minuto), débil, fino, com ritmo irregular e trajeto tortuoso, movendo-se em ondas, como uma cobra ou uma sanguessuga. Esse tipo de pulso é, por isso, chamado de pulso cobra ou serpente, ou sanguessuga, e revela a agravação de *vata* no corpo.

Características do pulso de pitta

Quando *pitta* predomina no corpo, o pulso será mais forte sob o dedo médio e terá as características próprias desse *dosha*, ou seja, um pulso forte, quente, ativo e excitado, com frequência mediana (entre setenta e noventa batimentos por minuto), ritmo regular e trajeto retilíneo. Mover-se-á como os saltos de um sapo, um corvo ou um pardal, golpeando os dedos do examinador, pelo que é chamado de pulso sapo (rã), corvo ou pardal. Esse tipo de pulso revela a agravação de *pitta* no corpo.

Características do pulso de kapha

Quando o *dosha kapha* predomina no corpo, o palpitar do pulso é mais perceptível sob o dedo anelar. O pulso evidenciará características de *kapha*: será forte, porém macio; será cheio e estável, com ritmo mais lento (abaixo de setenta batimentos por minuto) e bastante regular, e com movimentos que lembram o flutuar de um cisne ou os movimentos de um pavão ou galo. É chamado de pulso cisne ou pavão e indica a agravação de *kapha* no corpo.

Efeitos dos sabores sobre o pulso

Um dos mais experientes entre todos os especialistas ayurvédicos indianos que passaram por Goiânia, especialmente em termos de pulsologia, o doutor P. G. Dhayatadak, ensinava que a alimentação baseada nos diferentes sabores produz efeitos específicos sobre o pulso, estabelecendo a seguinte relação:

- **sabor doce:** pulso profundo, com o movimento de um pavão;
- **sabor amargo:** pulso lento, sinuoso, com o movimento de uma minhoca;
- **sabor picante:** pulso inconstante, às vezes se pode tocá-lo, às vezes não, como a abelha na flor;
- **sabor ácido:** pulso agudo, quente, com o movimento de um sapo;
- **sabor adstringente:** pulso duro, mais seco, mas sem força (débil);
- **sabor salgado:** pulso reto e rápido;
- **dois ou mais sabores combinados:** pulso com características variadas. Por exemplo, na combinação salgado e doce, o pulso mostra-se frio e lento.

Efeitos da dieta sobre o pulso

As características da dieta, principalmente sua constituição e consistência, também produzem efeitos específicos sobre o pulso:

- **dieta líquida:** pulso muito duro;
- **dieta sólida:** pulso muito macio;
- **combinação de alimentos líquidos preparados de modo a se tornarem sólidos:** pulso macio e duro, de modo alternante;
- **carne:** pulso lento;
- **leite:** pulso frio e forte;
- **rapadura de leite e farinha de grão-de-bico:** pulso lento e débil;
- **abóbora e nabo:** pulso muito lento;
- **vegetais de folha e banana:** pulso cheio, sanguíneo;
- **alimentos moídos ou triturados e frituras:** pulso lento, estável e profundo.

Características do pulso em diferentes doenças

Nos textos ayurvédicos, há uma elaborada descrição da natureza do pulso em diferentes doenças, e isso é frequentemente usado pelos examinadores como meio para diagnosticá-las. O doutor P. G. Dhayatadak, com sua experiência e profundos estudos ayurvédicos, mostra algumas dessas associações:

- **Diabetes *mellitus*:** o pulso torna-se muito fino, como um fio de cabelo.
- **Ascite:** o pulso é típico e apresenta-se muito pesado, lento, volumoso, sólido e com trajeto sinuoso.
- **Hiperacidez:** mostrando trajeto sinuoso, o pulso é trêmulo, instável, lento e manifesta-se em golpes sob o dedo do examinador. Mostra-se semelhante ao pulso comum na dor abdominal. O *dosha pitta* é o mais perceptível nessa condição.
- **Cólica abdominal:** quando devida a *vata*, o pulso corre com trajeto sinuoso;

quando devida a *pitta*, ele se mostra quente e, quando há gases intestinais, o pulso é forte.
- **Constipação intestinal:** tal como na retenção urinária, o pulso torna-se forte e enérgico. Pessoas com vômitos e pessoas com as necessidades fisiológicas reprimidas apresentam pulso muito lento, como um elefante ou um ganso, e o mesmo ocorre quando há agravação de *kapha*.
- **Parasitose:** o pulso apresenta características mistas, mostrando sinais de *vata*, *pitta* ou *kapha*. Pela agravação de *vata*, o pulso mostra-se rápido e sinuoso; pela agravação de *pitta*, torna-se agudo e quente; pela agravação de *kapha*, apresenta-se lento e frio.
- **Anemia e icterícia:** o pulso flui muito lentamente por causa da agravação de *kapha*. Na icterícia, ele mostra-se quente, devido a *pitta*.
- **Tosse:** o movimento do pulso pode ser fino, estável, lento, cheio e quente. Às vezes assemelha-se ao de um ganso. Na maioria das vezes, o pulso é sempre sinuoso e trêmulo.
- **Dispneia:** o aspecto do pulso torna-se agudo e fixo. Ele se mostra reto e grosso e move-se como a sanguessuga.
- **Diarreia:** o pulso torna-se muito lento. Na diarreia do verão, movimenta-se como a sanguessuga. Na diarreia de *vata*, tem trajeto sinuoso. Na diarreia de *pitta*, apresenta-se rápido. Na diarreia de *kapha*, movimenta-se como um ganso. Em geral, apresenta os movimentos de um sapo quando dois *doshas* estão envolvidos. Contudo na diarreia de *vata* e *pitta*, mostra-se como uma serpente e como um ganso. Na diarreia que combina *vata* e *kapha*, o pulso mostra-se como um sapo e como um pavão.

A pulsologia e os órgãos internos

A principal meta da pulsologia ayurvédica é observar a predominância dos *doshas* no corpo, mas o exame das pulsações superficiais e profundas pode determinar também a condição de funcionamento dos principais órgãos internos. O Ayurveda postula que as pulsações perceptíveis nas artérias periféricas têm uma conexão com canais de circulação de *prana*, o ar vital. Essa energia primordial, segundo a filosofia védica, permeia todo o corpo e circula por todas as células do organismo, e pode conduzir informações de uma parte à outra, seja do interior para o exterior, seja em sentido contrário. Ao passar pelo sangue que circula na artéria radial, *prana* traz informações sobre os órgãos internos vitais, como os pulmões, intestinos, vesícula biliar, fígado, coração, pericárdio etc. Assim, por meio da percepção das pulsações superficiais e profundas sobre a artéria radial, o médico experiente poderá detectar a situação de funcionamento dos diversos órgãos internos.

Médicos indianos especialistas em Ayurveda, chamados de *vaidyas*, depois de anos de experiência, tornam-se verdadeiros *experts* em pulsologia, fazendo do pulso o seu principal método de diagnóstico sobre as condições fisiológicas do corpo de seus pacientes. Os *vaidyas* descrevem o exame aprofundado do pulso do seguinte modo: cada dedo repousa sobre um ponto de conexão específico, correspondente ao elemento associado ao *dosha* daquela localização do pulso. Assim, o dedo índex, que examina o local do *dosha vata*, está conectado ao elemento ar, do corpo; o dedo médio, que examina o local do *dosha pitta*, encontra-se ligado ao elemento fogo; e o dedo anelar, que examina as características do *dosha kapha*, está conectado ao elemento água.

O *vaidya* indiano Vasant Lad ensina que, para perceber as pulsações profundas e superficiais de cada um dos locais do pulso radial e assim colher informações sobre a situação dos principais órgãos internos, deve-se proceder a um exame apurado e detalhado em ambos os punhos do paciente, pois cada lado representa órgãos diferentes. Ao examinar o pulso radial direito do paciente, avalia-se o funcionamento do intestino grosso, os pulmões, a vesícula biliar, o fígado, o pericárdio e o sistema *tridosha*. Pelo exame do pulso esquerdo do paciente, obtêm-se informações sobre as funções do intestino delgado, do coração, do estômago, do baço, da bexiga e dos rins.

Além disso, diferentes órgãos são percebidos se o examinador aplica uma pressão, superficial ou profunda, sobre o pulso do paciente.

No que tange ao exame do pulso direito do paciente, o índex do examinador, ao pousar sobre ele, no local de *vata*, sente as atividades do intestino grosso, por meio de um toque superficial. Quando esse dedo posiciona-se com mais firmeza no pulso do paciente, aplicando-se uma pressão maior, percebem-se as funções pulmonares. No caso de se perceber uma pulsação muito proeminente quando o dedo índex pressiona de modo superficial o pulso direito do paciente, então *vata* está agravado no intestino grosso. Se o pulso profundo é também intenso, isso indica a existência de uma congestão pulmonar.

O dedo médio do examinador, ao pousar sobre esse pulso do paciente com um toque superficial, detecta a condição de funcionamento da vesícula biliar; com uma pressão profunda, esse mesmo dedo avalia a função do fígado.

O dedo anelar, quando aplicado sobre o mesmo pulso com um toque superficial, percebe a condição do pericárdio; com uma pressão profunda, esse mesmo dedo perscruta a condição de equilíbrio do sistema *tridosha*.

No exame do pulso esquerdo do paciente, o dedo índex do examinador, ao pousar sobre esse pulso com uma pressão superficial, avalia as atividades do intestino delgado; o mesmo dedo, aplicado com uma pressão profunda, analisa o funcionamento do coração.

Fazendo uma pressão superficial sobre esse pulso do paciente, o dedo médio do examinador avalia as atividades do estômago; o mesmo dedo, exercendo uma pressão profunda sobre esse local, verifica as condições de funcionamento do baço.

O dedo anelar, pressionado superficialmente sobre o pulso esquerdo do paciente, examina as funções da bexiga; o mesmo dedo, exercendo uma pressão profunda nesse local, verifica a função dos rins. O detalhamento das técnicas de pulsologia ayurvédica não é um procedimento simples ou de fácil aprendizado. Muitos textos ayurvédicos trazem apenas a primeira parte do exame, que consta da avaliação da situação dos *doshas*, o que já é bastante satisfatório. A maioria dos *vaidyas* indianos utiliza apenas esse aspecto do exame do pulso, em complemento a outros métodos de diagnóstico ayurvédico. Esse conjunto de técnicas, associado a uma boa anamnese, aumenta as chances de se ter um diagnóstico satisfatório do paciente.

Segundo os *vaidyas* indianos que atuaram no Hospital de Medicina Alternativa de Goiânia, mesmo na Índia, apenas uma minoria dos *vaidyas* detém as técnicas do exame mais minucioso do pulso, como, por exemplo, a avaliação da condição dos órgãos internos. Dos *vaidyas* que estiveram no Brasil, apenas dois tinham o hábito de realizar esse tipo de pulsologia detalhada. E mesmo esses, com sensibilidade mais apurada, somente realizavam o exame detalhado do pulso quando se encontravam em estado de harmonia e paz interior, depois de uma alimentação equilibrada no dia anterior e depois de uma manhã de meditação e concentração mental. Qualquer variação importante no estado de humor, na alimentação ou no estado de equilíbrio interior era motivo para que eles não se sentissem capazes de perceber as informações trazidas por *prana* ao pulso periférico. Nessas situações, eles realizavam o exame básico do pulso e complementavam o diagnóstico com os outros métodos tradicionais do diagnóstico ayurvédico. Conclui-se, com isso, que o exame básico do pulso já é bastante útil, e que o conhecimento mais profundo da pulsologia Ayurveda é fruto de paciência, método e disciplina e só poderá ser adquirido após longos anos de prática e estudos.

O exame da pele e das unhas

A pele e as unhas também fornecem elementos valiosos sobre a situação dos *doshas* no corpo. Também nesse caso deve-se ter o cuidado de não confundir características da constituição psicofísica com o movimento constante dos *doshas* na fisiologia. Por exemplo, quando as características de *vata* estiverem presentes, produzindo uma pele seca, deve-se perguntar ao paciente se essas características são recentes ou se ele sempre teve a pele seca. O mesmo prevalece para uma pele avermelhada e sanguínea, acusando o predomínio de *pitta*, ou uma pele oleosa, revelando a soberania de *kapha*.

Se sempre estiveram presentes na pele da pessoa essas características marcantes de um ou outro *dosha*, deve-se considerar que fazem parte de sua constituição individual, e portanto os *doshas* agravados nesse momento não podem ser tomados como parte de uma doença que esteja se manifestando em tal contexto.

No exame das unhas, devem-se observar suas formas, superfícies e contornos. É importante examinar se elas estão flexíveis ou endurecidas, macias ou ásperas, tenras ou de aspecto envelhecido, se elas se encontram frágeis e quebradiças, se sua superfície está rugosa ou manchada etc. Desse modo, pode-se obter informações sobre a constituição e o predomínio dos *doshas*.

Características da pele e das unhas durante a agravação de vata

Na agravação de *vata*, percebem-se algumas destas características: pele seca, fina, desvitalizada, quebradiça, frágil, podendo haver descamações farináceas ou manchas de coloração escurecida. As unhas podem apresentar-se secas, ásperas, curvas, irregulares, escurecidas, quebradiças ou farináceas. No predomínio de *vata*, a pele tende também a estar fria, e o corpo, emagrecido.

Características da pele e das unhas durante a agravação de pitta

Quando *pitta* está agravado, verifica-se a presença de algumas destas características: pele quente, avermelhada, inflamada, manchas avermelhadas, ulcerações, secreções de cor amarela ou amarelo-esverdeada, secreções e suores fétidos etc. As unhas tendem a estar coradas, rosadas ou vermelhas e brilhantes, a ser tenras e flexíveis e a apresentar inflamações nas bordas (paroníquias).

Características da pele e das unhas durante a agravação de kapha

Quando *kapha* está agravado, notam-se algumas destas características: pele fria e úmida, macia, oleosa, flexível, edemaciada, com manchas claras ou brancas, sensação de prurido e secreções claras, aquosas ou viscosas. As unhas tendem a ser grossas, fortes, macias e muito brilhantes, com um contorno uniforme.

O EXAME DA LÍNGUA E DOS LÁBIOS

Esse exame é útil não só no Ayurveda, mas também em outros sistemas de medicina. Ele revela uma série de condições às quais o corpo está submetido, especialmente em relação à predominância de um ou mais *doshas*. De modo geral, durante o exame da língua, devem ser observadas as seguintes características:

- **textura:** macia ou enrijecida;
- **umidade:** úmida ou ressecada;
- **forma:** bem-formada ou irregular e tortuosa;
- **bordas e contornos:** lisos e bem-definidos ou rugosos, irregulares ou com marcas de dentes;
- **superfície:** macia ou rugosa, lisa ou sulcada;
- **saburra (ou cobertura):** ausente, ou fina, ou espessa e de diversas colorações;
- **coloração:** pálida, esbranquiçada, amarelada ou avermelhada etc.

Características da língua e dos lábios durante a agravação de vata

Quando *vata* encontra-se agravado, a língua tende a apresentar uma ou algumas das seguintes características: pode estar ressecada, desidratada, enrijecida, irregular, tortuosa, com coloração enegrecida ou amarronzada, saburra fina, seca e mal-aderida a ela. Uma língua trêmula ou desviada de posição também é característica de *vata*.

Os lábios tendem a estar desidratados, secos, ásperos, finos e com descamação ou rachaduras na superfície. Estados psicológicos relacionados à agravação de *vata*, como tensão nervosa e temores ou fobias, podem provocar tremores e secura nos lábios, na boca e na língua.

Características da língua e dos lábios durante a agravação de pitta

Na agravação de *pitta,* a língua propende a apresentar uma ou algumas destas características: pode estar avermelhada ou amarelo-esverdeada, com inflamações ou pontos vermelhos, com saburra brilhante e fina, de cor amarelada ou esverdeada e fétida.

Ataques repetitivos de lesões inflamatórias no corpo da língua ou ao longo das margens dos lábios (inclusive herpes) podem indicar um estado de perturbação crônica de *pitta*. Os lábios tendem a estar vermelhos, inflamados, sangrantes ou brilhantes.

Características da língua e dos lábios durante a agravação de kapha

Quando *kapha* encontra-se agravado, a língua tende a apresentar uma ou algumas das seguintes características: pode estar excessivamente úmida e inchada, com marcas de dentes em suas bordas; pode apresentar uma saburra esbranquiçada, espessa ou viscosa, bem-aderida ao seu corpo, cuja coloração também tende a ser pálida ou esbranquiçada. Os lábios propendem a mostrar-se grossos, úmidos, pálidos ou edemaciados.

O EXAME DA APARÊNCIA

A agravação dos *doshas* reflete-se também na aparência geral do corpo e da face. Quando *vata* encontra-se excessivamente aumentado, a pessoa tende a emagrecer, os ossos ficam salientes, as juntas evidentes; a face mostra-se escavada e com olheiras escurecidas; a órbita ocular torna-se profunda, os olhos sem brilho, secos e desvitalizados. Desvios posturais, coluna tortuosa, claudicação, tremores, movimentos descoordenados, dificuldade para andar, paralisias, perda de forças em membros e exoftalmia (olhos projetados para fora) também são sinais e sintomas de *vata* agravado. Um quadro típico de agravação geral de *vata* no corpo é o hipertiroidismo.

Inquietação, ansiedade, movimentação constante, impaciência ansiosa, timidez ansiosa e excessiva preocupação são outras marcas que indicam o desequilíbrio de *vata*.

Diante de uma agravação de *pitta*, a aparência geral da pessoa é de congestão sanguínea, vermelhidão, calor geral, transpiração e um estado de inquietação irritada, impaciência irada, colérica e ríspida. A fala pode ser rápida e aguda, com objetividade e respostas diretas. Fotofobia, olhos congestionados e hiperemia da conjuntiva também são sinais de agravação de *pitta*.

A exacerbação de *kapha* torna o metabolismo geral do corpo muito lento e tende a provocar aumento excessivo de peso, edemas e uma aparência inchada, com bochechas gordas e macias. O comportamento tende para a quietude, lentidão para falar e andar e timidez depressiva. O quadro mais representativo de uma agravação geral de *kapha* é o hipotiroidismo.

15

PREPARAÇÕES HERBAIS AYURVÉDICAS

TÉCNICAS TRADICIONAIS

A técnica tradicional ayurvédica para manuseio de plantas medicinais é muito rica, composta de diversas preparações especiais, de inúmeras fórmulas que combinam plantas e outros produtos naturais. Algumas técnicas podem ser feitas em casa ou em uma pequena oficina comunitária, originando produtos simples para uso no dia a dia ou mesmo para a prática da fitoterapia ayurvédica.

As preparações ayurvédicas podem ser para uso oral ou para uso externo.

Descreveremos primeiramente os modos de preparação indicadas para uso oral posteriormente as mais reservadas para uso externo.

PREPARAÇÕES AYURVÉDICAS PARA USO ORAL

CHÁS

Chá é um termo genérico usado para certas preparações que usam a água como meio de extração dos princípios ativos das plantas medicinais. Os chás são preparações conhecidas universalmente, usadas em todos os sistemas de fitoterapia tradicional. A água empregada na preparação dos chás extrai as substâncias terapêuticas das ervas, além de hidratar o corpo e auxiliar na eliminação das toxinas. Ao aquecer a água, aumentamos a capacidade de extração dos princípios ativos e também pequenas quantidades de óleos essenciais são dissolvidos, mas esses óleos são extremamente voláteis e podem se perder se houver um aquecimento excessivo. Por isso, devemos saber a maneira correta de fazer o chá para os diferentes tipos de ervas e de suas partes usadas.

Diferentes tipos de chá

Devemos especificar o modo correto de preparar um chá aplicando-lhe a nomenclatura correta para cada caso. Os chás podem ser preparados de três maneiras básicas: **infusão, decocção** ou **maceração.**

De modo geral, a quantidade de erva utilizada na preparação do chá varia de acordo com a espécie de erva utilizada, mas em média utilizamos aproximadamente 5 g da planta fresca para 100 ml de água e cerca de 3 g da planta seca para cada 100 ml de água.

a) Infusão ou Infuso

Especialmente indicada para as partes mais delicadas das ervas, tais como as flores, as folhas de textura fina e as cascas finas.

Coloca-se a planta, amassada ou triturada, em um recipiente (de porcelana, esmaltado, vidro ou inox) e despeja-se a água fervente sobre ela. Deixa-se em repouso de 15 a 20 minutos, com o recipiente tampado. Após esse tempo deve-se destampar o infuso, tendo-se o cuidado de coletar para dentro do chá as gotas que ficam condensadas na tampa. Essas gotas contêm óleos essenciais da erva. Tomar morno.

A validade do infuso é de no máximo 24 horas.

Exemplo: Chá de flores de *Matricaria chamomilla* (camomila).

b) Decocção ou Decocto

Destinada para as partes mais resistentes das plantas medicinais, tais como as cascas, as raízes, as sementes duras e as folhas mais grossas.

Coloca-se a água e a parte do vegetal picada ou triturada em pó grosso em um recipiente (de vidro refratário, esmaltado ou inox) e deixa-se ferver, em fogo brando, de 5 a 20 minutos. O tempo de fervura depende da consistência da parte da planta que é utilizada. As folhas devem ferver no máximo por 5 minutos; as sementes ou cascas grossas podem ferver até 20 minutos.

Em alguns casos específicos, certas preparações ayurvédicas requerem fervuras mais demoradas, exigindo a evaporação de uma parte do volume inicial da água. Certas preparações tradicionais do ayurveda exigem que o decocto seja reduzido a 1/2, 1/3, 1/4 ou até a 1/8 ou a 1/16 do volume original.

Depois do cozimento, deixar o decocto em repouso de 10 a 15 minutos, tampado. Em seguida coar. **A validade do decocto é de no máximo 24 horas.**

Ex.: Decocção de *Zingiber officinale* (gengibre)

c) Maceração em água ou Macerado

Empregada geralmente para plantas que apresentam um acentuado sabor amargo ou que contenham princípios ativos com potencial de toxicidade. Não pode ser utilizado para plantas que fermentam.

Coloca-se a planta picada ou triturada grosseiramente em água fria. Folhas, sementes e partes tenras podem ficar macerando de 10 a 12 horas. Cascas e raízes duras podem ser maceradas de 22 a 24 horas. Deve-se colocar o recipiente contendo o macerado em um local fresco, protegido da luz solar direta. O ideal é que o macerado seja agitado periodicamente para facilitar a extração das substâncias ativas. Ao fim da maceração, deve-se coar o líquido.

A validade do macerado é de no máximo 24 horas.

Ex.: Maceração de casca de *Mommordica charanthia* (melão-de-são-caetano).

SUCOS FRESCOS

Suco é outro termo utilizado para uma ampla variedade de preparações aquosas de plantas medicinais, obtidas por diversos métodos. De modo geral, os sucos pretendem extrair as substâncias ativas das plantas espremendo-as ou triturando-as de maneira mecânica. Os sucos podem ser feitos com ervas frescas ou secas.

a) Suco de plantas frescas

Geralmente usam-se folhas ou frutos frescos. Deve-se cortar a planta em pequenos pedaços e triturá-la em um almofariz, um liquidificador ou em um processador, adicionando pequena quantidade de água. Ao final do processo, deve-se espremer vigorosamente e coletar o líquido obtido. Os sucos devem ser usados imediatamente após o preparo, pois perde rapidamente as suas propriedades. Eles podem ser conservados por no máximo 12 horas em geladeira.

b) Suco de planta seca

Nesse caso, a planta deve ser triturada até obter-se o pó fino. Adiciona-se água correspondente a uma ou duas vezes o peso da planta, dependendo das características da erva. Deixa-se em maceração por 24 horas em um recipiente de porcelana ou vidro. Depois desse período, deve-se espremer e filtrar o líquido. Esse tipo de suco deve ser consumido em no máximo 24 horas.

LEITES MEDICADOS

O Ayurveda descreve o uso de ervas fervidas no leite em vez de água. São os chamados leites medicados, que utilizam o leite não apenas como meio de extração das substâncias ativas das ervas, mas também como *anupana* (veículo) e como um nutriente com funções específicas. De modo geral, são usadas ervas com sabor agradável ou aromático, indicadas especialmente para crianças e idosos, mas a princípio qualquer erva poderia ser usada nesta preparação.

Material necessário:
- Leite.
- As ervas indicadas.
- Açúcar mascavo ou mel.
- Panela.

Preparação

As ervas indicadas podem ser frescas ou secas, devendo observar-se a parte usada e a dose adequada. Levar ao fogo o leite e as ervas indicadas, deixando chegar à fervura para melhor extração das substâncias ativas. No caso de se adoçar com açúcar mascavo, pode-se colocá-lo para ferver junto com as ervas. No caso do mel, ele deve ser acrescentado antes de ser tomado, pois não se deve ferver o mel.

As doses das ervas para a preparação do leite medicado devem seguir as mesmas doses indicadas para a preparação de um chá.

Usos dos leites medicados

Indicado especialmente para crianças e idosos, mas pode ser usado para qualquer pessoa que precise dos valores nutricionais e efeitos sobre os *doshas* proporcionados pelo leite, que aumenta *kapha* e reduz *vata*.

Conservação

Os leites medicados devem ser preparados para uso imediato. Todavia, em casos especiais ele pode ser conservado por até 12 horas em geladeira ou em local fresco.

GHEE (MANTEIGA PURIFICADA)

O *ghee* é um produto peculiar do Ayurveda, utilizado tanto como alimento como remédio. Ele é preparado a partir da manteiga de leite pura, sem sal, por um processo de fervura e purificação.

Material necessário:

- Manteiga de leite sem sal.
- Uma panela de aço inoxidável ou vidro.
- Uma colher grande de borda fina ou uma espumadeira, de aço inoxidável.
- Pano fino para coar.

Preparação

Na prática, os indianos tradicionais demonstram dois processos de preparação do *ghee*, os quais diferem entre si por um detalhe de grande significância:

a) O primeiro processo de preparação recomenda que nunca se deva mexer o *ghee* e exige a remoção da espuma que se forma desde o início da fervura. A espuma que sobe seria considerada substância indesejável, impureza da manteiga que é extraída durante esse processo de preparação. Esse método é encontrado nas castas mais altas da Índia e praticado pelas famílias mais abastadas.

b) O segundo processo recomenda a permanência dessa espuma da manteiga, por considerá-la toda nutritiva, não devendo ser desperdiçada. Esse método, descrito abaixo, é encontrado nas castas mais simples da Índia e praticado pelas famílias menos abastadas.

Preparação do ghee *com a retirada da espuma inicial*

- Colocar 1 kg de manteiga de leite pura, sem sal, numa panela de vidro ou de aço inoxidável.
- Levar ao banho-maria e deixar ao fogo por aproximadamente 50 a 60 minutos. Nesse período, não se mexe a manteiga; apenas retira-se cuidadosamente, com o auxílio de uma colher ou de uma espumadeira, toda a espuma que sobe. Pode-se deixar que essa espuma se acumule um pouco, para depois retirá-la com cuidado. Depois desse período, a espuma cessará de subir e a manteiga se transformará em um líquido amarelo-dourado, transparente e de odor adocicado ou amendoado.
- Desligar o fogo e deixar esfriar o líquido, sem mexer.
- Depois de alguns minutos, deve-se decantar o líquido ainda morno num recipiente limpo e seco, que possa ser vedado.
- Nesse processo de decantação, despreza-se o precipitado, um precipitado claro que seria constituído de impurezas da manteiga, e recolhe-se apenas o líquido fino e amarelado, que consiste no *ghee*. Quando não for mais possível separar o *ghee* do precipitado, deve-se recolher o *ghee* na superfície com uma colher limpa.

- Pode-se, a critério, coar o *ghee* pronto em um pano limpo e fino, para remoção de toda a espuma, mas não se deve tentar coar o precipitado, pois ele atravessará o pano.

Observação: Existem outras variações desse método, nos quais a panela não seria levada ao banho-maria, mas sim diretamente ao fogo; todavia, essa técnica é mais usada no processo descrito abaixo, no qual se mantém a espuma inicial.

Preparação com a permanência e transformação da espuma inicial
- Colocar cerca de 500 mg de manteiga de leite pura, sem sal, numa panela de aço inoxidável ou de vidro.
- Levar diretamente ao fogo baixo e deixar derreter, mexendo constantemente.
- Ferver até formar uma espuma esbranquiçada, com bolhas pequenas.
- Continuar misturando até que as bolhas desapareçam, que nesse método não serão removidas.
- Continuar a fervura, agora com o fogo baixo. Nessa etapa surgirão novas bolhas, só que maiores, finas e amareladas, e a manteiga adquirirá um tom dourado, exalando um aroma adocicado, característico. Nesse momento, aproxima-se o ponto de conclusão do processo de preparação.
- Ainda com o fogo baixo, continuar a fervura por mais um minuto ou pouco mais, tendo o cuidado de não deixar queimar ou fritar excessivamente a manteiga, para manter a coloração amarelo-ouro e o aroma adocicado.
- Desligar então o fogo e deixar esfriar um pouco.
- Coar em um pano o *ghee* ainda morno e líquido, desprezando-se uma borra mais escura que precipita no fundo da panela.

Usos

O *ghee* pode ser usado como manteiga, como azeite ou como tempero sobre os alimentos cozidos, além de ser um medicamento muito conceituado no Ayurveda.

Pode também dar origem a outros remédios, que no Ayurveda recebem o nome de *ghrita*: *ghee* medicado.

Conservação

O *ghee* deve ser guardado num recipiente de vidro, de boca larga, devidamente fervido, esterilizado com álcool a 70% e totalmente seco. Bem conservado, ele não requer refrigeração para ser estocado e conserva-se indefinidamente, sem data de expiração. Assim como os bons vinhos, quanto mais tempo guardado intacto, mais valioso e mais apreciado ele se torna.

Contudo, pode ser usado de imediato e, uma vez em uso, não pode ser contaminado com alimentos, água ou impurezas. Jamais se deve colocar uma colher ou qualquer utensílio molhado ou sujo dentro do *ghee*, sob pena de se perder sua qualidade ou dar origem ao crescimento de fungos.

GHRITA (GHEE MEDICADO)

Consiste em uma preparação que contém os princípios lipossolúveis dos remédios usados em sua confecção.

Material necessário:

Os três constituintes importantes na preparação do *ghrita* são:

- O *ghee*.
- O meio aquoso (sucos ou decocções).
- As pastas de remédios.

Preparação

O fundamento básico da preparação é transferir os princípios ativos dos remédios para o *ghee*, que é assim medicado e coletado no final do processo. Para tanto, fervem-se as os sucos, decocções ou pastas de ervas no *ghee*, até que a água usada na preparação seja eliminada por evaporação.

O *ghee* usado na preparação de remédios deve ser íntegro, inalterado e, preferencialmente, velho, mas não alterado quanto ao sabor e odor.

O meio aquoso pode constituir-se de sucos de ervas frescas, decocções de ervas frescas ou secas, ou mesmo leite. Geralmente, o meio aquoso é utilizado em quantidades maiores que as de *ghee*, em média na proporção de 1:4, ou seja, uma parte do *ghee* para quatro partes do meio aquoso.

Material usado na pasta de ervas

A pasta de ervas é preparada com ervas frescas ou ervas secas socadas em um almofariz. Só há necessidade de se acrescentar água para a socagem quando se usarem ervas secas. Às vezes, em determinados textos ayurvédicos, outros líquidos são prescritos para o processo de socagem das plantas.

Se a receita não especificar os remédios constituintes da pasta, usar-se-ão as mesmas ervas mencionadas na preparação do meio aquoso, em pequenas quantidades. Se a receita trouxer meramente o *ghee* e alguns nomes de plantas medicinais, sem especificar como usá-las, tanto a o meio líquido quanto a pasta serão preparadas a partir dos remédios mencionados, seguindo a proporção 1:4.

Equipamentos necessários:

- Uma panela de boca larga, rasa, de bronze ou cobre, revestido internamente de estanho, ou, preferencialmente, uma panela de aço inoxidável ou de vidro.
- Uma forte espátula, também preferencialmente de aço inoxidável e de cabo resistente, para misturar os remédios durante a preparação.
- Uma concha ou colher grande para coletar o *ghee*.
- Um pano fino e limpo para coar.
- Os remédios enumerados na receita.

Processo de preparação do ghrita

Os remédios já prontos sob a forma de meio aquoso e pasta de ervas indicadas para a preparação são colocados na panela, e em seguida o *ghee* é adicionado e misturado. A panela é aquecida com fogo leve, que gradualmente derrete o *ghee*. Quando ele está completamente derretido, a intensidade do fogo é aumentada para um fogo médio, para que a mistura comece a ferver. Essa intensidade é mantida até o fim.

A mistura deve ser constantemente mexida para evitar a carbonização ou aderência dos materiais no fundo da panela. Com a evaporação da água, o barulho da fervura diminui na panela e as partículas dos remédios precipitam-se, separando-se do *ghee*.

O fogo deve ser apagado quando toda a água tiver evaporado.

Métodos para certificar que a água foi evaporada

Para certificar-se da evaporação adequada da água, deve-se coletar uma pequena quantidade do sedimento e colocá-la na chama do fogão. Se ela estalar ao fogo e não se incinerar facilmente, formando uma chama trêmula e crepitante, a água ainda está presente. Em contrapartida, se ela gerar uma chama silenciosa e estável, indica que já se efetuou a desidratação adequada do material.

A preparação que ainda contém traços de água está em seu "estágio macio" (*mrudapaka*). Quando ela está totalmente desidratada, encontra-se em seu "estágio médio" (*madhyapaka*), e, quando a pasta já se fritou no *ghee*, diz-se que ela está em seu "estágio duro" (*kharapaka*). O estágio mais adequado dessa preparação é geralmente o estágio macio ou então o médio, a menos que outra especificação seja dada na receita.

Colheita do ghrita

Depois de pronta, a preparação deve ser coada ainda morna num pano fino e limpo, para se removerem as partículas suspensas das ervas.

Quando o volume do *ghrita* é grande, ele deve ser colhido com uma concha e coado adequadamente. Depois de se coletá-lo completamente, a panela com a pasta de remédios é colocada de pé, de modo que o *ghrita* embebido no sedimento seja separado pela força da gravidade. Esse também deve ser coletado, e a pasta deve ser espremida num pano para se retirar o restante do *ghrita* retido nela.

Uso do ghrita

A fim de mascarar o gosto e o odor dos remédios usados no *ghrita*, um pouco de açúcar pode ser adicionado a ele antes de sua administração, se não houver contraindicação ao uso do açúcar.

O *ghrita* geralmente é usado antes das refeições. É indicado para pacientes emagrecidos e debilitados, com baixo apetite e digestão fraca, pele seca, intestino preso, com muitas preocupações mentais e intoxicados.

Conservação

Assim como o *ghee*, o *ghrita* solidifica-se quando esfria. Por isso deve ser estocado em vasos de boca larga, com tampas apertadas. Sua conservação requer os mesmos cuidados exigidos para a conservação do *ghee*.

PÓS (CHURNAS)

Churnas são pós finos e secos de remédios. Podem ser compostos de um remédio único ou de dois ou mais remédios.

Atualmente, a grande maioria das ervas ayurvédicas descritas neste livro encontram-se disponíveis sob a forma de pó fino, em ervanarias, lojas de especiarias ou mesmo em farmácias de manipulação. Uma vez atestada a credibilidade e o laudo de qualidade dos produtos, pode-se adquirir os pós finos nesses locais. Caso contrário, no caso de ervas que não se encontram disponíveis dessa forma, sendo destinado para uso caseiro, podemos preparar domesticamente o pó fino para confecção de *massalas* ou para uso como uma *churna* ayurvédica.

Material necessário:

- Os remédios prescritos, limpos e devidamente secos;
- Equipamento para triturar as ervas: almofariz com pistilo, ou triturador ou moinho.
- Uma peneira fina ou um tecido de malha fina.

Preparação

As ervas secas são submetidas à trituração no equipamento específico até obter-se um pó fino. O pó deve ser tão fino a ponto de tornar-se amorfo. Depois de completamente triturado, ele é coado na peneira ou em tecido especiais, tais como a seda.

Nas preparações industriais ou comerciais, o grau de secagem tem de ser laboratorialmente controlado, devendo permanecer apenas entre 4% e 7% de umidade.

Quando as *churnas* são produzidas em larga escala, empregam-se desintegradores, pulverizadores e moinhos industriais para o processo de preparação das drogas vegetais.

Uso das churnas

As *churnas* podem ser indicadas para o uso oral direto, misturados com um *anupana* (veículo) adequado, que pode ser o mel, o leite, algum chá ou mesmo a água. Algumas *churnas* de melhor sabor podem ser misturadas diretamente com alimentos para serem ingeridos.

Podemos indicar a *churna* de uma erva isolada ou fazer uma mistura de ervas, tal como as *massalas*.

As *churnas* podem servir também de matéria-prima para a confecção de outras preparações ayurvédicas, para uso interno ou externo, tais como as *lehyas* ou *lepas*, como veremos adiante.

Conservação e dosagem

As *churnas* devem ser conservadas em frascos de vidros ou de polietileno ou em recipientes de aço inoxidável.

Elas retêm sua potência integral por um período de dois meses, quando começam a perdê-la gradualmente. Mas ainda assim, a menos que sejam contaminadas por insetos ou fungos, ou sujeitas à umidade, permanecem ativas por um ano.

No que diz respeito à dosagem, recomendam-se, em geral, de um a três gramas, de duas a três vezes ao dia.

PÓS GROSSOS (*KWATHA CHURNAS*)

Esse tipo de matéria-prima é o ideal sempre que um tipo particular de infusão, chá ou decocção é requisitado. Como são triturações grosseiras, as partes das plantas ainda podem ser identificadas até mesmo a olho nu, garantindo mais facilidade na hora de se comprar em ervanarias e lojas de chás.

As decocções preparadas com os pós grosseiros variam de acordo com o volume final do cozimento, que, pela fervura, pode ser reduzido a 1/2, 1/4, 1/8 ou 1/16 do volume original. A decocção assim preparada deve ser utilizada dentro de 24 horas após o seu esfriamento. Se for estocada por mais tempo, poderá ser contaminada por fungos.

No caso de ervas não disponíveis no mercado, sendo destinados para uso caseiro, podemos preparar domesticamente pós grossos para confecção de infusões, chás decocções, ou mesmo para estocar as plantas medicinais que foram coletadas frescas e dessecadas. Nesse caso, oportunamente, os pós grossos podem também ser triturados e transformados em *churnas* ayurvédicas ou podem dar origem a outra formas de preparações ayurvédicas como matéria-prima.

Material necessário:

- Os remédios limpos e secos.
- Equipamento para triturar as ervas: almofariz com pistilo ou triturador ou moinho.
- Tabuleiro para secagem.

Preparação

As ervas indicadas devem ser limpas e bem secas; e trituradas separadamente. Quando se desejar fazer uma mistura de pós grossos de ervas, apenas depois da trituração separada de cada uma delas é que se pode proceder à mistura.

Usos dos kwatha churnas

Os *kwatha churnas* são usados especialmente para a preparação de infusões, chás ou decocções, seja para uso direto, seja para fazer outras preparações, tais como o *ghrita e os panakas* (xaropes) ou os óleos medicados, como veremos adiante.

Conservação e estoque

Os *kwatha churna* permanecem bem conservados durante um ano se protegidos da umidade e do ataque de fungos ou insetos. Devem ser guardados em jarros de vidro bem fechados ou em sacos de polietileno bem selados. Esses sacos devem ainda ser acondicionados em caixas de madeira.

XAROPES TERAPÊUTICOS (*PANAKAS*)

O Ayurveda descreve uma vasta quantidade de xaropes feitos com ervas naturais, muito apreciados por seu sabor e aroma agradáveis e pela facilidade de preparação. Descreveremos aqui um dos métodos mais simples e difundidos.

Material necessário:

- Os agentes adoçantes, como açúcar ou rapadura.
- Os remédios prescritos.
- Uma vasilha de boca larga em aço inoxidável ou outros metais revestidos com estanho. Para evitar o derramamento do xarope durante a fervura, as vasilhas usadas devem ter uma capacidade de duas vezes o volume dos líquidos prescritos.

Preparação

O açúcar ou rapadura deve ser completamente dissolvido no meio líquido prescrito, que pode ser uma decocção ou um suco de plantas medicinais. O meio líquido é geralmente equivalente em peso à quantidade do agente adoçante. A solução é colocada dentro de uma vasilha de boca larga e levada ao fogo. Deve ser constantemente mexida durante o aquecimento, que tem de ser lento e estável. Do superaquecimento podem resultar o derramamento e um xarope muito endurecido. A espuma pode ser eliminada do xarope pela adição de pequena quantidade de suco de limão durante a fervura e removida com uma concha. O xarope estará no ponto certo quando atingir a consistência próxima à do mel.

Método para certificar o ponto do xarope

Aconselha-se pegar uma gota de mel ou melado e pingar em água dentro de um copo de vidro para observar a sua dispersão na água. Um pouco menos espesso que o mel ou o melado, o xarope em preparação, quando atinge o seu ponto certo, se dispersa na água formando pequenas linhas consistentes; observaremos uma pequena nuvem de linhas curtas e finas, significando que a consistência de mel ou melado será atingida quando a solução esfriar. Antes desse ponto, a solução se dispersará na água diluindo-se completamente, como um corante fluido. Mas se deixarmos passar do ponto, a solução formará uma massa mais pesada que descerá até o fundo do copo sem se dissolver na água. Nesse caso, o xarope se transformará em um "puxa" ou em um pirulito.

Usos dos xaropes

Os xaropes são especialmente indicados para crianças e idosos, por sua facilidade de administração. Também são úteis nas afecções de vias aéreas superiores, por promoverem uma adesão do remédio à mucosa da garganta, aumentando o seu efeito local.

Conservação e estoque

Depois de frios, os xaropes podem ser estocados em garrafas de vidro bem limpas, secas e bem tampadas, evitando-se assim o assédio de insetos atraídos pelo seu sabor doce. O tempo de conservação do xarope bem preparado e bem estocado é de aproximadamente 30 dias.

PASTAS (*LEHYAS*)

As *lehyas* são pastas ou extratos engrossados e adocicados. São também conhecidas pelo nome de *avalehas*. São também muito apreciadas pelo seu sabor e pelo efeito tônico e nutriente que promovem.

Material necessário:

- Os remédios prescritos.
- Uma vasilha de boca larga, feita de aço inoxidável ou outro metal revestido de estanho.
- Uma forte espátula para misturar os remédios durante a preparação.
- Uma fina peneira ou um fino tecido para coar.
- Os agentes adoçantes, como o açúcar mascavo, a rapadura e/ou mel.
- *Ghee*, adicionado para amaciar e preservar as *lehyas*.
- Agentes aromatizantes naturais.
- Meio líquido, composto de infusões ou sucos de plantas medicinais, ou simplesmente de água.

Preparação

Os remédios principais devem estar sob a forma de *churnas*, preparadas como descrito anteriormente.

Os agentes adoçantes podem ser adicionados sob a forma de um *panaka* (xarope) ou diretamente, sem passar pelo fogo.

Os pós finos (*churnas*) das plantas principais são adicionados e bem mexidos, para se misturarem homogeneamente com o xarope ou diretamente com o açúcar mascavo ou a rapadura. No caso de se adicionarem os pós ao xarope, a panela deve ser retirada do fogo antes de a mistura ficar completamente pronta, pois um aquecimento violento ou prolongado resultará numa mistura endurecida. Quando a massa pastosa é retirada do fogo, o *ghee* é adicionado e misturado homogeneamente. Depois de esfriada a pasta, o mel também é adicionado, quando for o caso. Finalmente, os agentes aromatizantes naturais são acrescentados e homogeneizados.

No caso de se adicionar diretamente os pós aos meios adoçantes, os demais ingredientes prescritos devem ser misturados juntamente com o *ghee* por meio de uma batedeira ou um processador.

A qualidade da preparação depende da fineza dos pós de plantas medicinais e da homogeneização eficiente dos ingredientes nos estágios de preparação.

Usos das lehyas

As *lehyas* também são preparações de sabor e aroma agradáveis e por isso são indicadas especialmente para crianças e idosos. Mas também são indicadas para pessoas que necessita do *ghee* e de *rasayanas* tônicas e nutritivas.

Conservação e estoque

As *lehyas* devem ser estocadas em vasilhas de boca larga e de vidro. Podem ser conservadas em boas condições por seis meses, sem qualquer alteração de qualidade.

DESTILADOS (*ARKAS*)

São essências destiladas que contêm os constituintes voláteis das ervas diluídas em meio aquoso. Equivalem aos chamados *aquae* ou "destilações" da farmacologia ocidental, que são preparados do mesmo modo.

Material necessário:
- As plantas prescritas, em forma de pó grosso, se elas estiverem secas, ou em fragmentos de cerca de um centímetro, se estiverem frescas.
- Uma vasilha de aço inoxidável com tampa.
- Um destilador de bronze ou cobre revestido de estanho, ou preferencialmente um destilador de aço inoxidável ou de vidro.
- Um frasco para a coleta do destilado.

Preparação

São preparados por um processo de destilação de plantas medicinais imersas em água. Os princípios voláteis que são desprendidos em mistura com a água são condensados e recolhidos. Na preparação dos destilados, colocam-se as plantas num recipiente de boca larga e adiciona-se água suficiente para cobri-las. Deixa-se o recipiente tampado por um período de 24 horas para a maceração das plantas, o que auxilia a liberação das substâncias voláteis. No dia seguinte, o macerado é colocado dentro do destilador, com a tampa bem fechada para evitar que o vapor escape. O destilador é levado ao fogo, e o destilado é colhido em garrafas grandes. O fluxo de água corrente no condensador deve ser contínuo. O final do processo de preparação é marcado pela eliminação de fumaça escura pela saída do destilador.

O destilado coletado deve ser homogeneizado para assegurar a uniformidade da concentração do medicamento, pois as primeiras frações de destilado são muito mais concentradas do que aquelas colhidas no final do processo, quando as plantas já foram depletadas dos seus princípios medicinais.

Geralmente o volume do destilado é 70% do volume total da mistura de remédios e água tomados para a preparação.

Usos dos Arkas

Em média 30 ml do destilado, associados a igual quantidade de água, de duas a três vezes ao dia.

Conservação e estoque

O destilado deve ser conservado em garrafas de vidro bem vedadas. Caso contrário, perderá os seus princípios medicinais voláteis. Recomenda-se agitar o recipiente antes do uso para que as gotículas de óleos suspensos se misturem ao líquido, pois essas são consideradas terapeuticamente importantes.

ÁLCALI (KSHARA)

Ksharas são cinzas de plantas medicinais ou os derivados dessas cinzas, em forma de soluções ou cristais. Todos têm a qualidade básica de serem alcalinos. De acordo com o seu estado físico – líquido ou sólido –, eles são chamados de "líquido alcalino" (*dravakshara*) ou "pó alcalino" (*churnakshara*).

Os álcalis são materiais cáusticos, com propriedades incinerantes e destrutivas. Assim, segundo a classificação ayurvédica dos cinco grandes elementos, eles pertencem ao elemento fogo (*tejas*).

Material necessário:

- Medicamento higienizado e seco.
- Tacho de ferro para a incineração do medicamento.
- Recipiente de aço com tampa para decantar as cinzas.
- Tecido de malha fina para coar.
- Recipiente de aço inoxidável para aquecimento do líquido obtido após coar.

Preparação

Incineram-se as folhas secas até a obtenção de cinzas, que serão peneiradas para homogeneização. Em um recipiente de aço inoxidável, coloca-se o material (depois de pesá-lo) acrescido de seis vezes o seu peso em água. Tampa-se o recipiente deixando-o em repouso toda a noite, para que ocorra a decantação. Filtra-se 21 vezes, através da malha fina, o líquido decantado, lavando-o cada vez. Transfere-se o líquido obtido para um recipiente de aço inoxidável, aquecendo-o em fogo brando até a evaporação total da fase líquida. O líquido deve ser constantemente mexido para evitar a queima do material. Transfere-se o pó aderido ao fundo da panela para um almofariz, onde será triturado até a obtenção de pó fino.

Usos dos ksharas

- Adultos: de 60 a 200 mg por dia.
- Crianças: de 30 a 100 mg por dia.

Os *ksharas* podem ser para uso por via oral ou para uso externo.

a) Uso oral – O *kshara* é diurético e antisséptico das vias urinárias. É utilizado para o tratamento de edemas e ascites e também como coadjuvante no tratamento de distúrbios gastrointestinais. As doses devem ser seguidas estritamente, pois a natureza cáustica dos *ksharas* pode causar lesões nas mucosas digestivas em altas doses.

b) Uso externo – Indicado para o tratamento de verrugas, por se tratar de uma substância cáustica. O produto, porém, pode provocar queimaduras ou irritações na pele se aplicado em partes sãs. Por isso, essa aplicação somente deve ser feita por um profissional capacitado, e apenas sobre a lesão verrucosa, evitando-se o contato com a pele sã ou com mucosas. O contato com os olhos pode provocar lesões graves na córnea e até perda da visão.

Conservação e estoque

Conservar em recipientes de vidro com tampas do mesmo material. Não se devem utilizar tampas de borracha ou cortiça, pois os produtos cáusticos atuam sobre esses materiais.

PREPARAÇÕES AYURVÉDICAS INDICADAS PARA USO EXTERNO

ÓLEOS MEDICADOS (*TAILAS*)

Em termos de método de preparação, os *tailas* são similares ao *ghrita*, porém preparados com óleos em lugar do *ghee*. Em sânscrito, *taila* significa óleo. O termo é derivado de *tila*, que quer dizer sementes de gergelim. Geralmente, nas preparações de *taila*, utiliza-se o óleo dessa planta, exceto em algumas preparações em que são prescritos os óleos de coco, de rícino ou de amêndoas.

As propriedades terapêuticas dos remédios são assimiladas pelos óleos por meio de um processo de fervura dos sucos ou decocções desses remédios com os referidos óleos.

Material necessário:

- O tipo de óleo indicado.
- Um meio aquoso, que pode ser uma decocção ou um suco de plantas medicinais (o volume do meio aquoso será quatro vezes o volume do óleo utilizado).
- Uma pasta preparada com os remédios prescritos, socados ou triturados.
- Uma vasilha de aço inoxidável com capacidade suficiente para prover espaço ao óleo em ebulição, durante o processo de fervura.
- Uma espátula resistente e de cabo longo, para misturar e mexer o material durante a preparação.
- Uma concha para transferir o óleo para os recipientes.
- Um pano limpo para coar.
- Um almofariz e um pistilo.

Preparação

O meio aquoso, o óleo e a pasta de ervas são colocados na vasilha, misturados e aquecidos em fogo moderado. Depois de algum tempo a mistura começa a ferver, eliminando o vapor, o que pode provocar a subida violenta do óleo e seu consequente derramamento. Para impedir o derramamento e a carbonização da mistura, ela deve ser mexida continuamente. O aquecimento pausado evita também a redução instantânea e a diminuição da potência do medicamento.

À medida que se reduz a água presente na mistura, ocorre também uma diminuição do som de fervura. Concomitantemente à perda de água, há uma sedimentação das partículas dos remédios no fundo do recipiente. À proporção que a água evapora, vão se definindo os estágios da mistura.

Quando se efetua a desidratação completa do material, a vasilha é retirada do fogo. Para se assegurar da completa desidratação, coloca-se no fogo uma porção do sedimento. Uma chama estável e silenciosa indica a ausência de água no material, enquanto uma chama instável e crepitante indica o contrário.

O estágio em que a mistura não apresenta mais água é chamado de estágio médio (*madhyapaka*). Quando ainda há traços de água, tem-se o estágio macio (*mrudapaka*). O estágio duro (*kharapaka*) é aquele em que o sedimento totalmente desidratado é frito no óleo e adquire uma consistência áspera. O medicamento deve ser retirado do fogo durante o estágio correto, indicado na prescrição. Se nenhum estágio for mencionado na receita, prepara-se o medicamento até o estágio médio.

Usos dos tailas

Os óleos medicados, em sua maioria, são indicados para uso externo.

A aplicação deve ser feita por meio de massagens ou fricções na direção dos pelos do corpo do paciente, seguidas de fomentação ou aquecimento das partes massageadas. Ocorre, desse modo, uma absorção por via cutânea, o que promove uma ação terapêutica rápida e eficaz.

Coleta e estoque

O *taila* é colhido depois de esfriar. O material sedimentado é coado num pano fino, devendo ser estocado por um período de sete dias antes de sua utilização. Os *tailas* bem preparados e bem estocados conservam-se por até um ano, para uso externo.

Exemplos de receitas

Para dores articulares e contusões, utilizam-se no suco a ser adicionado ao óleo medicado folhas de *Ricinus communis* L. (mamona), de *Melia azedarach* L. (santa-bárbara) e de *Bauhinia variegata* L. (pata-de-vaca) e bulbos de *Allium sativum* L. (alho). Nesse caso, o ideal é a associação ao óleo de rícino, que apresenta melhor ação antivata do que o óleo de gergelim.

Nas irritações cutâneas, as plantas mais utilizadas são as folhas da *Cassia tora* L. (tora), de *Hydrocotile umbellata* L. (acariçoba), de *Albizzia lebbeck* Benth. (coração-de-negro) e de *Mellia azedarach* L. (santa-bárbara) e o rizoma de *Curcuma longa* L. (açafrão). Aqui o óleo associado é, em geral, o de gergelim.

Para as aplicações capilares, podem-se utilizar toda a planta da *Eclipta alba* Hassk. (agrião-do-brejo), as flores de *Hibiscus rosa-sinensis* L. (hibisco) e as folhas de *Aloe vera* Tourn. ex Linn. (babosa), em geral associadas ao óleo de coco.

UNGUENTOS (*LEPAS*)

O termo *lepa* significa "medicamento de uso externo". As *lepas* equivalem aos unguentos das farmacopeias ocidentais. Todo óleo medicado associado à cera de abelhas é considerado uma *lepa*.

As lepas não devem ser colocadas em contato com os tecidos delicados ou utilizadas pela via oral, pois seus ingredientes podem ser tóxicos, irritantes ou corrosivos.

Material necessário:

- As plantas medicinais prescritas.
- Almofariz e pistilo.
- Óleo de gergelim ou outro óleo.
- Cera de abelhas.
- Vasilha de aço inoxidável.
- Pano para coar.
- Balança de precisão.

Preparação

Prepara-se primeiramente o óleo medicado (*taila*) ou utiliza-se um óleo vegetal puro. Acrescenta-se em media 20 a 30% de cera de abelha em relação ao volume do óleo. Essa adição deve ser feita com o óleo ainda sendo aquecido em fogo brando. A mistura é mexida vigorosamente, também em fogo brando, até a completa homogeneização do produto. Depois de pronto, o unguento deve ser filtrado e deverá adquirir consistência de pomada após esfriar.

Usos das lepas

As *lepas* são usadas como unguentos ou pomadas.

Estocagem

Recipientes hermeticamente fechados e livres de umidade.
A duração da potência máxima do medicamento é de dezesseis meses.

Um exemplo de receita: unguento para fissuras dos pés.

- Óleo de rícino.
- Suco das folhas de *Cassia tora* L. (tora).
- Suco das folhas de *Mellia azedarach* L. (santa-bárbara).
- Pó seco dos rizomas de *Curcuma longa* L. (cúrcuma ou açafrão).
- Cera de abelhas.

Preparar o óleo medicado associando o óleo de rícino e os sucos das folhas prescritas. Adicionar o pó dos rizomas e aquecer. Coar e em seguida adicionar a cera de abelhas e fundir em fogo brando, mexendo constantemente.

CATAPLASMA

São preparações para aplicação externa utilizando-se um decocto quente embebido em um tipo de farinha. Tanto o calor local quanto os princípios ativos das ervas atuam de modo terapêutico.

Material necessário:

- A decocção das ervas indicadas.
- O tipo de farinha indicada: de mandioca ou de milho ou mesmo um fubá.
- Panela de aço inoxidável.
- Colher de pau ou espátula forte para mexer a mistura.
- Pano fino.
- Óleo de gergelim ou um *taila*.

Preparação

Preparar a decocção indicada e acrescentar o tipo de farinha indicada enquanto a decocção ainda está quente, para engrossar e preparar uma massa. Antes de aplicar a compressa, deve-se aplicar óleo de gergelim sobre a parte afetada, para promover a untuosidade do local e proteger a pele do calor. Aplicar a massa do cataplasma ainda quente, mas em temperatura suportável, sobre um pano limpo estendido sobre a pele, numa quantidade suficiente para cobrir a área afetada.

Conservação

O cataplasma deve ser feito para aplicar na hora, ainda quente.

COMPRESSAS

As compressas diferem dos cataplasmas porque as aplicações locais sobre a pele são feitas usando-se apenas uma toalha ou um pano embebido nas decocções quentes ou em um suco fresco frio. Em pequenas extensões pode-se usar um pedaço de algodão embebido na decocção.

Material necessário:

- A decocção das erva indicadas.
- Uma toalha ou um pano ou um pedaço de algodão.
- Óleo de gergelim ou um *taila*.

Preparação

Mergulhar um pano limpo ou pedaço de algodão no chá ou suco da planta, preparado no momento de ser utilizado. Aplicar, quente ou frio, sobre o local indicado.

As compressas devem ser renovadas frequentemente, a cada 5 a 10 minutos, para manter o efeito por pelo menos 20 minutos ou mais.

Conservação

As compressas devem ser feitas para aplicar na hora.

ALGUNS EXEMPLOS DE FÓRMULAS AYURVÉDICAS

TAILA PARA AGRAVAÇÃO DE *VATA* E *KAPHA* NAS ARTICULAÇÕES

- 100 ml de óleo de rícino;
- 200 ml de suco das folhas de *Mellia azedarach* L. (santa-bárbara);
- 200 ml de raiz de *Sida carpinifolia* L. (malva-branca) (decocção);
- 20 g de pasta de *Allium sativum* L. (alho) (dentes).

TAILA PARA AGRAVAÇÃO DE *PITTA/KAPHA* NA PELE

- 100 ml de óleo de rícino;
- 100 ml de suco das folhas de *Cassia tora* L. (tora);
- 100 ml de *Mellia azeradach* L. (santa-bárbara);
- 100 ml de *Albizzia lebbeck* Benth. (coração-de-negro);
- 100 ml de *Hydrocotylle umbellata* L. (acariçoba);
- 20 g de raiz de *Curcuma longa* (açafrão) em pó.

CHURNA PARA PROMOVER A FORÇA DE *AGNI*

- 10 g de pó fino dos frutos de *Solanum paniculatum* L. (jurubeba);
- 20 g de pó fino dos rizomas de *Zingiber officinalle* Roscoe (gengibre);
- 20 g de pó fino dos frutos de *Piper nigrum* L. (pimenta-do-reino);

- 10 g de pó fino dos rizomas de *Curcuma longa* L. (açafrão);
- 5 g de pó fino dos rizomas de *Acorus calamus* L. (casmo);
- 10 g de pó fino da casca de *Cinnamomum zeylanicum* Blume (canela);
- 10 g de pó fino dos botões de *Syzygium aromaticum* (L.) Merr. & L. M. (cravo);
- 20 g de pó fino das folhas de *Mentha piperita* L. (hortelã);
- 10 g de pó fino das folhas de *Ocimum gratissimum* L. (alfavaca).

Acrescentar opcionalmente 115 g de açúcar mascavo orgânico. A dose máxima para adultos é de 6 g ao dia, em três ou quatro tomadas, e, para crianças, até 2 g ao dia, divididos do mesmo modo.

CHURNA PARA PROMOVER A FORÇA DE *JATHARAGNI*

- 5 g de pó do rizoma de *Zingiber officinalle* Roscoe (gengibre);
- 10 g de pó da planta completa de *Phyllanthus niruri* L. (quebra-pedra);
- 5 g de pó dos botões floridos de *Eugenia caryophyllata* Thunb. (cravo-da-índia);
- 10 g de pó das sementes de *Coriandrum sativum* L. (coentro);
- 10 g de pó das sementes de *Pimpinella anisum* L. (erva-doce);
- 30 g de açúcar.

Triturar a mistura até a obtenção de um pó ultrafino.
A dose é de 1 g três vezes ao dia, com água morna.

CHURNA PARA AGRAVAÇÃO DE *VATA* E *KAPHA* NAS VIAS RESPIRATÓRIAS

- 10 g de pó dos rizomas de *Curcuma longa* L. (açafrão);
- 10 g de pó das folhas de *Ocimum gratissimum* L. (alfavaca);
- 10 g de pó dos rizomas de *Zingiber officinalle* Roscoe (gengibre);
- 3 g de pó dos frutos de *Piper nigrum* L. (pimenta-do-reino);
- 10 g de pó dos frutos de *Solanum paniculatum* L. (jurubeba);
- 43 g de açúcar.

Triturar até a obtenção de um pó ultrafino.
A dose é de 1 g três vezes ao dia, com água morna ou com mel.

PANAKA PARA PROMOVER *AGNI*

- 100 ml de suco dos frutos de *Citrus limon* (L.) Burm. F. (limão);
- 50 ml de suco fresco dos rizomas de *Zingiber officinalle* Roscoe (gengibre);
- 150 g de açúcar.

PANAKA PARA AGRAVAÇÕES DE *VATA* NAS VIAS RESPIRATÓRIAS

- 20 g de pó grosso das folhas de *Ocimum gratissimum* L. (alfavaca);
- 20 g de pó grosso das folhas de *Mentha piperita* L. (hortelã);
- 10 g de pó grosso dos rizomas de *Glycyrrhiza glabra* L. (alcaçuz);
- 10 g de pó grosso dos botões de *Syzygium aromaticum* (L.) Merr. & L. M. (cravo);
- 10 g de pó grosso da casca de *Cinnamomum zeylanicum* Blume (canela);
- 5 g de pó grosso dos rizomas de *Curcuma longa* L. (açafrão).

Preparar a decocção com 600 ml de água. Em seguida, adicionar 20 ml de suco de gengibre e 175 g de açúcar e fazer o xarope de acordo com a técnica convencional.

A dose para adultos é de até 15 ml ou uma colher de sopa por três vezes ao dia, e, para crianças, é de um terço à metade da dose.

PASTILHAS DE GENGIBRE

Tirar a casca fina do gengibre, raspando-o com uma faca, e cortá-lo em cubos bem pequeninos.

Acrescentar, para 1 kg de gengibre, 250 g de sal marinho e uma quantidade de suco de limão suficiente para espalhar o sal sobre os cubos, num recipiente de vidro ou barro, de boca larga. Durante o dia, tirar os pedaços de gengibre e colocá-los ao sol, e, à noite, colocá-los de novo na solução de suco de limão com sal marinho. Repetir esse procedimento até que evapore toda a solução de limão com sal, sobrando apenas os cubos de gengibre embebidos com os potenciais da solução. Secar os cubos ao sol e usá-los para chupar e mascar, como digestivo, tônico circulatório e purificador da garganta e do hálito.

UNGUENTO (*LEPA*) COMPOSTA

- pó fino das folhas de *Melia azedarach* L. (santa-bárbara), de *Cássia tora* L. (tora) e de *Albizzia lebbeck* Benth. (coração-de-negro): 10 g de cada;

- pó fino dos rizomas de *Curcuma longa* L. (açafrão) e dos rizomas de *Acorus calamus* L. (casmo): 5 g de cada;
- 100 ml de óleo de gergelim;
- 2 g de cera de abelha.
- Apenas para uso tópico.

GHEE MEDICADO COMPOSTO

- 400 ml de suco das folhas frescas de *Hydrocotyle umbellata* L. (acariçoba);
- pó dos rizomas de *Acorus calamus* L. (casmo) e pó dos rizomas de *Curcuma longa* L. (açafrão): 5 g de cada;
- 5 g de pó da casca de *Cinnamomum zeylanicum* Blume (canela);
- 100 ml de *ghee*.

Indicado para agravações de *prana vata*.
A dose para adultos é de 10 a 15 ml ao dia, e, para crianças, de até 10 ml ao dia.

LEHYA COMPOSTA

- 500 g de pó fino da raiz de *Sida cordifolia* L. (malva-branca);
- 25 g de pó fino dos rizomas de *Zingiber officinalle* Roscoe (gengibre);
- 15 g de pó fino dos botões de *Syzygium aromaticum* (L.) Merr. & L. M. (cravo);
- 15 g de pó fino das nozes da *Myristica fragrans* Houtt. (noz-moscada);
- 100 g de pó fino das folhas de *Hydrocotylle umbellata* L. (acariçoba);
- 500 g de pasta de uvas-passa;
- 1.200 g de pó fino de açúcar (mascavo ou cristal);
- 200 g de *ghee*;
- 300 g de mel.

É usada como tônico e fortificante; *rasayana* para *vata*.
A dose é de 15 a 30 g, de duas a três vezes ao dia (tomar com leite).

16

TERAPIAS AYURVÉDICAS

NOÇÕES BÁSICAS DO TRATAMENTO AYURVÉDICO
– ERICK SCHULZ* E DANILO CARNEIRO

O Ayurveda não é apenas uma prática médica que aplica medicamentos com o objetivo de aliviar sintomas ou curar doenças. Tampouco é um método tecnicista que visa prevenir doenças mediante procedimentos externos, tais como cuidados com a higiene, vacinas e medicamentos preventivos. Na verdade, trata-se de uma ciência que engloba os diversos aspectos da existência e da saúde do ser humano, que se integra ao seu dia a dia como uma verdadeira filosofia de vida e como um instrumento valioso na conquista de objetivos, sobretudo para as pessoas que almejam atingir patamares cada vez mais altos de equilíbrio, harmonia, felicidade interior e longevidade com saúde.

Para atingir objetivos tão nobres, o Ayurveda logrou reunir, em sua origem e criação, os mais diversos recursos terapêuticos disponíveis na natureza. Desse modo, dividiu-se nos oito ramos ou especialidades já descritos e amalgamou os mais eficientes conhecimentos em torno de uma completa Racionalidade Médica, como jamais se viu até os dias de hoje em todo o mundo. Entre os principais recursos naturais voltados para o equilíbrio humano propostos pelo Ayurveda, podem ser citados: *dinacharya*, *rasayanas*, gemoterapia, mineraloterapia, cromoterapia, *gandarva veda* ou terapia musical, *yoga*, *panchakarma*, massagem ayurvédica, dieta ayurvédica e fitoterapia.

DINACHARYA

É um ramo do Ayurveda que trata das rotinas, dos hábitos e dos regimes diários de comportamentos e atitudes de vida direcionados à saúde e à longevidade.

---

* Diretor do Instituto de Cultura Hindu Naradeva Shala, Vice-Presidente da Associação Brasileira de Ayurveda e Secretário Honorário para a cidade da São Paulo da Federação Internacional de Yoga.

RASAYANAS

Essa especialidade, também denominada *jara chikitsa,* a ciência do rejuvenescimento, é indicada pelo Ayurveda com o objetivo de aumentar o vigor do corpo e a resistência orgânica.

GEMOTERAPIA

É a terapia que utiliza pedras preciosas e gemas especiais, principalmente no sentido preventivo, para auxiliar no equilíbrio dos *doshas*.

MINERALOTERAPIA

Utiliza minerais e metais pesados, adequadamente purificados por meio de técnicas especiais da farmacotécnica ayurvédica, no tratamento de diversas enfermidades, geralmente em associação com as plantas medicinais.

Consiste em empregar as cores com o objetivo de pacificar ou estimular os *doshas*, especialmente com fins preventivos ou complementares.

GANDARVA VEDA

Consiste no emprego de músicas instrumentais especiais que atuam sobre os *doshas*, estimulando-os ou pacificando-os, em conjunto com práticas de meditação ou *yoga*. Tem o objetivo de equilibrar preventivamente as funções do sistema *tridosha*.

TERAPIAS MANUAIS AYURVÉDICAS

As técnicas manuais ayurvédicas fazem parte de uma complexa metodologia de *Chiktsa* ou pacotes de técnicas, que é o modo mais prático e seguro de entender os procedimentos terapêuticos do Ayurveda.

As terapias manuais ayurvédicas dividem-se em duas formas: *Shamana* e *Shodhana*. As técnicas de *Shamana* são conhecidas como *Purva Karmas*, enquanto as técnicas de *Shodhana* também são chamadas de *Pancha Karmas*. Neste capítulo explicaremos os procedimentos que fazem parte do *Shamana*.

SHAMANA *(Purva Karma)* consiste em técnicas terapêuticas aplicadas sobre o paciente para reduzir os sintomas da desarmonia do Sistema *Tridosha*. Essas técnicas envolvem todas as aplicações necessárias para diluir, conduzir, lubrificar, aquecer, esfriar, secar, nutrir; enfim, tentar equilibrar o máximo possível os *doshas* que se encontram em desarmonia no paciente. *Shamana* é uma maneira de reconduzir a pessoa à sua natureza; em outras palavras, retornar ao seu ponto de saúde/equilíbrio. É aconselhável, sempre que possível, aplicar *Shamana* até equilibrar a pessoa, o que nos permitiria evitar a necessidade de aplicar as técnicas de *Shodana*. A aplicação de *Shodana* deve ser cogitada em último caso, quando a pessoa encontra-se em profunda desarmonia crônica. As técnicas de *Shamana* podem ser feitas de modo avulso, para fins de relaxamento, estética ou manutenção após as terapias prescritas.

SHODANA *(Pancha Karma)* – *Shodana* é o *Pancha Karma* propriamente dito, que significa terapia das cinco ações. São técnicas terapêuticas voltadas para o reequilíbrio de desarmonias no organismo. Para aplicar o *Shodana* é necessário que seja realizado ao mesmo tempo ou anteriormente à preparação – *Shamana*.

O termo *Shamana* vem da raiz sânscrita *sham*, que significa paz. É um modo de aplicação de procedimentos mais suaves, utilizado praticamente em todos os programas de tratamentos ayurvédicos quando se percebe a presença de *ama* (toxina) no organismo. Nessa fase ocorre a mobilização e a digestão das toxinas, que promove assim a separação do *dosha*, das toxinas *(ama)* e das eliminações *(malas)*, como as fezes, o suor e a urina.

O processo de pacificação dura em média três meses, dependendo logicamente das condições da pessoa, identificada e diagnosticada a partir da avaliação feita pelo profissional capacitado. Uma vez definida qual é a *prakruti* e qual é a *vikruti* da pessoa, o profissional capacitado em Ayurveda poderá montar um programa ayurvédico de tratamento de pacificação do *dosha* que está em desarmonia ou então um programa ayurvédico focado na manutenção da harmonia dos *doshas* no organismo. Esses programas poderão conter: alimentação adequada à *prakriti*, fitoterapia ayurvédica, meditação, yoga, rotina da vida (tanto diurna quanto noturna), *rutocharya* (adequação às estações do ano), meta espiritual, *sattwajaya* (é um método do Ayurveda para melhorar as funções da mente e alcançar nível superior da mente), yoga e exercícios físicos, astrologia védica e as técnicas manuais ayurvédicas (*shamana*), que serão abordadas a seguir.

AS TÉCNICAS DE *SHAMANA*

Abhyanga

O termo *abhyanga* vem do sânscrito e significa untar, friccionar com óleo. Conhecido também como *snehana* externo ou popularmente como massagem ayurvédica, ou *sneha abhyanga*, uma das muitas terapias com uso de óleos. O *abhyanga* é uma massagem corporal e facial realizada com óleos vegetais ou ervas específicas para cada *dosha* que auxilia na revitalização dos tecidos do corpo (*dhatus*), facilitando que as toxinas sejam removidas do corpo. É considerado um dos procedimentos mais importantes do Ayurveda. No *abhyanga* é essencial o uso de óleos vegetais medicamentosos, sempre se utilizando dele morno, por todo o corpo, que pode também ser aplicado na forma de automassagem.

O *abhyanga* tem um efeito muito mais profundo que as massagens em geral, pois consegue equilibrar corpo-mente-energia. Essa massagem pode ser aplicada por um terapeuta ou dois, sincronicamente.

O *abhyanga* reequilibra os *doshas*, fortalece o sistema imunológico, ajudando o indivíduo a criar resistência e flexibilidade internas e externas para se defender e se adaptar às mudanças e intempéries. Promove o aumento da circulação periférica nos vasos capilares, o que auxilia na redução da pressão arterial e contribui para aumentar a oxigenação nos tecidos. Sendo um dos tratamentos de rejuvenescimento *(rasayana)* do Ayurveda, o *abhyanga* aumenta a força do tecido, melhora a circulação do sangue, rejuvenesce os tecidos, remove celulite, embeleza a pele, atrasa a velhice, induz ao sono saudável, promove vitalidade, pacifica desarmonias dos *doshas* (especialmente de *vata*), reduz toxinas e remove o stress.

O *abhyanga* pode ser aplicado em regiões específicas do corpo, e assim recebe os nomes de:

Mukhabhyanga = massagem facial
Padabhyanga = massagem nos pés
Pristhabhyanga = massagem nas costas
Shiroabhyanga = massagem na cabeça

Muito apreciada, a massagem *shiroabhyanga*, também conhecida como massagem craniana, é um procedimento que sempre complementa outras técnicas, ao final de uma massagem ou do *shirodhara*. Esta técnica realiza uma massagem em toda a cabeça e geralmente inclui a face, que deve ser massageada com o *ghee*, para prevenir o envelhecimento precoce da pele e eliminar rugas.

Udvartana, Garshana e Utsadana

Udvartana (ou *udwartana*) é um procedimento aplicado em todo o corpo, menos no rosto, indicado especialmente para auxiliar na perda de peso. Pós finos de ervas são aplicados secos e diretamente sobre todo o corpo, sendo massageados profundamente com movimentos específicos por um ou dois terapeutas.

Esse método consiste em um maravilhoso tonificante da pele e dos músculos, considerado um aliado na redução de medidas após o parto ou em caso de grande perda de peso repentina. E, ainda, é eficaz na remoção de toxinas de *kapha* do corpo, revitalizando o sentido de toque e reduzindo celulites, ou seja, um poderoso oxigenador do corpo. Diferente do *garshana*, não utiliza sal grosso nem cânfora, o que a torna menos agressiva.

Garshana é uma massagem feita com uma luva de seda. É aplicada no corpo todo, menos no rosto e na cabeça, utilizando-se um óleo vegetal morno mesclado com ervas em pó, as quais podem conter cânfora, sal grosso ou *black salt*. *Garshana* é um tratamento especializado para redução de peso. Além disso, melhora a qualidade da pele, tonifica os músculos, diminui a flacidez, reduz a celulite e remove toxinas de *kapha*, proporcionando uma maravilhosa esfoliação no corpo. Tradicionalmente, esse procedimento é realizado sem o uso de luvas de seda; todavia, em vários países do mundo, os profissionais incluíram a utilização da luva de seda nesse procedimento.

Utsadana consiste em uma massagem feita aplicando-se uma pasta (*lepa*) preparada com pós finos de ervas e um óleo, misturados de modo homogêneo. A pasta (*lepa*) é derramada sobre a pele da pessoa e a massagem deve ser feita sincronicamente. É uma excelente técnica para a pele, pois a deixa macia, brilhante e aumenta a sua vitalidade.

- *Udwartana* – Massagem com pós de ervas a seco
- *Garshana* – Massagem com pós de ervas e sal (luva de seda)
- *Utsadana* – Massagem com pós de ervas e óleo (*lepa* – pasta)

Chavutti Thirummal

Esta massagem é típica do Estado do Kerala, sul da Índia, e está associada a três outras tradições: o *Kalaripayattu* (arte marcial indiana), o *Kathakali* (dança clássica) e o Ayurveda (Racionalidade Médica indiana). No *Kalaripayuattu*, assim como no *Kathakali* exige-se dos praticantes excelente forma física, flexibilidade, resistência e soltura.

De todos os tipos de massagem, *chavutti* é a que proporciona pressão mais profunda com uniformidade, pois nesse estilo de massagem o especialista desliza com os pés sobre o corpo do paciente untado com óleos vegetais. Para o terapeuta conseguir se equilibrar, ele se apoia em uma corda presa ao teto ou em um banquinho firme. *Chavutti* é indicada para dores musculares, desnutrição, rigidez, edema, estresse e insônia.

Marma Abhyanga, Marma Shastra ou Massagem nos Marmas

Segundo o dr. Avinash Lele, em seu livro *Ayurveda e a Terapia Marma*, os *marmas* se assemelham aos pontos da acupuntura quanto às suas propriedades e finalidades. Às vezes, são referidos como "pontos de acupressão ayurvédicos". No entanto, devemos ter cuidado para não simplesmente igualarmos os *marmas* aos pontos de acupuntura.

Os *marmas* são várias regiões no corpo em que há intersecção de articulações, ossos, ligamentos, músculos, vasos (sanguíneos e linfáticos) e nervos. Também conhecidos como pontos energéticos, esses 107 pontos principais são sensíveis e se os circularmos gentilmente com a ponta dos dedos as toxinas serão liberadas e expelidas pelo corpo.

Utilizamos a marmaterapia, ou como é chamada em algumas literaturas, massagem *mardana*, de diversas formas terapêuticas no Ayurveda, inserido dentro da massagem ou de forma avulsa; ou ainda, quando a pessoa não pode receber uma massagem completa, devido ao excesso de *ama* (toxina), então se aplica somente a massagem *mardana* nos postos *marmas* específicos a serem trabalhados. A massagem *mardana* pode utilizar acupressão, óleos essenciais, tratamento prânico, agulhas, aplicação de ervas, sangria e aplicação de calor. Esse procedimento pode ser indicado para pacificar todos os *doshas*, de acordo com a necessidade.

Kumara Abhyanga

Massagem específica para bebês, que é conhecida no Ocidente como *Shantala*. A massagem em bebês é muito parecida com o *abhyanga*, modificando o tipo de óleo, a duração e a sua aplicação em determinados pontos do corpo. Na Índia, tradicionalmente, após a massagem, o bebê é submetido a um tipo de "defumação", que é conhecido como *dhumapa*.

Shiroabhyanga

Shiroabhyanga, como mencionado acima, consiste em uma massagem especial na região da cabeça. Conhecida também como *Champi*, esta massagem visa trabalhar especificamente a cabeça, os ombros e uma pequena parte das costas. É ótima para aliviar tensões nessas regiões e para auxiliar nos tratamentos de dor de cabeça, dos olhos e de excessos de mucosidades. Esta massagem pode ser aplicada com óleos apropriados, com cremes ou mesmo a seco.

Shiroabhyanga é útil para aumentar a oxigenação e o fornecimento de nutrientes do cérebro. Por meio desta massagem, mantém-se um equilíbrio biológico, com expressão na melhoria da saúde e longevidade.

Está descrito no Ayurveda que a massagem em geral, e a massagem na cabeça em particular, é um mecanismo eficaz para induzir o sono. Pesquisas modernas confirmam que ela estimula a produção de triptofano, aminoácido que dá origem à melatonina e à serotonina, neurotransmissores associados às sensações de prazer e bem-estar.

Entre os principais benefícios atribuídos ao *shiroabhyanga*, listamos os seguintes:
- Relaxamento do sistema nervoso e eliminação da fadiga provocada pelas tensões e pelo estresse.
- Melhora da circulação e manutenção do fluido cerebrospinal.
- Aumento da secreção dos hormônios do crescimento e estimulação do desenvolvimento das células do cérebro.
- Aumento da circulação do *prana* dentro do cérebro.
- Eliminação das toxinas acumuladas no organismo e, em troca, as células são alimentadas com nutrientes e *prana*.
- Estimulação do sistema imunitário e aumento da energia, vitalidade e virilidade.
- Retardamento da queda do cabelo, da calvície e do branqueamento precoce dos cabelos, por estimulação da circulação dos folículos capilares.

SHIRODHARA

Nesse procedimento, um óleo vegetal especialmente confeccionado com ervas específicas, de acordo com cada *prakriti*, é derramado na testa, na região do *ajna chakra* e na cabeça, estimulando especificamente o *marma sthapani*, durante um período mínimo de 30 minutos e máximo de 60 minutos.

Para obter-se um melhor resultado, aconselha-se realizar no mínimo sete sessões, com intervalos de no máximo uma semana. Esse procedimento induz frequentemente a um estado de relaxamento profundo do corpo e da mente, revitalizando o sistema nervoso central.

Esta técnica é altamente eficaz para evitar doenças como paralisias, parkinsonismos, demências e outras disfunções neurológicas. É útil em distúrbios do sono, falta de concentração, estresse, dores de cabeça crônicas, e déficits da memória. O procedimento do *shirodhara* obtém melhor resultado quando realizado após o *abhyanga*.

SHIRO BASTI

Esse é um tratamento no qual aplica-se um óleo medicado diretamente sobre a cabeça. A coroa da cabeça é envolvida em um tipo especial de recipiente fixado em torno da testa, circundando toda a cabeça, de modo que um pequeno cilindro seja criado no topo do crânio.

O óleo morno medicado é então derramado no recipiente formado e mantido por algum tempo para penetrar pela parte superior da cabeça.

O procedimento dura de 30 a 60 minutos, período após o qual o óleo então é retirado. Dependendo de cada pessoa, o tratamento completo pode ser realizado em cinco ou sete dias consecutivos, ou em períodos mais longos de espaçamento. Esse tratamento melhora o fluxo do *prana* e o funcionamento dos sentidos.

O *shiro basti* é considerado um procedimento intenso, comparado ao *shirodhara* e essas duas técnicas não poderão ser aplicadas na mesma sessão. Indica-se o *shiro basti* nos casos de paralisia facial, disfunções nos olhos e no sistema nervoso, dores de cabeça e insônia, fadiga crônica e sinusite.

BASHPA SVEDA

Bhaspa sveda (ou *bashpa sweda*) consiste em uma técnica para produção de suor. O paciente é colocado dentro de uma caixa de vapor, que poderá ser adaptada no *Drohni* (maca tradicional ayurvédica de madeira) ou pode-se usar uma caixa quadrada de madeira ou alvenaria, dentro da qual se introduz um vapor úmido de ervas. Ao induzir o suor, esse banho de vapor de ervas abre os poros e harmoniza todo o sistema através da pele.

Seu efeito é realçado quando realizado após o *abhyanga*. A *sveda* úmida é uma das mais antigas práticas de terapia de aquecimento do Oriente. Acredita-se no profundo efeito terapêutico do aquecimento para purificar o corpo.

O modo mais antigo de produzir vapor é por meio de pedras quentes colocadas dentro da caixa, sobre as quais se derrama água, produzindo assim o vapor úmido. Por muitos anos foi usado um modo pouco seguro, pois se utiliza uma panela de pressão da qual se retira a válvula e, no lugar dela é colocada uma das extremidades de uma mangueira de látex, esticando-se a outra extremidade para dentro da caixa de *sveda*. Dentro da panela de pressão, faz-se uma decocção de ervas. A mangueira inserida na caixa de *sveda* libera o vapor, proporcionando a temperatura de uma sauna e assim é realizado o procedimento. Nos dias atuais utilizamos uma pequena caixa elétrica produzida especificamente para a fabricação de vapor, e que é totalmente segura.

Esse procedimento é aplicado para todas as *prakritis*, mas devemos ter precauções quanto à temperatura e ao tempo de exposição ao *sveda* para a *prakriti pitta*.

PINDA SVEDA

Técnica de rejuvenescimento altamente eficaz que usa arroz cozido com leite e ervas específicas, amarrado em forma de "trouxinhas" do tamanho de uma tangerina, que são usadas para aplicar um tipo especial de massagem. Após ser realizada uma massagem *abhyanga* leve, procede-se ao *pinda sveda* em todo o corpo, menos no rosto e na cabeça. Esse procedimento se dá pela aplicação das "trouxinhas" sobre todo o corpo, seguindo a mesma sequência do *abhyanga*. Após o término da aplicação do *pinda sveda*, que pode durar em torno de 40 a 50 minutos, pode-se realizar a técnica *annalepna*, que consiste na aplicação sobre o corpo do material que se encontrava dentro das trouxinhas do *pinda sveda*.

Esta técnica é útil em paralisias, debilidades musculares e artrites. Reporta-se tradicionalmente o seu efeito antienvelhecimento, rejuvenescedor e tônico dos tecidos. Para obter-se o máximo efeito desse procedimento, devem-se fazer no mínimo sete sessões.

Patra Pottali Sveda

É considerada uma técnica altamente rejuvenescedora, na qual diversas plantas frescas, associadas ao alho e ao coco fresco ralado, são refogadas e depois amarradas em um pano sob a forma de uma "trouxinha", do tamanho aproximado do punho do paciente. Em seguida, essas "trouxinhas" são mergulhadas em um óleo medicado morno e então aplicadas sobre o corpo, num tipo especial de massagem. Esta técnica é usada tanto em partes específicas do corpo como também no corpo inteiro.

O *patra pottali sveda* pode ser administrado após uma sessão de *abhyanga* ou mesmo sozinho, sendo eficaz para dores crônicas, perda da função de uma parte ou de membro inteiro, rigidez, torções, distúrbios da pele e dores musculares, além de outras agravações do *dosha vata*.

Valula Sveda

É uma aplicação a seco para produzir suor no paciente por meio de "trouxinha" com ervas secas e quentes ou então areia quente ou sal aquecido. O material sempre deve permanecer dentro da "trouxinha" e deverá ser aquecido a seco e aplicado em todo o corpo seguindo sempre as correntes de energias (*nadis*) e o sentido da circulação linfática do corpo, para assim estimular o organismo na eliminação dos excessos de *ama*.

Esta é uma técnica muito utilizada para as desordens do *dosha kapha*.

Pizichilli

Nesse procedimento, um óleo medicado ou um leite medicado é derramado no corpo, nas mesmas direções das *nadis* (correntes de energia), enquanto o corpo é massageado por dois terapeutas. Age como um varredor de radicais livres, sendo considerado um método profundamente rejuvenescedor.

Pizichilli é indicado nas síndromes de fadiga crônica, após exposições a infecções virais ou bacterianas. Relata-se que ele aumenta *ojas* no organismo, estimula a imunidade do corpo, alivia sensações de ardência do corpo, assegura uma melhor circulação, ajuda a recuperar quadros de paralisias recentes, por ativar a criação de novas conexões neurais, facilitando a recuperação de movimentos. *Pizichilli* é descrito como um excelente método antienvelhecimento e rejuvenescedor.

Netra Basti ou Tarpana

Consiste em um tratamento para os olhos, realizado com a colocação de um envoltório feito de cereais ao redor dos olhos e preenchido com *ghee* puro ou com ervas levemente aquecidas. O *ghee* é levemente aquecido e colocado na cavidade que se forma em volta dos olhos, permanecendo no local durante um período de 20 a 40 minutos, de acordo com cada caso. O tratamento completo deve ser feito em no mínimo sete dias consecutivos ou poderá ser aplicado em dias alternados.

Esse método é muito útil para distúrbios da visão em geral, dor dos olhos, queimaduras e desordens *vata* do sistema nervoso.

Netra Prasadana

Procedimento no qual se realiza um banho nos olhos com chá de *triphala*[1] ou simplesmente com água morna. Em alguns casos se utiliza o *ghee* puro ou o *ghee* medicado, obtido por meio do cozimento de ervas específicas. Esse procedimento é muito indicado para desarmonias dos *doshas vata* ou *pitta*. Nos dias atuais, ele foi popularizado pela utilização de recipientes de vidro ou de plástico, conhecidos popularmente como "lava olho", vendidos em farmácias de todo o Brasil, nos quais se coloca o líquido e para proceder ao banho nos olhos.

Kati Basti

Consiste num tratamento para dores na região lombar e adjacências, sempre aplicado na região lombar baixa, mediante a colocação de óleos medicados mornos ou *ghee*, em um envoltório feito de farinha de cereais para ser encaixado ao redor da base da coluna vertebral. O *ghee* ou óleo medicado é aquecido e colocado na cavidade que se forma, permanecendo no local durante um período médio de 20 a 30 minutos. Outros tipos de materiais poderão ser usados no lugar do *ghee* ou do óleo medicado com ervas, tais como chás ou decocções de ervas. Após a aplicação do *kati basti*, realiza-se uma massagem local específica, de acordo com a necessidade do paciente.

Griva Basti

É um procedimento semelhante ao *kati basti*, porém é aplicado na região cervical em vez de na região lombar.

---

1. O *Triphala* é uma fórmula herbal ayurvédica, tradicional na Índia, que consiste em uma mistura de proporções específicas dos pós secos de três frutos: Amalaki (*Emblica officinalis*), Bibhitaki (*Terminalia bellirica*) e Haritaki (*Terminalia chebula*).

Hridi Basti

Consiste num tratamento para o coração e região cardíaca. Dentro de um envoltório feito de farinha de cereais, é colocado o *ghee* medicado com ervas ou o óleo medicado, permanecendo no local durante um período estabelecido de tempo. Esse método é indicado como um auxiliar para o tratamento de distúrbios emocionais e disfunções do coração e da circulação, incluindo alterações da pressão arterial e desconfortos na região torácica.

Janu Basti

Nesse tratamento que é indicado para os joelhos, a região é banhada com óleo medicado morno ou uma decocção herbal, de 20 a 30 minutos. Promove a força da articulação do joelho e melhora a circulação das pernas. Após a aplicação do *janu basti*, realiza-se uma massagem local específica, de acordo com a necessidade do paciente.

Chakra Basti

Esta técnica consiste em aplicar um envoltório feito de farinha de cereais em torno do chakra do plexo solar e na região umbilical, que deve ser preenchido com *ghee* medicado ou óleo medicado, equilibrando-se assim o *jatharagni*, conhecido como o Fogo Digestivo.

Com esse mesmo nome, encontramos na Índia um tipo de procedimento semelhante, onde são aplicados envoltórios na região dos *chakras*, preenchidos com *ghee* ou óleo medicado, semelhantemente ao procedimento exposto acima, com a diferença, porém, da aplicação de pedras semipreciosas dentro desses envoltórios, submersas no líquido aplicado. Após a aplicação do *chakra basti*, realiza-se uma massagem local específica, de acordo com a necessidade do paciente.

Karna Purana – Karna Basti

Consiste na limpeza, lubrificação ou estímulo dos ouvidos, por meio da colocação de óleo medicado no pavilhão auditivo e nas narinas, ou de fumaça de ervas úmidas ou secas na região dos ouvidos e narinas. Em alguns textos clássicos se fala da ingestão de fumaça através de uma espécie de narguilé. Nas narinas, em alguns casos específicos, podem ser aplicadas ervas em pó, sob a forma de um tipo especial de rapé, composto de ervas indicadas para cada caso. Esse procedimento é muito aplicado para excessos de *ama* na região da cabeça e na região respiratória; nas agravações de *kapha*, por aquecer e descongestionar, ou nas agravações de *vata*, por aquecer e lubrificar toda a região interna dos ouvidos, dos seios da face, das trompas auditivas e das mucosas nasais.

A colocação de óleo nos ouvidos deve ser feita após exame médico que confirme a integridade da membrana timpânica e a ausência de otites de qualquer natureza. É terminantemente contraindicada em casos se otites ou perfuração timpânica e não deve ser feito sem a exclusão dessas condições por um exame médico.

Nadi Sveda

Nadi sveda consiste na aplicação de vapor medicado direcionado às correntes de energia (*nadis*). A maneira mais tradicional é feita por meio de uma panela de pressão, da qual se retira a válvula e coloca-se no lugar uma mangueira de látex apropriada. No interior da panela, coloca-se uma decocção herbal feita especialmente para a desarmonia do paciente. Tomando um cuidado extremo para não provocar queimaduras, o vapor de ervas é passado sobre todo o corpo do paciente seguindo os *nadis*. Esse tipo de tratamento é muito utilizado em casos de bloqueios dos *srotas* ou para estímulo de alguma *nadi* específica, proporcionando um melhor direcionamento e o fluxo adequado do *prana* no organismo.

Dhumrapan

Inalação de um fumo terapêutico, feito com ervas aromáticas, indicado para problemas respiratórios em geral. Normalmente esse procedimento é aplicado em conjunto com outras técnicas, como por exemplo após o *vamana*, ou em conjunto com o *nasya* ou o *karna purana*. Em algumas regiões da Índia, utiliza-se uma espécie de narguilé para que seja realizada a inspiração da fumaça de ervas. Esta técnica é muito utilizada para as agravações de *kapha* nos pulmões.

Pedilúvio ou Escalda-Pé Ayurvédico

O escalda-pé ayurvédico é uma terapia que contribui muito para o reequilíbrio da temperatura do organismo em relação à temperatura externa (verão-inverno).

Nos dias quentes, os pés ficam durante alguns minutos em água "fria", fresca, com água de rosas e ervas específicas. Durante esse período faz-se uma massagem na cabeça da pessoa, propiciando um estado de relaxamento. Depois de alguns minutos, realiza-se uma esfoliação com sal mentolado e cânfora em toda a região dos pés e, posteriormente, creme hidratante, finalizando com um desodorante especial mentolado.

Nos dias frios, deixe os pés de molho durante alguns minutos em água morna, com água de laranjeira e ervas específicas. Durante esse período, faz-se uma massagem na cabeça da pessoa, propiciando um estado de relaxamento. Depois de alguns minutos é realizada uma esfoliação com sal mentolado e cânfora em toda a região dos pés e, posteriormente, creme hidratante, finalizando com um desodorante especial mentolado. Esse procedimento é indicado para todas as *prakritis* e suas desarmonias.

Ratna Chiktsa

Esta é uma técnica na qual são aplicadas gemas (pedras), semipreciosas e preciosas, e metais sobre os sete *chakras* principais e os *chakras* secundários. Alguns textos indianos afirmam que existem 49 *chakras* no total. Esta técnica é utilizada em conjunto com o *shirodhara* ou com o procedimento conhecido como *prana vidya chikitsa* – técnica descrita a seguir. O procedimento de *ratna chikitsa* é muitas vezes complementado com a aplicação de *marma terapia*, que são os pontos vitais do nosso corpo.

Ratna chiktsa é uma técnica aplicada para os três *doshas*, de acordo com a desarmonia e indicação específica. É também muito utilizada na harmonização dos *chakras* e na harmonização do fluxo das *nadis*.

Prana Vidya Chiktsa

Técnica muito parecida com o reiki japonês e que consta em alguns livros ocidentais com o nome de "reiki ayurvédico". É considerada por muitos como uma técnica mais profunda do que o *reiki*, pois não é somente uma imposição de mãos, mas sim o controle do *prana* em nosso corpo e a transmissão adequada desse *prana* para a pessoa que está recebendo. Além da imposição de mãos, por meio dos *mudras* do *yoga*, é também utilizada nessa técnica a complementação de mantras em sânscrito e a aplicação de pedras preciosas, semipreciosas e metais. Esse procedimento é aplicado na maioria das vezes em conjunto com outras técnicas ayurvédicas. Indicado para diversos casos, mas especificamente para desordens energéticas.

Parisheka

Parisheka é uma terapia ayurvédica de aquecimento com banho de óleo morno ou aplicação de um líquido morno sobre uma parte ou todo o corpo do paciente. De modo geral, consiste em uma ducha de decocção de ervas morna sobre o corpo, na maior parte das vezes com decocção morna, embora algumas vezes possam ser usados fluidos frios. Tradicionalmente, a jarra utilizada para a terapia *parisheka* é grande e de metal, equipada com furos na base, semelhante à de um chuveiro. O desenho tradicional da mesa para o tratamento é conhecido como *drone*; a mesa é feita com canaletas para drenar todo o líquido que estiver escorrendo pelo corpo do cliente. O *drone* tradicional é esculpido de várias madeiras nobres, como sândalo ou *neem indiano*, pois é considerada vital a energia de certos metais e árvores para restaurar a saúde. Nos dias atuais, entretanto, o sândalo é uma madeira controlada na Índia. Exatamente por esse motivo, encontram-se *drones* feitos de outros tipos de materiais, como o plástico ou o aço inoxidável.

Esse procedimento é muito utilizado para problemas específicos como dores nos joelhos, cotovelos, coluna e quadris e também é muito utilizado para desordens *vata*, caso em que é aplicado em toda a superfície do corpo.

Samvahana

A prática de *samvahana* é muito simples e consiste somente em uma aplicação de óleo medicado sobre o corpo, sem movimentos específicos e sem posições preestabelecidas, pois depende do estado em que se encontra a pessoa. Esse método é utilizado em casos mais complexos, quando um paciente se encontra em uma fase em que não pode receber nenhum tipo de massagem mais profunda. Pode ser aplicada também como uma preparação para outros procedimentos, como é o caso do *shirobasti*, *pinda sveda*, *pzichilli*, *patra potali* ou até mesmo quando uma pessoa não quer receber uma massagem completa e precisa de um *shirodhara*.

Gandoosha

Um fluido medicamentoso (óleo medicado ou chá de ervas) é detido na boca por um período de no máximo 10 minutos, ou até que haja lacrimejamento, descarga nasal ou sensação de dormência na boca. Em seguida, a pessoa cospe fora o líquido. Indicado para desarmonias de *vata* na região da boca e do palato.

Kavalagra

Nesta técnica, preenche-se parcialmente a boca com fluidos medicamentosos (óleo medicado ou chá de ervas) e então se faz um gargarejo por alguns minutos, cuspindo-se depois os fluidos. Esse procedimento é realizado para aliviar distúrbios dos *doshas* na garganta, escolhendo-se as ervas de acordo com o *dosha* agravado.

Sneha Vagaha e Avagaha Sveda

O banho de imersão no Ayurveda é classificado de duas formas: banhos para oleação corpórea e banhos para provocar suor do corpo. Ambos são feitos em tinas de madeira, de pedra ou de plástico, dentro das quais se coloca o material (óleo medicado ou decocção de ervas) e o paciente se mantém imerso até o tórax por cerca de 30 a 40 minutos. A temperatura do banho e as ervas usadas são escolhidas de acordo com a *prakriti* e a *vikriti* de cada pessoa. Vale ressaltar que a cabeça sempre deverá ser mantida fora do banho.

Lepa

Lepa quer dizer aplicação externa, ou emplastro. Esta técnica consiste em uma aplicação sobre uma parte do corpo, ou sobre toda a área corporal, de cataplasmas ou emplastros com a finalidade de absorver toxinas e impurezas, tonificar a região, ou ainda controlar a temperatura, esfriando ou esquentando o corpo. Os *lepas* são considerados os mais importantes métodos terapêuticos do Ayurveda para redução de inflamações e edemas e podem ser aplicadas sobre feridas, contusões, inflamações, entorses e partes doloridas. Todavia, podem também destinar-se a objetivos estéticos, como é o caso das máscaras faciais, por exemplo.

A aplicação dos *lepas* poderá ser realizada após ou durante qualquer técnica ayurvédica ou ainda de maneira independente de qualquer outro procedimento. O material a ser usado varia de acordo com a indicação da aplicação. As formas mais simples de *lepa* podem ser feitas apenas com água quente; em casos específicos, podem-se usar ervas medicinais, em forma de decocção ou em misturas com *ghee* e óleos medicados. Outras vezes, os *lepas* são feitos com certos tipos de grãos ou farinhas de cereais, como a lentilha cozida ou as farinhas de milho ou de mandioca. A forma mais tradicional de *lepa* é feita com aplicação de argila, que pode ser aplicada fria ou quente.

Pralepa é considerado um cataplasma de espessura fina, aplicado sobre o local na temperatura fria; *pradhena* é um cataplasma de espessura fina, aplicado sobre o local na temperatura quente, e *alepa/atepanam* é um cataplasma de espessura média, aplicado sobre o local na temperatura quente ou fria.

Além dessas aplicações clássicas dos *lepa*, existem no Ayurveda outros procedimentos que se assemelham muito a eles, como por exemplo, o *pichu* que consiste na aplicação de uma espécie de emplastro feito com algodão embebido de decocção de ervas ou óleo medicado, colocado sobre a região afetada a fim de harmonizá-la. Esse procedimento é muito utilizado em conjunto com outras técnicas, como é o caso do *pinda sveda* ou *patra potali sveda* na cabeça.

AROMATERAPIA E O AYURVEDA

O uso de aromaterapia no Ayurveda é relativamente novo, porém a utilização como forma terapêutica dos óleos vegetais existe desde que o Ayurveda começou a ser codificado. Óleos como o de gergelim e rícino são ótimos para o *dosha vata* e o óleo de coco é indicado para o *dosha pitta,* assim como um dos poucos óleos recomendados para o *dosha kapha* é o óleo de mostarda. Esses óleos poderão ser aplicados nas massagens ou nas automassagens e podem ser acrescidos de óleos essenciais específicos para cada *dosha*. Por exemplo, para pacificar o *dosha vata* podem-se indicar óleos essenciais de lavanda, capim-limão, vetiver, baunilha ou erva-doce; para pacificar o *dosha pitta* podem-se indicar óleos essenciais de sândalo, melissa, jasmim ou camomila; para pacificar o *dosha kapha* os óleos essenciais de gengibre, canela, cravo, limão ou eucalipto.

INDICAÇÕES E CONTRAINDICAÇÕES

Deve-se ter em mente que todos os procedimentos apresentam suas indicações específicas e suas contraindicações, que devem ser seguidas à risca. Por isso, recomenda-se sempre, antes de receber qualquer procedimento descrito, a avaliação de um profissional capacitado em Ayurveda.

O *PANCHAKARMA*

Inclui duas linhas principais de tratamento: *samana*, que alivia os *doshas* agravados sem eliminá-los do corpo, e *sodhana*, que os elimina. A segunda linha de tratamento é considerada mais efetiva que a primeira, pois, de acordo com o *Charaka*, a alteração dos *doshas* que são reduzidos pelas terapias de alívio pode às vezes recidivar, enquanto os *doshas* expulsos pelas terapias de eliminação não podem mais causar as doenças que anteriormente originaram.

Cinco medidas terapêuticas são usadas para eliminar os *doshas* agravados; por isso a terapia de eliminação é denominada *paschat*, que literalmente significa "terapia das cinco ações". Os cinco métodos, chamados *pradanakarma*, são: *vamana* (terapia emética); *virechana* (terapia purgativa); *vasti*, que inclui dois métodos, o *anuvasana vasti* (enemas com óleos) e o *asthapana* ou *niruha vasti* (enemas com decocções); e siro *virechana* ou *nasya* (terapia nasal). Alguns autores ayurvédicos consideram *anuvasana vasti* e *asthapana vasti* como uma única medida terapêutica e incluem entre os cinco métodos do *paschat* a *rakta-mokshna*, a sangria com sanguessugas.

Duas medidas acessórias podem ser também consideradas como parte integrante do *panchakarma*. Uma delas, considerada indispensável, é a aplicação de *snehana* (terapia com óleos) e *svedana* (terapia pelo suor) antes do início da terapia. A outra, denominada *paschat karma* ou *samasarjana karma*, consiste na reintegração gradual do paciente à sua rotina normal de dieta e atividades depois do *panchakarma*.

A terapia do *panchakarma* é usada para a promoção da saúde, o que implica tanto a prevenção quanto a cura de enfermidades. Como já foi mencionado, as diferentes estações e suas variações climáticas provocam o aumento de determinados *doshas* no corpo, e a sua eliminação no tempo adequado é capaz de prevenir as doenças próprias daquelas estações. *Vamana* é específica para a eliminação de *kapha* agravado, *virechana*, para a eliminação de *pitta* alterado, e *vasti* é o melhor método para eliminar *vata* acumulado.

Seguem resumidamente as cinco técnicas do *panchakarma*, bem como as medidas de preparação (*purva karma*) e de saída (*paschat karma*) dessa terapia.

O *PURVAKARMA*

Os *doshas* agravados, que, em geral, localizam-se nas partes do corpo onde a doença foi produzida, devem ser conduzidos para o trato alimentar (*kostha*), de onde poderão ser eliminados pelos métodos específicos do *panchakarma*. O *purvakarma*, ou preparação do *panchakarma*, é realizado exatamente com esse objetivo.

Purvakarma compõe-se de *snehana* e *svedana*. Essas duas terapias são muito importantes no *Ayurveda*, sendo às vezes usadas não apenas como medidas de preparação para o *panchakarma*, mas também como uma linha principal de tratamento, especialmente nas agravações de *vata*.

A) *Snehana*

Há duas fontes de óleos terapêuticos para essa terapia: o reino vegetal e o reino animal. Os óleos animais são de três tipos: manteiga purificada (*ghee*), gorduras de animais ou banhas (*vasa*) e medula ou tutano de animais (*majja*). Os óleos vegetais *(tailas)* são aqueles extraídos de plantas medicinais especiais.

Existem quatro métodos principais para a administração dos óleos: pela alimentação (dieta), pela ingestão direta (bebendo-se), por meio de massagens com óleos (aplicação externa) e de enemas com óleos (via retal).

Além desses quatro métodos principais, os óleos podem ainda ser administrados em forma de gargarejos (*gandusha*), através de gotas nos ouvidos (*karmapurana*) ou por administração nasal (*nasya*).

Snehana é indicada principalmente para aqueles que estejam se preparando para uma terapia pelo suor ou para uma terapia de purificação, mas também nos casos de excesso de secura, aspereza ou acúmulo de *vata*, por conferir maciez ao corpo e desintegrar as excretas acumuladas.

Como preparação para o *panchakarma*, *snehana* é administrada durante três dias, em média, e nesse período a pessoa deve ingerir os óleos indicados e receber massagens com óleos, de duas a três vezes ao dia.

B) Svedana

É o processo pelo qual se promove o aumento da eliminação de toxinas e impurezas do corpo através do suor, pela aplicação de suadouros. Segundo a descrição encontrada no *Charaka Samhita*, "*svedana* é o tratamento que remove a rigidez, o frio e a pesadez do corpo por meio da terapia do suor (suadouros)".

Embora seja colocada principalmente como um método preparatório para o *panchakarma*, às vezes essa terapia torna-se parte de seu procedimento principal ou mesmo dos métodos pós-*panchakarma* (*paschat karma*).

Quando aplicada depois da terapia com óleos, especialmente depois da massagem com óleos terapêuticos, a terapia pelo suor contribui para a eliminação das excretas, pelo fato de regular os movimentos das fezes, urina etc.

De acordo com o *Charaka*, ela dissolve as excretas que ficaram acumuladas nos canais, e essas são eliminadas pelo uso das técnicas do *panchakarma* propriamente dito.

O *Charaka* descreveu dois modos principais de executar *svedana*: com o uso de fogo (*agni sveda*) e sem o uso de fogo (*anagni sveda* ou *niragni sveda*). No *agni sveda*, os suadouros são produzidos por remédios fervidos ou cozidos ao fogo. Há diversos procedimentos possíveis, sendo descritos catorze métodos de *agni sveda*. Por sua vez, o *niragni sveda* consiste em exercícios físicos, roupas quentes, ambientes aquecidos pelo sol, exposições ao sol etc.

Svedana é indicada em casos de dores no corpo em geral, rigidez muscular ou articular, artrites, sensação de peso no corpo, dores ciáticas, resfriados, tosse, mialgias, torcicolos etc.

VAMANA (TERAPIA EMÉTICA)

É considerado o melhor método para a eliminação de *kapha* mórbido e aumentado, sendo, portanto, usado para tratar doenças desse *dosha*. Deve ser aplicado geralmente após *snehana* e *svedana*.

Vamana elimina *kapha* do estômago por meio de vômitos provocados pela ingestão de plantas emetizantes e de sucos ou água para aumentar o volume gástrico. Para iniciar o processo de êmese, indicam-se caldo de cana ou chá de *Glycyrrhiza glabra* L. (alcaçuz-da-europa) ou água com sal. As doses dos remédios dependem da quantidade de *dosha* a ser eliminado, da hora em que se aplica a terapia e também dos resultados obtidos com as doses iniciais.

VIRECHANA (TERAPIA DE PURGAÇÃO)

Depois de passar por *vamana*, o paciente deve outra vez ser submetido às terapias de *snehana* e *svedana*, após o que receberá um tratamento com plantas medicinais de efeito laxante ou purgativo, a *virechana*. Considerada a principal terapia para a eliminação de *pitta* mórbido e aumentado, esta promove sua expulsão do intestino delgado mediante um processo de evacuações efetivas.

Diversas plantas medicinais laxativas podem ser empregadas, tais como sene (*cassia sena*) e a verdadeira (*cassia fistula*), e as doses dependem também de cada caso em particular. Esse processo de eliminação requer alguns cuidados para não se provocar uma desidratação no paciente.

VASTI (TERAPIA POR ENEMA)

Considerado o principal método para a eliminação de *vata* mórbido e aumentado, *vasti* provoca a expulsão de fezes, muco, gases e material *ama* do intestino grosso, desintoxicando e fortalecendo o corpo. Divide-se em dois tipos: *anuvasana vasti* e *niruha vasti*. O primeiro consiste na aplicação de enemas com óleos vegetais ou *ghee*, enquanto *niruha vasti* é o enema que aplica apenas decocções de certos remédios indicados.

Três dias após *virechana*, a pessoa deve receber nova massagem com óleo, e, no mínimo quatro dias depois, pode submeter-se a *niruha vasti*. Deve-se tomar o cuidado para não se administrar esse enema com um intervalo menor do que sete dias depois da terapia de purgação.

Uma vez realizada a aplicação do enema com decocção, a pessoa deve se submeter ao enema oleoso, dentro de dois a cinco dias, no mínimo.

SIRO VIRECHANA OU *NASYA* (TERAPIA NASAL)

Consiste em administrar remédios pelo nariz em forma de óleos, fomentações ou pós compostos de ervas medicinais. Antes de se proceder à terapia nasal, o corpo deve ser purificado com as terapias anteriores seguidas de massagem com óleos na cabeça e de uma fomentação local. As técnicas da terapia nasal dependem da intensidade dos *doshas* acumulados na região da cabeça.

PASCHAT KARMA (MÉTODOS PÓS-*PANCHAKARMA*)

Depois da eliminação dos *doshas* por quaisquer desses métodos do *panchakarma*, indicam-se as medidas pós-*panchakarma* (*paschat karma*), com o objetivo de melhorar o processo digestivo e a assimilação, e de recuperar as forças e a vitalidade do organismo.

Depois de submeter-se à terapia do *paschat*, a pessoa deve evitar exercícios físicos ou esforços, a atividade sexual, a supressão de necessidades fisiológicas, a exposição ao sol, a ingestão de alimentos ou bebidas gelados, o sono durante o dia, os excessos e agressões de qualquer natureza à fisiologia. Deve permanecer em relativo estado de repouso e harmonia interna e externa por pelo menos três dias consecutivos e cuidar para que o retorno à dieta alimentar normal seja gradativo. Os passos para o retorno às atividades físicas e mentais do cotidiano e à alimentação normal após as técnicas do *panchakarma* são também chamados de *samasarjana karma*.

CONCLUSÃO

É importante ressaltar que o método *panchakarma* não se restringe a uma êmese, uma purgação ou um enema. Na realidade, ele consiste numa completa terapia de purificação, útil para o tratamento de vários distúrbios e enfermidades. É uma importante linha de tratamento ayurvédico em que as doenças são tratadas pela eliminação dos *doshas* mórbidos ou acumulados no corpo.

Todavia, esse não é um método simples que possa ser conduzido em casa ou em qualquer lugar e sem a orientação de profissionais especializados, com experiência em Ayurveda. Assim como existem as indicações corretas para a aplicação de cada uma das técnicas do *panchakarma*, existem também as contraindicações, que devem ser observadas com o objetivo de se evitarem riscos, complicações e efeitos adversos.

17
YOGA E AYURVEDA

CONCEITOS E DEFINIÇÕES
– MÁRCIA DE LUCA*

Segundo os textos clássicos, o Yoga e o Ayurveda são ciências irmãs que caminham juntas há milênios para o benefício da humanidade. O Ayurveda é a "Ciência da Vida", que cuida da saúde do corpo e da mente e que depende da autotransformação; o Yoga é a ciência védica da autotransformação, que depende do bom funcionamento do corpo e da mente. Ou seja, as duas disciplinas são interdependentes e quando associadas têm seus efeitos potencializados.

O termo Yoga deriva da raiz sânscrita *yug* e pronuncia-se "yôga", que deve ser usado no masculino, como é o gênero original da palavra. Em sua essência, Yoga significa unir e refere-se à junção de corpo, mente e espírito em um contínuo único que, por sua vez, se conecta ao espírito ou consciência universal. Essa união é simultaneamente o destino da prática e o meio para se chegar lá – o caminho que se faz ao caminhar.

Quando o eu individual, *jiva*, une-se à pura consciência, *Brahma* – realidade imutável que libera o espírito do sentido da separação –, o ser humano liberta-se de *maya*, a ilusão do tempo, espaço e causa, e atinge o *samadhi*, estado de autoconsciência e felicidade plena que é o objetivo final do Yoga.

Na verdade, tudo na vida é Yoga na medida em que toda vida tem como objetivo consciente ou inconsciente a reintegração com o cosmos. Yoga é, portanto, uma maneira de tomarmos consciência do movimento natural de abandono do individual para voltarmos ao todo.

---

* Instrutora Especializada em Yoga e Ayurveda. Fundadora do Ciymam – Centro Integrado de Yoga, Meditação e Ayurveda – São Paulo

INDICAÇÕES E CONTRAINDICAÇÕES

Em geral, quando se fala em Yoga vêm à mente pessoas se contorcendo em poses quase impossíveis para uma pessoa normal. Mas essa não é a essência da prática. Na verdade o Yoga é muito democrático, pois não impõe limites de idade, não depende de credo e nem de religião. É indicado para todas as pessoas que buscam saúde e harmonia entre a mente e o corpo. Dentre os principais benefícios do Yoga, descritos tradicionalmente e comprovados por pesquisas da ciência moderna, podemos citar que ele pode auxiliar o praticante assíduo nas seguintes situações:

- No equilíbrio da produção hormonal.
- Na redução da pressão sanguínea e dos níveis de colesterol.
- Na melhora do padrão de sono.
- No fortalecimento do sistema imunológico.
- No aumento da capacidade de concentração e criatividade.
- No desenvolvimento de músculos, articulações, tendões e até de uma mente mais flexíveis.
- Na redução dos mecanismos do estresse e na melhoria da qualidade de vida.

Como um benefício extra, o praticante ainda conquista um corpo mais bonito, consequência natural da prática regular. E não poderia ser diferente, pois o Yoga trata o corpo físico como uma espécie de templo que abriga nosso verdadeiro Eu e, portanto, precisa ser mantido saudável. Seguindo esse conceito, a prática de Yoga propõe que se testem os próprios limites e potenciais. Afinal, dentro das limitações humanas há infinitas possibilidades.

Deve-se ressaltar que o Yoga tem algumas contraindicações:

- Doenças graves de coluna vertebral (cervical, torácica ou lombar), incluindo hérnias de disco, fraturas, algumas formas avançadas de artroses e deslocamentos de vértebras.
- Artrites, inflamações agudas das articulações, com quadros de dor e limitações de movimentos.
- Hipertensão arterial descompensada.
- Doenças agudas ou severas que possam se agravar com a prática de exercícios físicos, a critério de um médico.

Aliás, antes de se iniciar a prática é importante passar por um médico para fazer um bom exame clínico. Além disso, os iniciantes devem ter sempre o acompanhamento de um professor capacitado e competente, capaz de garantir a segurança da prática.

Todavia, as posturas corporais são apenas uma das várias partes dessa filosofia de vida que, idealmente, deve ser experimentada 24 horas por dia. Aliás, nos primórdios do Yoga, quando havia apenas quatro ramos de prática *yogui*, um único deles lidava com a parte física.

PRINCIPAIS RAMOS DO YOGA

BHAKTI YOGA, O YOGA DA DEVOÇÃO

É até hoje o mais popular na Índia. Consiste em uma prática espiritual, que preconiza o reconhecimento do divino em todos os seres e formas. Por meio de oração, veneração e rituais o praticante se rende ao Divino, canalizando e transmutando suas emoções em amor incondicional e devoção. Os mantras são uma das partes mais importantes desse treinamento.

KARMA YOGA, O YOGA DA AÇÃO COMUNITÁRIA

São todos os atos do dia a dia, feitos em benefício do outro, sem visar a qualquer ganho próprio.[2] Purifica o coração, ensinando a agir sem egoísmo. O desapega dos frutos das ações ensina a sublimar o ego e ajuda a manter a mente focada, mesmo em meio a um turbilhão.

JÑANA YOGA, O YOGA DO CONHECIMENTO

Consiste na busca do conhecimento universal: como o universo foi criado, o sentido da vida, como cada um de nós se encaixa no todo. É a modalidade mais difícil, que requer uma enorme força de vontade e intelecto. O praticante utiliza sua mente para refletir sobre sua própria natureza e chegar ao Divino – ou à melhor versão de si mesmo, para quem preferir. Antes de praticar *Jñana Yoga*, o aspirante deve ter integrado as lições dos outros caminhos de Yoga.

---

2. No CIYMAM, Centro Integrado de Yoga, Meditação e Ayurveda, fundado em São Paulo por Márcia De Luca, Karma Yoga é exercitado por meio do programa Yoga e Meditação na Fundação Estadual do Bem-Estar do Menor (FEBEM). Desde fevereiro de 2002, meninas infratoras entre 12 e 18 anos recebem aulas diárias de Yoga e meditação. O objetivo desse trabalho voluntário é reduzir a agressividade e o estresse e melhorar a autoestima das adolescentes, auxiliando em sua recuperação e reintegração à sociedade. As aulas incluem um *satsang* – uma roda de pessoas para falar sobre a verdade.

RAJA YOGA, ASHTANGA YOGA OU YOGA DE PATAÑJALI

É o Yoga do controle físico e mental, do qual derivam todas as demais modalidades que trabalham o corpo e que foram se adaptando para suprir as necessidades dos seres humanos. É o chamado "caminho real" e oferece um método para controlar a oscilação dos pensamentos e transformar nossa energia física e mental em energia espiritual.

Patañjali, mestre *yogin* que viveu na Índia no século III a.C., foi o primeiro sábio a deixar por escrito uma obra específica de Yoga – seu livro *Yoga Sutras*, já traduzido para o português. Em pequenas frases capazes de sintetizar grandes ideias, esse sábio nos orienta sobre a prática que purifica o corpo e a mente a caminho da iluminação.

Os quatro primeiros sutras são fundamentais para quem quer entender o real objetivo do Yoga:

1. Agora começa o conhecimento do Yoga.
2. Yoga é o aquietamento gradativo das ondas cerebrais.
3. A verdadeira essência de cada ser humano é o silêncio.
4. A verdadeira essência do ser humano é eclipsada por causa do turbilhão das ondas mentais.

A hora do Yoga é sempre agora. Não importa a condição física do praticante; importa que seus próprios limites sejam respeitados durante a prática.

Como se pode observar, esses sutras contêm em si a definição de meditação. O Yoga é uma forma de meditação. Aquele que, na hora da prática, pensa em qualquer outra coisa diferente daquilo que está vivenciando naquele exato momento, na realidade não está fazendo Yoga e sim ginástica.

Segundo Patañjali, o Yoga tem oito partes e por isso a prática é chamada *ashtanga*, uma vez que *astha* em sânscrito significa oito e *anga* quer dizer parte. São estas as oito partes do *Yoga* descritas por Patañjali:

1. *Yamas*
2. *Niyamas*
3. *Asanas*
4. *Pranayamas*
5. *Pratyahara*
6. *Dharana*
7. *Dhyana*
8. *Samadhi*.

Os *yamas* e *niymas* têm como objetivo ajudar o ser humano em sua evolução. São os preceitos morais que formam o caráter de todo *yogin* ou *yogini*.

Asanas (posturas físicas) e *pranayamas* (exercícios respiratórios) formam a subdivisão do *Raja Yoga* atualmente conhecido como *Hatha Yoga*.

Pratyahara é a abstração dos sentidos, o mergulho interior para acalmar a mente, em preparação para *dharana*, que é a concentração. Esta, por sua vez, conduz o praticante a *dhyana* (meditação), culminando em *samadhi*, o estado de hiperconsciência que é o objetivo final e grandioso do Yoga.

As quatro primeiras partes – *yamas*, *niyamas*, *asanas*, *pranayamas* são as ajudas externas. Elas harmonizam os aspectos exteriores de nossa natureza (corpo, respiração e sentidos), permitindo que o processo do Yoga possa prosseguir.

Pratyahara é o elo entre o físico e a essência: a pedra filosofal no caminho da evolução.

As últimas três partes – *dharana*, *dhyana* e *samadhi* – são as "ajudas interiores", que envolvem a disciplina da mente.

Todas as oito partes compõem a prática do Yoga, cada qual servindo para dar excelência à etapa seguinte.

PRINCÍPIOS ÉTICOS

O primeiro nível do Yoga consiste nos princípios éticos que devem nortear a vida de todo praticante (*yogin*). A formação do caráter do *yogin* dentro desses padrões é imprescindível para a prática. Treinar posturas físicas sem respeitar esses princípios não é praticar Yoga em sua verdadeira essência.

Ao todo são dez atitudes básicas que permitem ao *yogin* evoluir na vida. Sem a disciplina dos *yamas* e *niyamas* o ser humano não tem a sustentação necessária para conquistar nada de valor duradouro.

YAMAS: O QUE NÃO FAZER

- *Ahimsa* – não violência

Evitar a violência em atos, palavras e pensamentos contra os outros e também, sobretudo, contra si mesmo. O *yogin* observa esse princípio na vida e nas aulas, não sendo violento com o corpo, não ultrapassando seus limites, respeitando suas possibilidades.

- *Satya* – verdade

A verdade sempre, e nada mais do que a verdade. O *yogin* desconhece a mentira. Quando a verdade é subjetiva, o *yogin* deve seguir aquilo que julga ser o certo, sempre lembrando que a liberdade de cada um vai até onde começa a liberdade do outro.

- *Asteya* – integridade

    Em ações e pensamentos. Não roubar bens materiais nem ideias. Agir com retidão.

- *Brahmacharya* – não dissipação da energia sexual

    A energia sexual é usada no Yoga como recurso para atingir o *samadhi*. O *yogin* mantém o equilíbrio em suas práticas sexuais para não desperdiçar essa energia tão importante. Isso significa fazer sexo com consciência, respeitando a si próprio e ao parceiro. Numa interpretação mais abrangente, significa não abusar de nenhuma atividade, ou seja, observar o caminho do meio.

- *Aparigraha* – desapego

    Desapegar-se das posses materiais, dos relacionamentos, do resultado da prática. É muito importante que o *yogin* não fique preocupado com o resultado das posturas físicas. Cada praticante deve respeitar o limite do seu corpo.

NIYAMAS: O QUE FAZER

- *Saucha* – limpeza

    O *yogin* deve sempre observar a limpeza do seu corpo, tanto externa como internamente. Assim como o banho diário mantém o corpo limpo por fora, a prática de posturas físicas, exercícios respiratórios e o controle das emoções livram o organismo das toxinas que obstruem os canais energéticos e causam as doenças.

- *Santosha* – autocontentamento

    Alegria pelo ser e não pelo ter. O ter é consequência do ser. O *yogin* sente-se permanentemente feliz.

- *Tapas* – autoesforço, disciplina, desejo ardente

    Na prática do Yoga e na vida em geral, é preciso aplicar toda a força de vontade na conquista dos próprios objetivos. Por meio de *tapas* o *yogin* progride, vai em direção ao autodesenvolvimento.

- *Swadhyaya* – autoestudo

    O *yogin* deve observar permanentemente seus atos, palavras, pensamentos, emoções e físico. A ideia é ter consciência do corpo, da mente e dos sentimentos, 24 horas por dia.

- *Ishwara Pranidhana* – entrega

Depois de observar todos os outros *yamas* e *niyamas*, o *yogin* deve se render à energia suprema, entregar-se completamente ao Poder do Universo, confiante de que tudo se engendra em seu benéfico e a seu favor.

EXERCÍCIO: MAIS UM PASSO À FRENTE

A adoção dos princípios éticos pode ser feita como um exercício: algo que se executa conscientemente durante algumas horas, todos os dias, para observar as próprias reações. Com o tempo, a ética se incorpora à vida, pois cada ação gera uma memória nas células do corpo e o consequente desejo de repeti-la.

E assim como a mais longa jornada começa com o primeiro passo, o iniciante deve realizar um exercício que consiste em seguir atentamente apenas um dos *yamas* e um dos *niyamas*. O *yogin* observará que os demais *yamas* e *niyamas* se manifestarão naturalmente, como consequência da sua nova postura.

ASANAS: A ARTE DAS POSTURAS FÍSICAS

Nos primórdios do Yoga, os únicos *asanas* praticados eram o *padmasana* (a posição de lótus completa) ou o *siddhasana* (a posição simplificada, apenas com as pernas cruzadas). Essas posturas mantêm a coluna ereta, requisito básico para a prática dos exercícios respiratórios, da vocalização de sons sagrados e da meditação. Com o passar do tempo, os mestres *yogins* sentiram a necessidade de fortalecer o corpo para melhor atingir o objetivo final do Yoga. A saúde é um fator indispensável para se conseguir evoluir na prática.

Os *asanas* fazem parte dos procedimentos ayurvédicos para preservar a saúde do organismo. Eles trabalham os vários sistemas do corpo, criando flexibilidade na coluna vertebral e nas articulações, tonificando os músculos, as glândulas e os órgãos internos. As posturas aumentam a vitalidade e equilibram os *doshas*.

Quando se começa a praticar Yoga, é comum que se concentre apenas em alongar ou tentar se equilibrar, como o professor faz naturalmente. Esse é um trabalho superficial: é apenas ginástica. Para que se transforme em Yoga, o exercício tem que ser feito com o apoio dos *yamas* e *niyamas*, com atenção e intenção – para que a energia esteja presente.

Cada *asana* deve ser acompanhado da respiração e da consciência permanente de todas as partes do corpo. Prestar atenção na entrada e saída do ar dos pulmões e também em cada célula do organismo – *swadhyaya*, o autoestudo – promove o aquietamento da mente e faz com que o *yogin* vivencie em sua totalidade o aqui e o agora.

Todos os músculos, fibras, tecidos, órgãos e glândulas entram em ação e começam a ser trabalhados, gerando saúde e fortalecendo o corpo. Ao mesmo tempo, deve-se mergulhar fundo na consciência do fluxo do *prana*, a energia vital. Afinal, o objetivo primordial da prática de *asanas* e *pranayamas* é purificar as *nadis*, canais nervosos sutis, para que o *prana* possa fluir livremente em preparação para a ascensão de *kundalini* – a energia cósmica suprema que conduz o praticante ao estado de pura consciência. Praticados corretamente, os *asanas* agem também no plano sutil: a dimensão dos pensamentos e emoções; libertam o praticante dos seus medos e ajudam-no a manter a confiança em si mesmo e a promover a sua serenidade.

Todo *asana* tem três estágios: entrada na postura, permanência e saída. O verdadeiro trabalho é feito durante a permanência. Com o passar do tempo, o *yogin* chega a um ponto em que permanece em determinada pose sem qualquer flutuação da mente. É nesse momento que ele de fato pratica um *asana*, definido por Patañjali como "a postura tão firme e tão confortável que se pode permanecer nela enquanto se medita no infinito".

No final da prática do Yoga o praticante deve sentir-se relaxado e ao mesmo tempo cheio de energia, diferente de outras práticas físicas que levam ao cansaço e exaustão física, o que gera envelhecimento precoce.

EXERCÍCIO: *SURYA NAMASKAR* – SAUDAÇÃO AO SOL

Esse exercício é um exemplo de *vinyasa* – movimento sincronizado com a respiração. Em cada posição, deve-se ter a consciência de todo o corpo e de como está inspirando e expirando. O ritmo da respiração não deve ser alterado durante a prática. No geral, os movimentos para cima são acompanhados de inspiração e, para baixo, de expiração.

O *Surya Namaskar* é feito preferencialmente logo pela manhã, pois seu objetivo é energizar em preparação para as atividades diárias. O sol representa uma energia de polaridade positiva, masculina e de ação. Deve-se começar fazendo a sequência duas vezes por dia e depois aumentar gradativamente, até doze vezes. É fundamental lembrar-se do conforto acima de tudo. O aparecimento de dor indica que se deve parar o exercício.

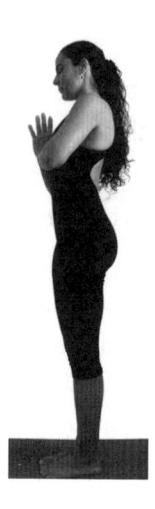

1. Tadasana:

Com a coluna ereta, os pés unidos e as palmas das mãos tocando-se junto ao peito, comece respirando profundamente. Faça um ciclo da respiração completa, abdominal (ensinada a seguir, em *Pranayamas*).

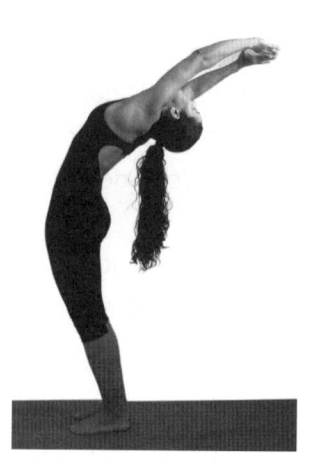

2. Ao inspirar pela segunda vez, eleve os braços acima da cabeça e faça uma ligeira tração. Ao expirar, faça uma retroflexão (incline os braços e o tronco para trás), obedecendo os limites do seu corpo.

3. Retorne à posição inicial, alongando os braços acima da cabeça, com inspiração.

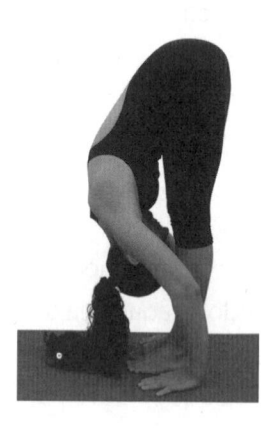

4. Padahastasana:

Ao expirar, faça uma anteflexão (inclinando os braços e o tronco para a frente), olhando para baixo.

5. Coloque as mãos no chão (se você alcançar) e estique a cabeça para a frente.

6. Na próxima expiração, olhando de novo para baixo, tente colocar o umbigo o mais próximo possível das coxas, sempre obedecendo os limites do seu corpo.

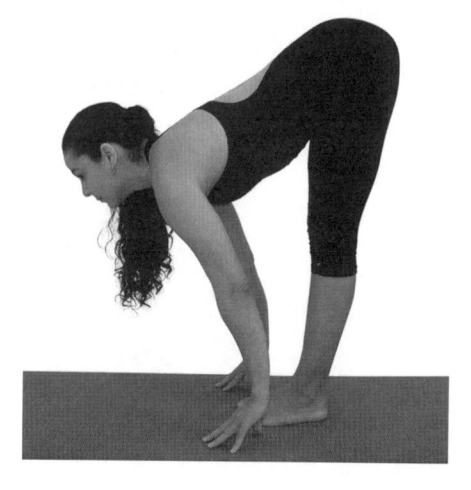

7. Ao inspirar, com as palmas das mãos firmes no chão, estique a perna direita para trás, alongando-a o quanto puder.

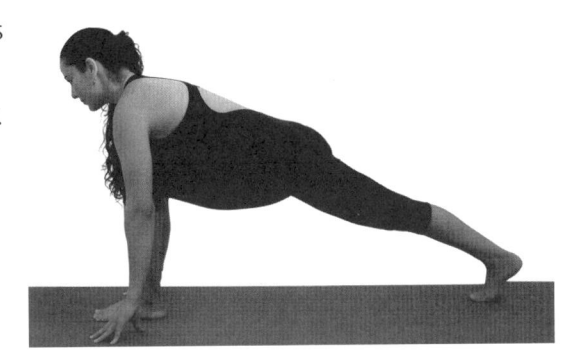

8. Ao expirar, faça o mesmo com a perna esquerda, mantendo a cabeça no prolongamento natural da coluna. Os olhos ficam voltados para o chão. Mantenha a posição por alguns instantes, retendo a respiração.

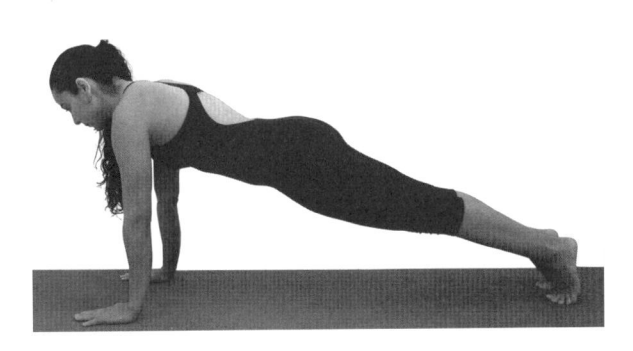

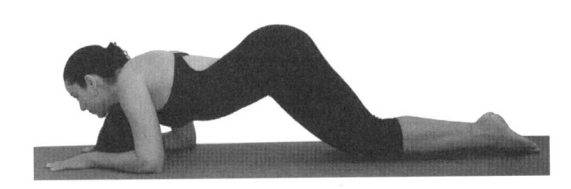

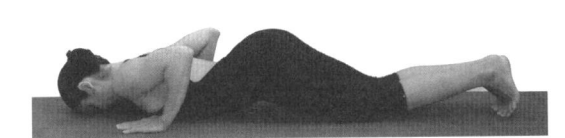

9. Chaturanga:

Inspire e, ao expirar, desça o corpo lentamente em direção ao solo, controlando a descida com a força dos braços. Ficam apoiados no chão: a testa, as mãos, o peito, os joelhos e os pés. As nádegas devem ficam levemente elevadas, de modo que o quadril não toca o chão. Permaneça assim por alguns instantes.

10. Bhujangasana:

Inspire, coloque a pélvis no chão e estique os braços, sem forçar os ombros. Ao expirar, faça uma retroflexão com o tronco e a cabeça. Muito cuidado para não sobrecarregar a lombar nem a cervical.

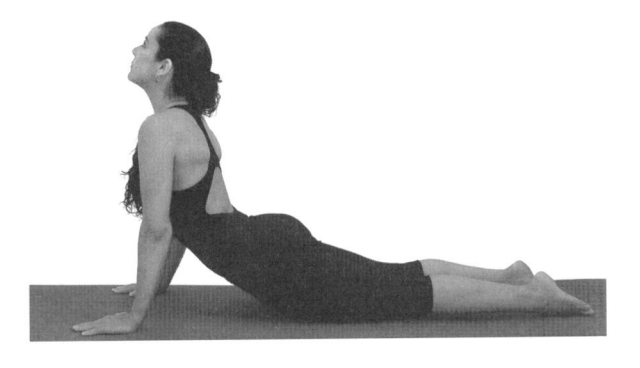

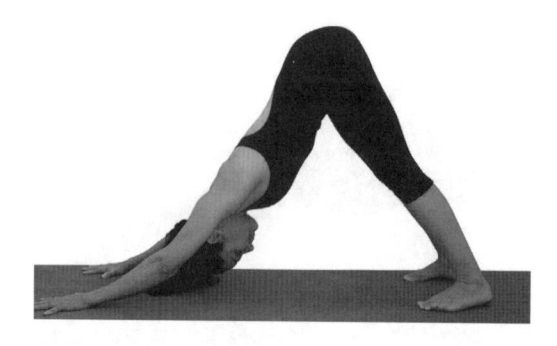

11. Adho Mukha:
Inspirando, eleve os quadris e projete o externo para a frente. Expire, procurando manter as solas dos pés no chão, e olhe para o umbigo.

12. Na próxima inspiração, coloque o pé direito entre as mãos. Faça o mesmo com a perna esquerda.

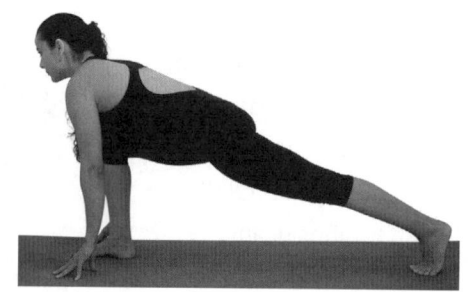

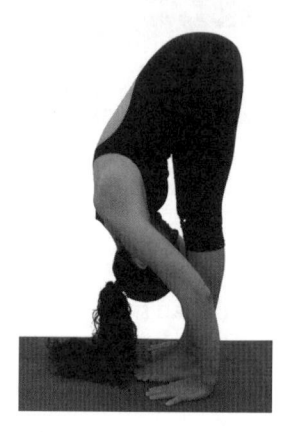

13. Padahastasana:
Expire, eleve os quadris enquanto abaixa o tronco e a cabeça, fazendo uma nova anteflexão.

14. Inspirando, vá elevando o tronco e os braços, alongando-os para cima da cabeça.
15. Com expiração, faça outra retroflexão.

16. Tadasana:
Inspirando, volte à posição inicial da prática, juntando as mãos no centro do peito. Faça um ciclo da respiração completa e então retome o exercício.

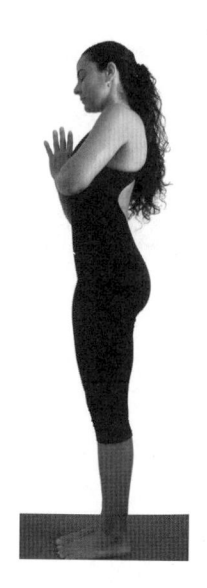

Como está descrito mais à frente, cada *dosha* precisa de um tipo de *asana*, *pranayama* etc. No caso do *Surya Namaskar*, há variações recomendadas respeitando as características de *vata*, *pitta* e *kapha*.

- Variação para *vata*: Realizar o *Surya Namaskar* de maneira bem lenta, para contrabalançar o excesso de movimento do *dosha* e aquecer as articulações, que são frágeis, secas e protuberantes, exigindo cuidado. Não permanecer por muito tempo no *bhujangasana*. A permanência longa e acentuada em retroflexões é prejudicial a *vata*, podendo causar a sensação de descolamento da realidade. Praticadas com moderação, as retroflexões são ótimas porque dão flexibilidade à coluna vertebral e massageiam o cólon do intestino, onde a energia desse *dosha* se concentra.

- Variação para *pitta*: Manter um ritmo moderado, focando a precisão dos movimentos, mas sem competitividade. Enfatizar a expiração para eliminar o calor.

- Variação para *kapha*: A sequência deve ser feita várias vezes, incentivando o movimento mais rápido, gerando calor, aumentando o metabolismo, suando para eliminar o excesso de água e enfrentando o desafio de melhorar a cada prática. Aqui o *vinyasa* deve ser incentivado e também podem ser feitos alguns saltos se não houver excesso de peso.

EXERCÍCIO: *CHANDRA NAMASKAR*

Chandra significa lua. Representa a energia feminina, relaxante, de polaridade negativa. Essa sequência pode ser praticada diariamente, sempre depois do pôr do sol. Ajuda a ter uma boa noite de sono.

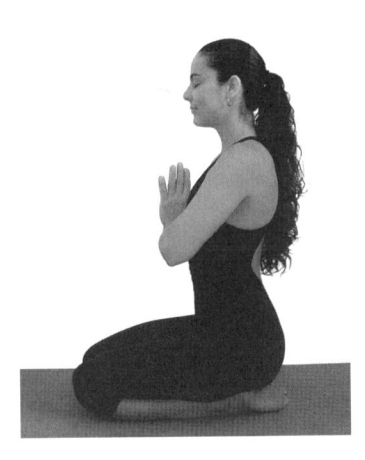

1. Vajrasana:
Sentado sobre os calcanhares, com as mãos unidas à frente do peito em *anjali mudra*. Faça algumas inspirações profundas e, mentalmente, reverencie a Lua, trazendo sua energia relaxante.

2. Prepare as mãos em *kali mudra* (entrelaçando os dedos e unindo os indicadores esticados), com inspiração eleve os braços e ao expirar faça uma retroflexão. Inspirando, retorne.

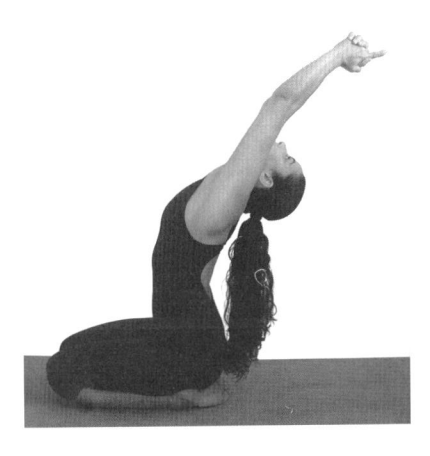

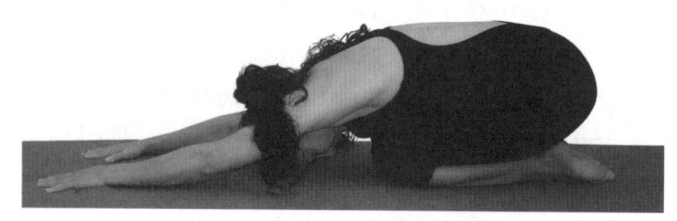

3. Balasana:
Expirando, coloque testa no chão e alongue os braços à frente.

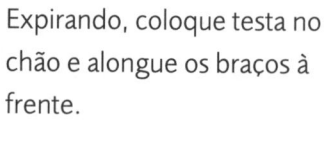

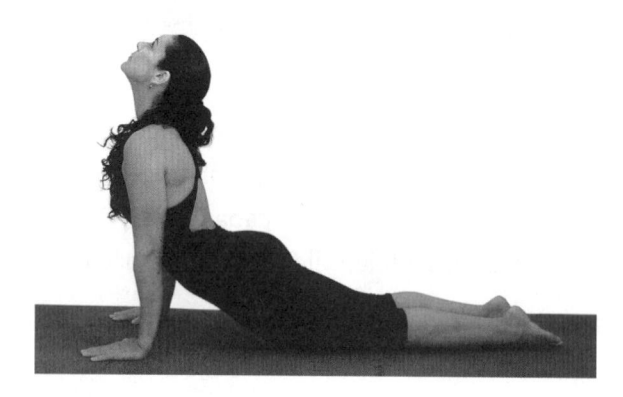

4. Bhujangasana:
Inspirando, vá elevando os quadris e mergulhando em *bhujangasana*. Ao expirar, faça uma retroflexão. Inspire, desça e vá para o *adho mukha*.

5. Adho Mukha:
Coloque os dedos dos pés no chão e, ao expirar, eleve os quadris direcionando os ísquios para o teto e tentando olhar para o seu umbigo.

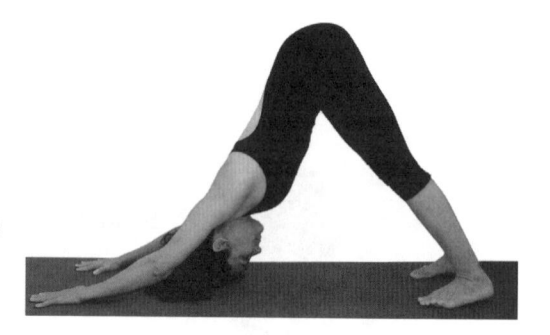

6. Ardha Chandrasana:
Inspirando, coloque a sola do pé direito entre as mãos e o joelho esquerdo no chão. Eleve os braços com as mãos em *kali mudra*. Ao expirar, faça uma retroflexão.

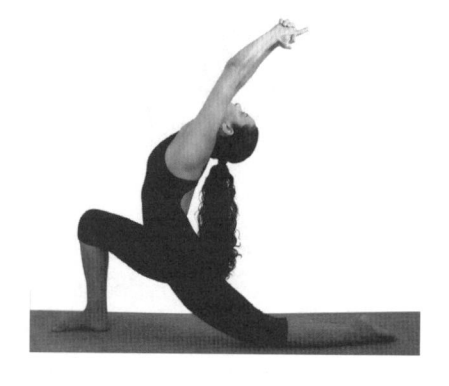

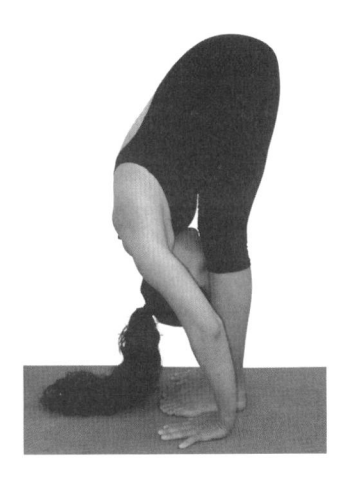

7. Utanasana:
Inspirando, retorne à posição inicial. Coloque as palmas das mãos no chão, unindo os pés e esticando os joelhos.

8. Tadasana:
Com as mãos em *kali mudra*, inspire elevando os braços e fazendo uma tração no alto. Ao expirar, faça outra retroflexão.

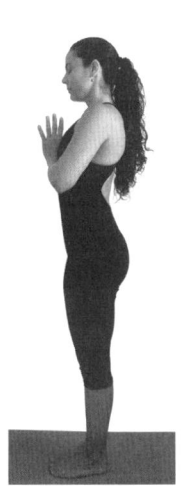

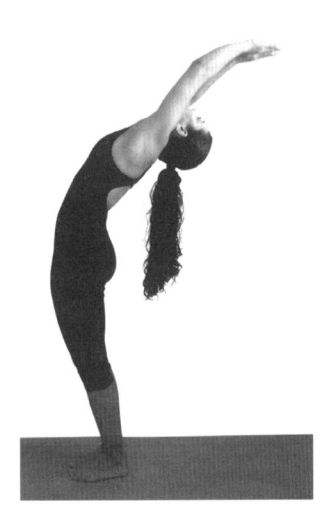

Ao inspirar, retorne e expire soltando as mãos rentes ao chão.

10. Ardha Chandrasana:
Inspirando coloque o joelho direito no chão, flexione o esquerdo, e eleve os braços com as mãos em *kali mudra*. Ao expirar, faça uma retroflexão.

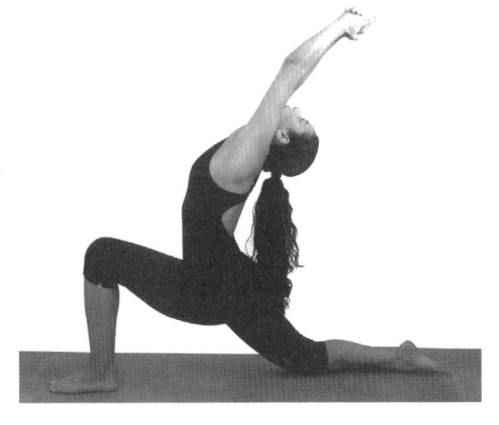

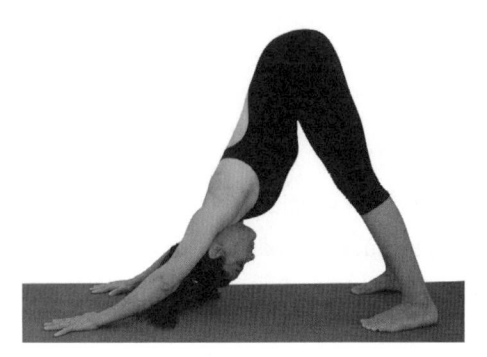

11. Adho Mukha:

Inspire jogando o pé esquerdo para trás e passando novamente ao *adho mukha*.

12. Bhujangasana:

Inspire e, ao expirar, mergulhe passando ao *bhujangasana*: Inspire novamente e ao expirar, faça uma retroflexão.

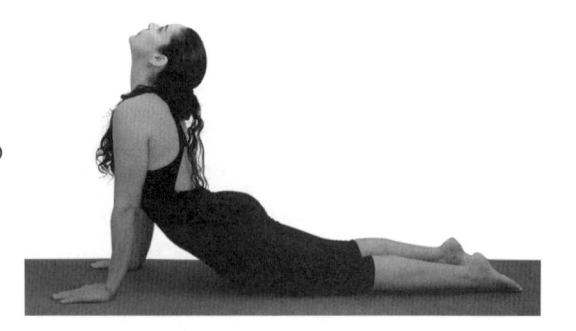

13. Balasana:

Inspirando, apoie os glúteos sobre os calcanhares e estique os braços à frente.

14. Vajrasana:

Inspire novamente, elevando os braços com as mãos em *kali mudra*, e faça uma retroflexão ao expirar. Inspire e volte as mãos em *anjali mudra* na frente do peito.

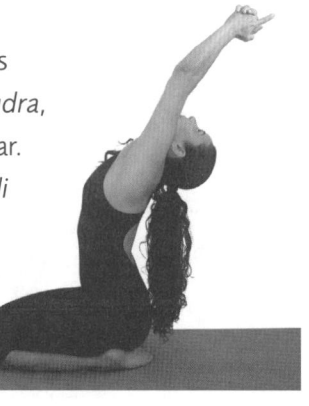

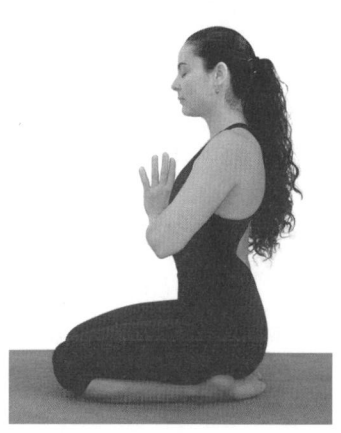

PRANAYAMAS: OS EXERCÍCIOS RESPIRATÓRIOS

Prana é energia, *yama* é domínio. *Pranayama* é o controle da energia vital, a ciência da respiração – capaz de promover a saúde e a cura, segundo o Ayurveda. Isso porque os *pranayamas*, exercícios respiratórios do Yoga, são a ponte entre o físico e o espiritual. Quando a respiração está em paz, as emoções estão igualmente em paz.

Não existe Yoga sem respiração, assim como não há vida sem respiração. O ato de respirar de modo íntegro e consciente é mais importante até do que o próprio *asana*. O *yogin* nunca deve favorecer a postura corporal em prejuízo da respiração. O *asana*, aliás, deve ser usado para direcionar o *prana* para a parte do corpo que está sendo mais solicitada ou que queremos beneficiar. É o *prana* que tem o poder de cura e não a postura física.

O *prana*, essa energia vital que permeia todo o universo, é responsável por alimentar cada célula do corpo, tornando possível cada pensamento, sentimento e ação humana. Durante o processo de inalação e exalação, a coluna manda energia para todo o corpo, produzindo em todo organismo o elixir da vida – *ojas*. A prática de *asanas* e *pranayamas* faz com que mais *prana* seja armazenado no corpo, circulando livremente pelos canais sutis de energia, as *nadis*.

De acordo com os sábios da antiguidade, o corpo humano possui 72.000 *nadis*. A principal delas é *sushumna*, localizada dentro da coluna vertebral, e margeada por outras duas *nadis*, que são *ida* (de polaridade negativa) e *pingala* (de polaridade positiva). Na base da coluna, no *chakra* básico, *Muladhara*, localiza-se a energia cósmica chamada *kundalini*, de caráter sexual e ígneo, representada como uma serpente adormecida – que é acordada pelo Yoga e sobe pela coluna até o *chakra* da cabeça, *Sahasrara*, levando a pessoa à iluminação.

Os *pranayamas* têm função fundamental no despertar da *kundalini*. Há exercícios específicos para cada objetivo: acalmar, refrescar, energizar, promover a limpeza dos canais energéticos, estimular o sistema endócrino, concentrar etc. A maioria deles se baseia na respiração completa, com a intenção de encher os pulmões em sua capacidade máxima.

Ao nascer, o bebê respira de forma completa. Ao observar o abdômen de um bebê, vê-se que ele sobe e desce em ritmo cadenciado, expandindo e contraindo, levando *prana* para cada célula do corpo. O problema é que, com o passar do tempo, o ser humano vai desaprendendo como respirar. Tensão, medo e estresse fazem com que a respiração completa, que é abdominal, seja esquecida, e as pessoas adotem uma respiração curta, pulmonar – incapaz de levar o *prana* para todo o organismo. Essa respiração ordinária utiliza apenas um terço da capacidade dos pulmões. Com a prática da respiração completa, aprende-se a expandir os pulmões e a absorver maior quantidade das propriedades vitais do ar.

EXERCÍCIO: A RESPIRAÇÃO COMPLETA

Instrução passo a passo

Imagine um balão. A respiração completa é capaz de encher todo esse balão e depois esvaziá-lo, repetindo o processo continuamente. É importante ressaltar que, no Yoga, a respiração é sempre pelas narinas (que nos protegem das impurezas do ar); a boca não participa. Ao inspirar, imagine-se enchendo um balão de baixo para cima. Primeiramente, projete o abdômen para fora, enchendo-o de ar; depois leve o ar para a parte média, aumentando o espaço entre as costelas; em seguida faça o ar subir para a parte superior dos pulmões, enchendo-os por completo.

Na hora de expirar, esvazie o balão de cima para baixo, fazendo o caminho inverso: primeiro solte o ar dos pulmões, depois da parte média e, por fim, do abdômen.

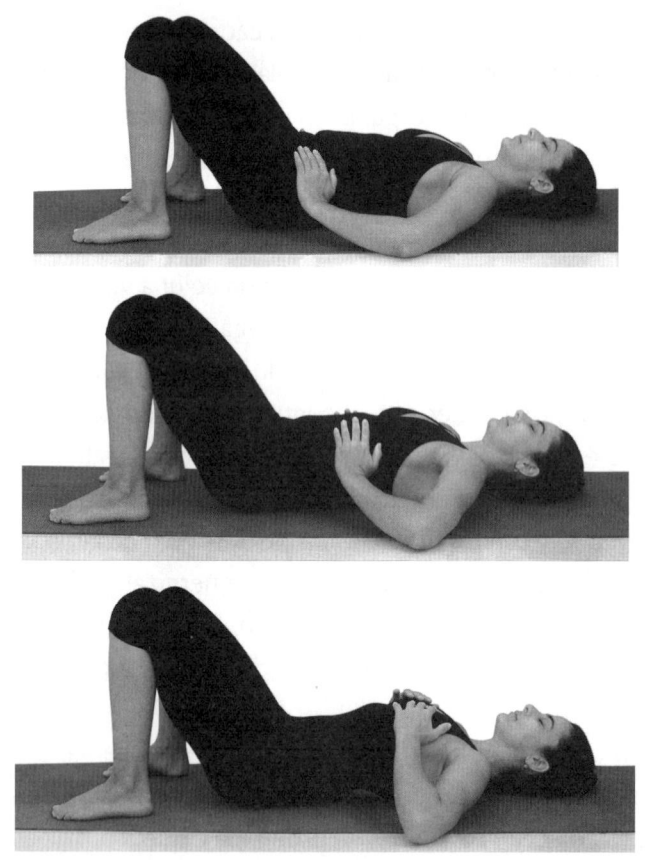

Essa é a maneira correta de se respirar todos os dias e o dia inteiro. O iniciante pode começar praticando alguns minutos por dia, e repetir o processo sempre que se lembrar. Pode também começar experimentando treinar a respiração completa todos os dias, durante um mês. A memória ficará gravada e a necessidade de respirar fundo e de maneira consciente se tornará um hábito inerente ao cotidiano, assim como é comer, beber ou dormir.

PRATYAHARA: A ABSTRAÇÃO DOS SENTIDOS

Silenciar a mente, ficar imóvel, estar vazio de sentimentos e de necessidades; ir além dos sentidos. Isso é *pratyahara*: um mergulho interior que evita as distrações. Comparando-se a mente ao oceano, os pensamentos e sentimentos são as ondas que agitam as águas. Pela simples observação dessas ondas, sem se deixar envolver pela tristeza ou alegria, pela ansiedade ou pela raiva, ou por qualquer emoção que surja das profundezas desse oceano, as águas se acalmam. As ondas vão diminuindo de tamanho e frequência; o mar vai se aquietando.

Não se trata da supressão dos sentidos, mas de sua aplicação correta – para o Ayurveda, a base da saúde. O uso dos sentidos do corpo determina a qualidade de energia que se capta do mundo exterior para a sua nutrição. De boa qualidade, essa energia nutre; do contrário, desequilibra.

Vários exercícios auxiliam o *yogin* a atingir *pratyahara*. São, basicamente, todos aqueles que treinam a concentração, a começar por *pranayamas* e *asanas*, poderosos recursos para o aquietamento progressivo das ondas mentais. Também vários mantras e visualizações são utilizados para que o praticante aprenda uma maneira nova de controlar a energia dos sentidos – lidando, basicamente, com som e luz. Os sons internos do organismo também podem ser um ponto focal que ajuda o praticante a desligar-se do exterior.

Com o corpo e a mente aquietados, começa-se a conquistar o espírito: some o ego (a identidade) e a consciência desabrocha em sua totalidade. Aqui tem início o verdadeiro Yoga. *Pratyahara* é o passo fundamental em direção à união com o divino que existe dentro de cada ser humano. Por isso é tão necessário praticar em silêncio, adotando uma atitude de introspecção, que a cada dia se torna mais profunda.

DHARANA: CONCENTRAÇÃO E FOCO

A capacidade de se concentrar é requisito para a meditação. No Yoga, treina-se a concentração o tempo todo. O *yogin* é chamado a vivenciar o momento presente, como se nada mais existisse. Nesse processo, a mente vai se aquietando.

Para ajudar a mente a se concentrar, uma das mais poderosas técnicas é a respiração consciente – o *pranayama*. Outra é a repetição, mental ou por meio de vocalização, de mantras. O mantra OM é o mais utilizado no Yoga, recitado das mais diversas maneiras: longo, curto, bem devagar, rapidamente. A observação da chama de uma vela é também um exercício muito usado.

DHYANA: A MEDITAÇÃO

Dhyana – a mente imóvel, ou seja, a meditação – compõe, ao lado de *pratyahara* e *dharana*, os três estágios do aquietamento mental. No momento em que a mente se aquieta, ela se dirige para o campo da pura potencialidade, o reino das possibilidades infinitas, resgatando a perfeição – que na turbulência do cotidiano fica perdida dentro das malhas do intelecto.

SAMADHI: A HIPERCONSCIÊNCIA

Quando a consciência se expande e se difunde, permeando todo o seu ser, o verdadeiro *yogin* vivencia *samadhi*. O ponto de referência é transferido de fora para dentro, e ele passa a viver em estado de graça permanente, que é o natural de todo ser humano. Quem atinge esse ponto de iluminação vive em paz, mesmo em meio ao caos do dia a dia.

Em *samadhi*, o *yogin* torna-se uno com o objeto de sua observação. É a união do observador com o observado – quando se percebe a natureza divina de todas as coisas, de si mesmo e de cada ser humano. E então ele se torna um só com o todo.

A HISTÓRIA COM SIGNIFICADO

Para que se atinja esse objetivo final, todas as oito partes do Yoga devem ser respeitadas. É como ler um livro: a história fará sentido se for seguida em todos os passos da sua trama. Saltando-se páginas e capítulos, perde-se a continuidade e a história deixa de ter significado.

A beleza da prática é exatamente o fato de trabalhar o corpo, a consciência, a inteligência e os sentidos. É uma "arte global", como diz o grande mestre de Yoga da atualidade, o indiano B. K. S. Iyengar.

Quando o ser humano harmoniza o corpo, a mente e o espírito, essa harmonia se reflete em sua vida e na de todos à sua volta. Essa é não só uma maravilhosa conquista pessoal, mas uma maneira eficaz de participar na construção de um mundo saudável e em paz.

Para que isso se realize, o *yogin* deve observar cinco princípios:

1. Relaxamento adequado

Libera a tensão muscular e permite que todo o sistema se descontraia. Assim, acorda-se descansado e cheio de energia após uma noite de sono.

"A alma que entra no mundo dos sentidos e mesmo assim mantém o sentido de harmonia encontra descanso na quietude." *(Bhagavad Gita)*

2. Exercício adequado

Por meio dos *asanas*, que trabalham sistematicamente todas as partes do corpo, alongam e tonificam, promovem flexibilidade, força e circulação livre.

"Os asanas nos tornam firmes, livres de doenças e com o corpo leve." *(Hatha Yoga Pradipika)*

3. Respiração adequada

A prática de *pranayamas* permite o uso da capacidade total dos pulmões e aumenta a captação de oxigênio e de *prana* – energia vital do universo. Assim recarrega-se a energia vital, controla-se o estado mental (pelo controle do fluxo de *prana*) e conduz-se a saúde a todo o corpo (com o *prana* circulando livremente pelas *nadis* e armazenando-se nos *chakras* ao longo da coluna, garantindo o bom funcionamento desses pontos de energia).

"Quando a respiração divaga, a mente se torna inquieta; mas quando a respiração está calma, a mente também estará calma." *(Hatha Yoga Pradipika)*

4. Alimentação adequada

A dieta deve ser balanceada, harmonizada com os *doshas* e baseada em alimentos naturais e nutritivos. Assim, mantém-se o corpo leve e flexível, acalma-se a mente e adquire-se resistência contra as doenças.

"Que o praticante de Yoga coma moderadamente e frugalmente, porque senão, mesmo que inteligente, ele não terá sucesso." *(Siva Samhita)*

5. Pensamento positivo e meditação

Estes ajudam a eliminar os pensamentos negativos (que conturbam a mente) e dirigem o praticante para o caminho da transcendência.

"Meditação nada mais é do que pura consciência. Meditação simplesmente significa transformar sua inconsciência em consciência." *(Osho)*

AS DIVERSAS MODALIDADES DE YOGA

Os quatro principais ramos do Yoga se desdobraram em diversas modalidades. Hoje, entre tantos outros, são comuns os seguintes tipos:

- *Hatha Yoga*: forte nas posturas corporais
- *Swasthya Yoga*: a prática em forma de coreografia
- *Iyengar Yoga*: privilegia o trabalho de alinhamento corporal
- *Ashtanga Vinyasa Yoga*: privilegia o movimento acoplado à respiração
- *Kundalini Yoga*: trabalha a energia dando ênfase aos respiratórios.

O importante para quem está começando é se informar e escolher a modalidade que mais combina com suas características. Daí a importância de integrar o Yoga e o Ayurveda. Quando integrada aos conceitos do Ayurveda, a prática do Yoga é adaptada para cada *dosha* – levando em consideração o princípio de que igual aumenta igual e buscando, assim, oferecer exercícios de características opostas às do *dosha* para equilibrá-lo.

A prática é diferenciada, pois há *pranayamas* e *asanas* específicos para *vata*, *pitta* e *kapha*, assim como relaxamentos adequados e mantras diferentes para meditação. Os três *doshas* se beneficiam da prática constante, se possível diária e, no caso de *vata*, preferencialmente em horários regulares.

Quadro 19 – Características da Prática de Yoga para cada *Dosha*.

	VATA	**PITTA**	**KAPHA**
Geral	Calma, lenta, estável.	Refrescante, mais espiritual.	
Energia	Energia firme e consistente durante a prática. Moderar a empolgação.	Manter a mente aberta e receptiva. Moderar a competição.	Concentração e esforço nas posturas. Superar a inércia e a preguiça.
Postura mental	Ressaltar o aquietamento e a concentração; foco no momento presente.	Entregar, transcender o corpo e desapegar-se do resultado final, mas com entusiasmo pelo que está fazendo.	Respeito aos limites do corpo, principalmente se houver sobrepeso; manter entusiasmo e concentração.
Asanas	Principalmente *asanas* musculares, que desenvolvem força.	Principalmente *asanas* de equilíbrio e posturas refrescantes.	Principalmente *asanas* que sejam desafiantes e estimulantes.
Permanência nos *asanas*	Longa, enfatizando a estabilidade.	Média, enfatizando o desapego.	Curta, enfatizando o movimento.
Ênfase na liberação de tensão	Na região pélvica, lombar e articulações sacroilíacas, sede de *vata*.	Na região abdominal, onde *pitta* se acumula.	No tórax, onde *kapha* se acumula.
Respiração	Lenta, profunda e regular, com ênfase na inspiração.	Foco na expiração, com liberação do calor excessivo.	Mais profunda e rápida, sempre que precisar de energia; foco na abertura das vias respiratórias.
A evitar	Excesso de esforço e de alongamento	Competitividade e excesso de calor	Letargia e excesso de introspecção

CARACTERÍSTICAS DA PRÁTICA DE YOGA PARA CADA *DOSHA*

YOGA PARA *VATA*

Quem tem *vata* como *dosha* predominante precisa acalmar a mente antes de iniciar sua prática; respeitar seus limites, tranquilizar as emoções, fazer as posturas vagarosamente e aprofundar a respiração. A intensidade do *asana* deve ser aumentada aos poucos, apenas depois de o corpo estar bem aquecido, o que melhora a circulação e protege as articulações. Pontos positivos de sua constituição: grande flexibilidade e agilidade. Pontos negativos: as juntas secas, que com o tempo desenvolvem certa rigidez; e a possibilidade de ter artrose.

A seguir, são descritos os principais pontos para uma prática de Yoga ideal para acalmar *vata*.

Tipo de Yoga:

- **Ideal:** um Yoga mais calmo, como *Hatha Yoga*, com muita introspecção, *pranayamas* e meditação. As pessoas desse *dosha* são as que mais se beneficiam da prática de *asanas*, mas devem realizá-los de maneira lenta.

- **A evitar:** *Power Yoga* e *Ashtanga Vinyasa Yoga*, pois o movimento da prática vai exacerbar o já existente no organismo.

ASANAS

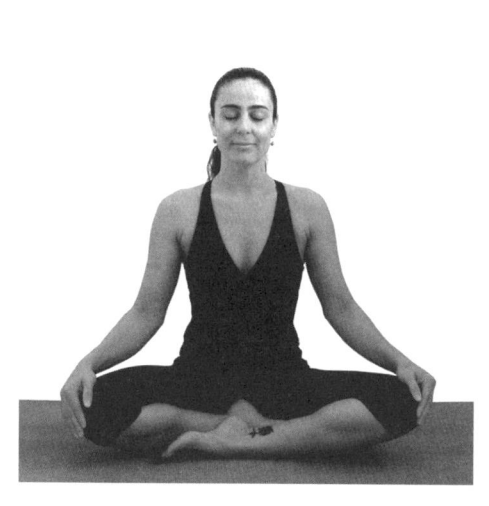

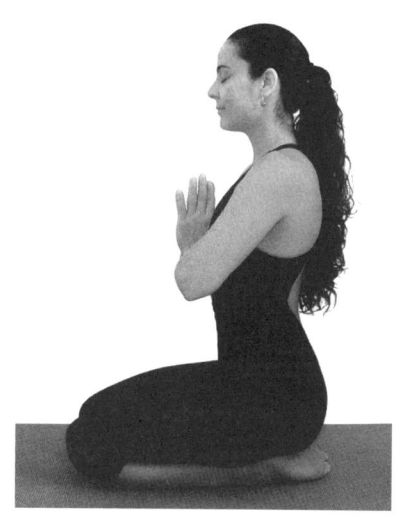

1. *Siddhasana e vajrasana:*
Foco no momento presente, atenção na estabilidade, sentindo-se firme em contato com o chão, enfatizando a presença do elemento terra que falta a esse dosha. Todas as posturas sentadas são excelentes para conectar *vata* ao elemento terra.

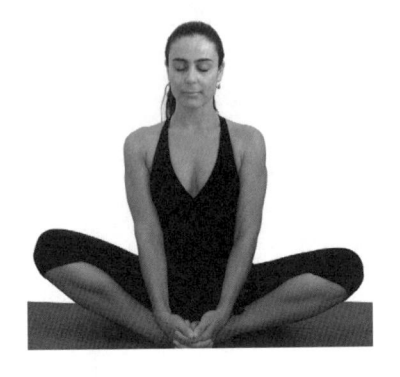

2. Baddha konasana:

Sentado com as solas dos pés unidas, coluna ereta. Esse *asana* assenta e aquieta a mente agitada de *vata*. Praticantes mais adiantados podem fazer *mula bandha*, contração dos esfíncteres do ânus e da uretra.

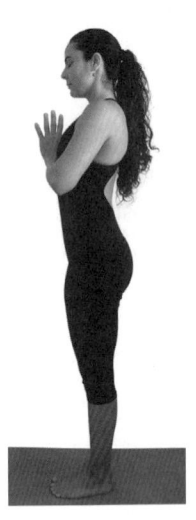

3. Tadasana:

As posturas em pé enfatizam força e estabilidade. Com os pés unidos, as pernas posicionadas firmemente, o peito aberto, a coluna ereta. *Tada* quer dizer montanha – cujas qualidades são trabalhadas nesse *asana*: firmeza, estabilidade, majestade, coragem.

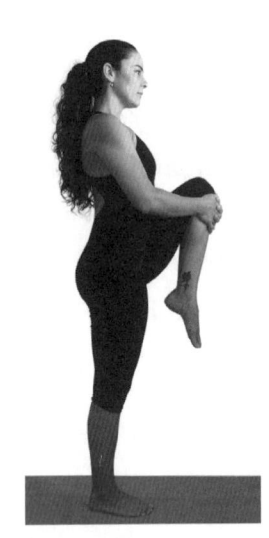

4. Apanasana:

As posturas de equilíbrio fortalecem o sistema nervoso, acalmando e acalentando a mente atribulada. Em pé, com o joelho no peito. Desenvolve a memória e a concentração.

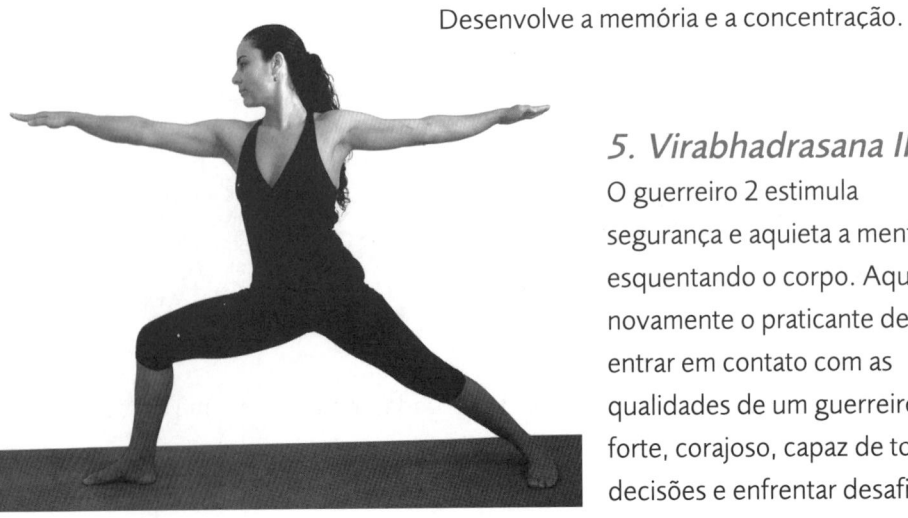

5. Virabhadrasana II:

O guerreiro 2 estimula segurança e aquieta a mente, esquentando o corpo. Aqui novamente o praticante deve entrar em contato com as qualidades de um guerreiro: forte, corajoso, capaz de tomar decisões e enfrentar desafios.

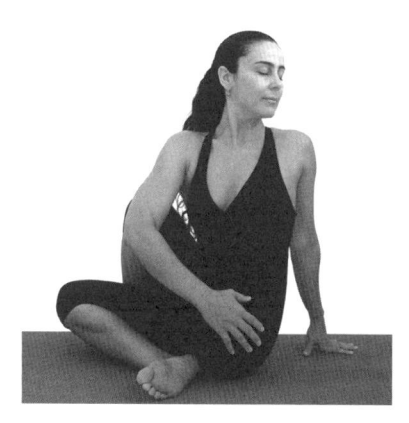

6. Matsyendrasana:
As torções devem ser feitas com os pulmões cheios para não aumentar o desequilíbrio.

7. Utkatasana:
Aquece e estimula a região dos intestinos, sede de *vata*.

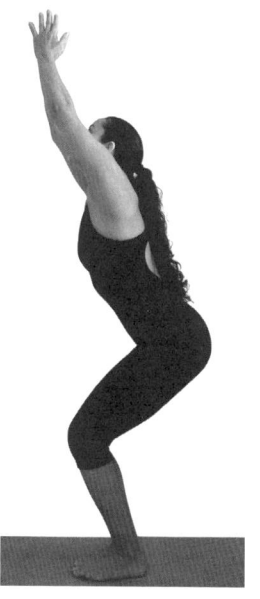

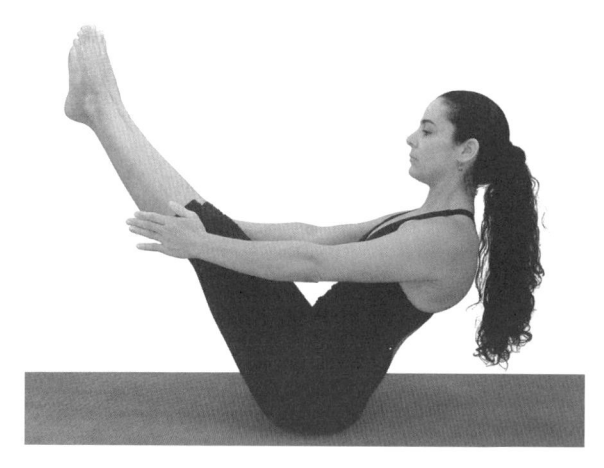

8. Navasana:
A firmeza e a estabilidade de um navio (*nava*) deslizando pelo oceano.

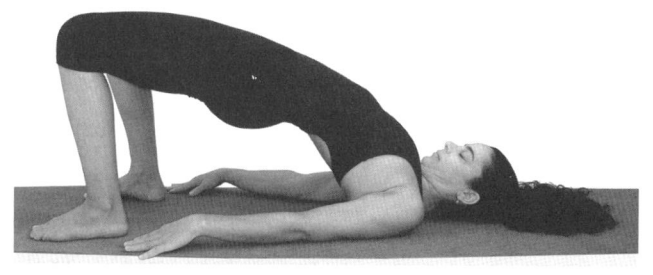

9. Setu-bhandasana:
Asana excelente para reduzir a ansiedade.

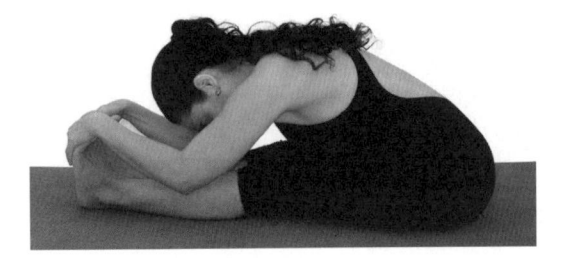

10. Paschimottanasana:
Todos os *asanas* de anteflexão trabalham a região-sede de *vata*.

11. Janu sirshasana:
Todos os *asanas* de anteflexão trabalham a região-sede de *vata*.

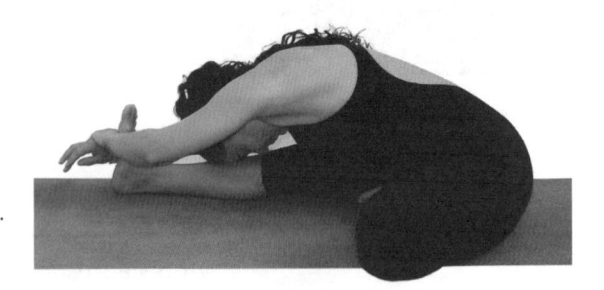

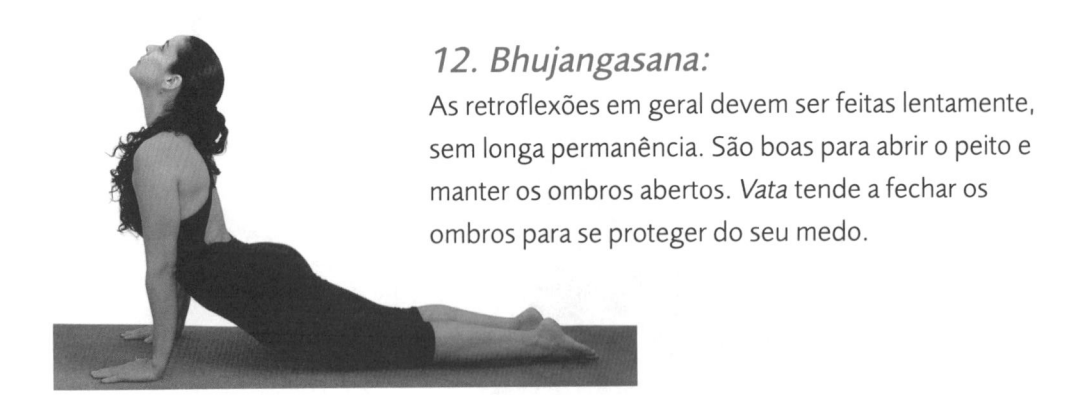

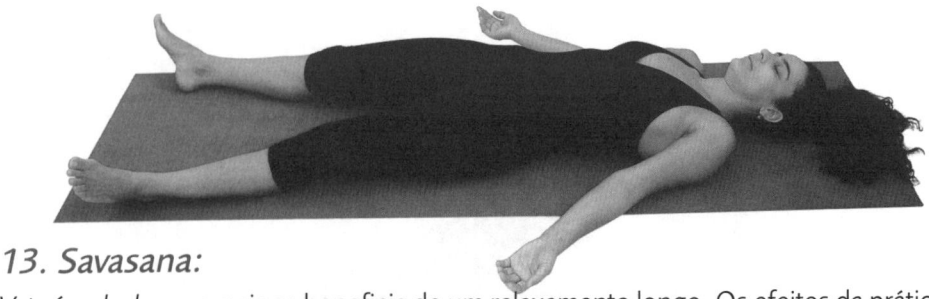

12. Bhujangasana:
As retroflexões em geral devem ser feitas lentamente, sem longa permanência. São boas para abrir o peito e manter os ombros abertos. *Vata* tende a fechar os ombros para se proteger do seu medo.

13. Savasana:
Vata é o *dosha* que mais se beneficia de um relaxamento longo. Os efeitos da prática são assimilados e aquietam a mente agitada. É importante usar visualizações que tragam os elementos terra, água e fogo – como imaginar uma montanha, o sol, um lago, o oceano, flores. As cores podem ser ouro, açafrão, tons de terra e tons pastel.

PRANAYAMAS:

A respiração deve ser longa, profunda e consciente a fim de acalmar a ansiedade. Ao inspirar profunda, lenta e conscientemente, mentaliza-se calma, quietude e estabilidade. Ao expirar da mesma maneira, libera-se ansiedade, medo e angústia.

Exercício: Nadi-Shodhana

Esse é o *pranayama* ideal para *vata*. *Nadi* é um conduto energético e *shodhana* quer dizer limpeza. Este exercício promove a limpeza dos condutos energéticos, equilibra a porcentagem de energia masculina e feminina para gerar equilíbrio e, sobretudo, acalma e tranquiliza. É excelente para ser feito antes de dormir, pois promove uma noite de sono tranquilo, evitando a insônia característica desse *dosha*. Durante o *pranayama*, aromatiza-se o quarto com óleo essencial de lavanda.

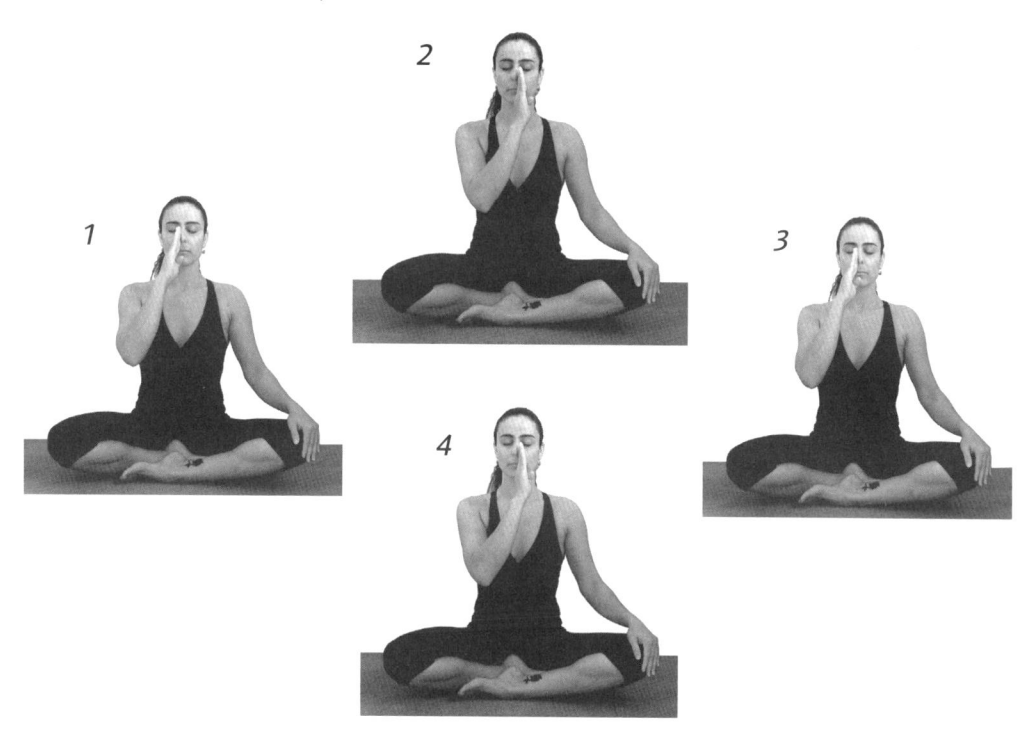

Sente-se com a coluna ereta e os olhos fechados. Unindo polegar e indicador da mão direita, com o dedo médio obstrua a narina direita e inspire pela narina esquerda. Retenha o ar com os pulmões cheios e então troque a narina em atividade, obstruindo a narina esquerda com o mesmo dedo e expirando pela direita. Retenha o ar com os pulmões vazios e inspire novamente pela narina direita – ou seja, pela mesma narina que expirou. Retenha o ar com os pulmões cheios, troque a narina em atividade e expire pela narina esquerda. Comece praticando três ciclos completos e vá alongando o tempo de prática até completar dez minutos. Se sentir algum desconforto, pare o exercício.

MEDITAÇÃO

A meditação é um excelente recurso para aquietar a mente agitada de *vata* e harmonizar algumas de suas características, como a insônia e a digestão irregular. Os principais benefícios são:

- acalmar o sistema nervoso;
- controlar a tendência ao medo e à ansiedade;
- contrabalançar a hipersensitividade e a hiperatividade;
- ajudar na conciliação do sono;
- melhorar a digestão;
- otimizar o sistema imunológico.

Mas quem tem *vata* como seu *dosha* predominante precisa tomar cuidado ao meditar. Realizada por um tempo longo demais, a prática exacerba a falta de estabilidade inerente à pessoa e gera a sensação de descolamento da realidade.

Para evitar esse problema potencial, os iniciantes na meditação devem preferir *dharana*, a concentração em algum objeto (como uma vela), ou devem repetir mantras. Os mais indicados para *vata* são:

- RAM: proncuncia-se "ram", com o "r" formado pela vibração da língua junto ao dente. Proporciona força, calma, paz. Equilibra as desordens mentais de *vata*; combate a insônia, a ansiedade e o medo.
- HUM: pronuncia-se "rum", com o "r" aspirado na garganta. Combate o medo, a ansiedade e as emoções negativas em geral. É o melhor mantra para elevar *agni*, o poder digestivo.
- HRIM: pronuncia-se "r-rim", sendo o primeiro "r" aspirado na garganta (como na pronúncia em inglês da palavra "hotel", por exemplo). Energiza, promove a alegria e ajuda no processo de desintoxicação e nos conecta com a mãe divina que é a Terra.

Atenção: OM, o mais importante dos mantras, não pode ser repetido em demasia pelas pessoas de *vata*, porque aumenta o elemento Espaço, que já é forte nesse *dosha*, provocando uma sensação de descolamento da realidade.

VISUALIZAÇÃO

Instrução para relaxar: Vata Yoganidra, *o Yoga do sono*

Coloque uma música tranquila e aromatize o ambiente com seu óleo essencial favorito (o mais recomendável é o de lavanda). Deite-se confortavelmente, com o cóccix bem apoiado no chão e, a partir dele, sinta a descontração de todo o seu corpo. Respire profundamente. Ao inspirar, sinta o abdômen, as costelas e o peito subindo. Ao expirar, visualize o movimento contrário. Continue respirando lenta e conscientemente durante todo o processo. Permita que os pés se soltem lateralmente e comece a descontrair as panturrilhas, os joelhos, as coxas, a região pélvica, o abdômen, o plexo solar, o diafragma, o peito. Mantenha os braços ao longo do corpo, com as palmas das mãos voltadas para cima. Coloque uma atenção especial nos ombros, no pescoço e na nuca, região onde acumulamos maior tensão durante o dia. Descontraia.

Relaxe agora os músculos faciais, o couro cabeludo, as orelhas, os globos oculares, a cabeça como um todo. Mentalmente, dê uma ordem a si mesmo: você vai começar uma contagem regressiva de 10 a 1. Ao chegar o número 1, seu corpo estará totalmente entregue e sua mente estará quieta e tranquila. Lentamente, comece a contar de 10 a 1. Imagine-se agora deitado em uma relva macia. Procure sentir seu corpo em contato com o chão e, com os olhos da mente, visualize raízes que saem do seu corpo e o arraigam no chão até atingir o âmago, o centro do planeta Terra. Sinta o ritmo interior da terra enquanto respira. Sinta estabilidade, segurança e se beneficie da energia de vitalidade advinda do elemento terra. Absorva a riqueza e fertilidade do solo, receba as propriedades curativas dos minerais, receba a força vital da terra.

Utilize agora os cinco sentidos para sentir ainda mais a profundidade do seu contato com o elemento terra. **Tato**: sinta o contato do seu corpo com a terra. **Olfato**: sinta o cheiro da terra penetrando pelas suas narinas. **Paladar**: sinta o gosto da terra em sua boca. **Audição**: ouça os barulhos internos da terra. **Visão**: veja a cor marrom da terra.

Por meio dessas ações, suas células gravam a memória desse elemento que falta em sua fisiologia. Mantenha-se conectado com a terra durante alguns minutos. Saboreie esse contato e vá se equilibrando. Perceba o milagre da sua transformação interior mediante o poder da visualização.

Enquanto você sente sua conexão com a terra, sinta o calor do sol envolvendo e acariciando sua pele. Sinta o calor trazendo conforto à sua fisiologia naturalmente fria e agradeça ao universo a presença do sol, que gera a possibilidade de vida no planeta.

Atrás de você, ouça o barulho da cachoeira que jorra água sem parar e, por meio dela, traga também para seu conforto o elemento água que vai equilibrar finalmente sua constituição por completo.

Continue nesse estado de completa entrega, relaxamento profundo, quietude absoluta, enquanto seu corpo assimila os benefícios dos elementos terra, fogo e água. Permaneça nesse estado por alguns minutos todos os dias.

Aos poucos, comece a voltar desse breve relaxamento, utilizando novamente os cinco sentidos. Mexa a língua na boca e sinta o gosto, inspire profundamente e sinta o aroma no ar, massageie suavemente o seu corpo e sinta o tato, ouça melhor os sons da música no ambiente, abra os olhos e veja a vida com mais alegria.

Inspire profundamente, dobre os joelhos, gire o seu corpo para o lado direito e, lentamente, vá se sentando, movendo-se vagarosamente e retomando sua plena consciência do momento.

YOGA PARA *PITTA*

A prática para esse *dosha* precisa ser interiorizada, com a intenção de acessar o amor e a compaixão. Isso vai jogar um pouco de elemento Água (que existe em quantidade insuficiente) no Fogo (em excesso) de quem é dominado por *pitta*. Os *asanas* precisam refrescar a fisiologia e o temperamento.

Com uma estrutura corporal mais musculosa do que a de *vata* e articulações mais lubrificadas, as pessoas de *pitta* podem incluir em sua prática movimentos mais rápidos e alguns saltos. Mas deve prestar atenção na parte espiritual – sua tendência é tornar-se muito bom na técnica das posturas, até por seu caráter extremamente competitivo, e esquecer-se de ir para dentro de si mesmo.

Os *asanas* ideais trabalham a região abdominal, massageando o intestino delgado, a parte baixa do estômago, o fígado e a vesícula. É preciso ter cuidado para não gerar muito calor com a prática, especialmente na cabeça – o que significa não ficar muito tempo nas posturas invertidas.

Tipo de Yoga:

- **Ideal**: *Iyengar Yoga*, *Hatha Yoga*, *Power Yoga* e *Ashtanga Vinyasa Yoga*. Com seu estilo vigoroso, são todas boas opções para o físico atlético de *pitta*. Mas é preciso que o *yogin* pratique *aparigraha*, desapego do resultado da prática, e evite a competição, uma característica inerente a esse *dosha*.

- **A evitar:** Power e Ashtanga (exacerbação do ego e descontrole no calor corporal).

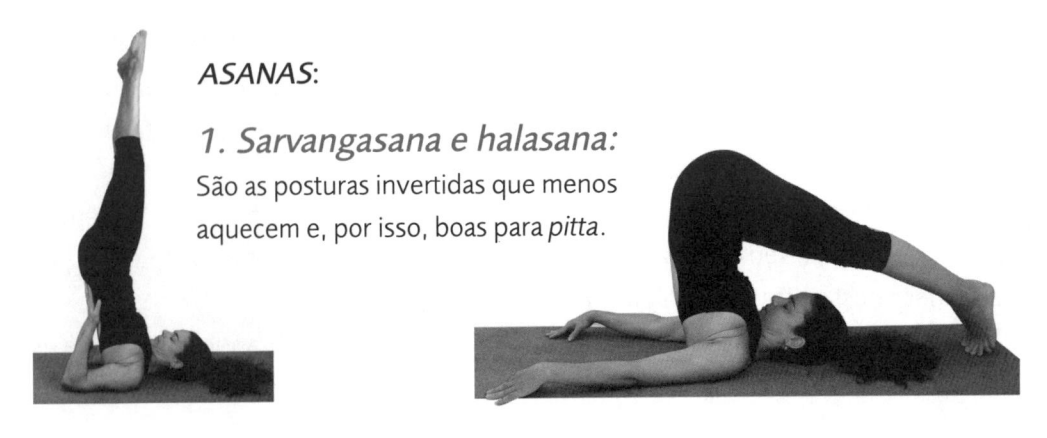

ASANAS:

1. Sarvangasana e halasana:
São as posturas invertidas que menos aquecem e, por isso, boas para *pitta*.

2. Matsyendrasana:

As posturas de torção são ótimas porque refrescam o organismo sem diminuir *agni*, o fogo digestivo.

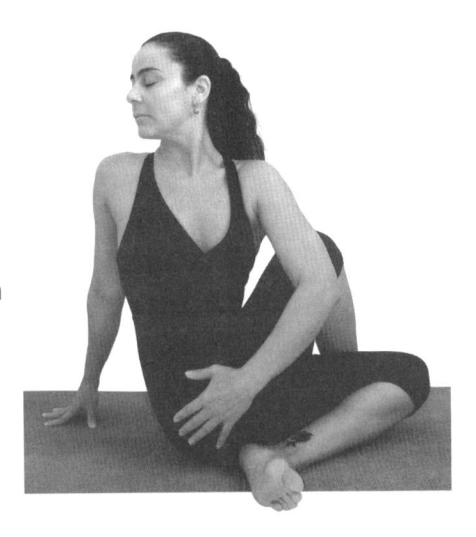

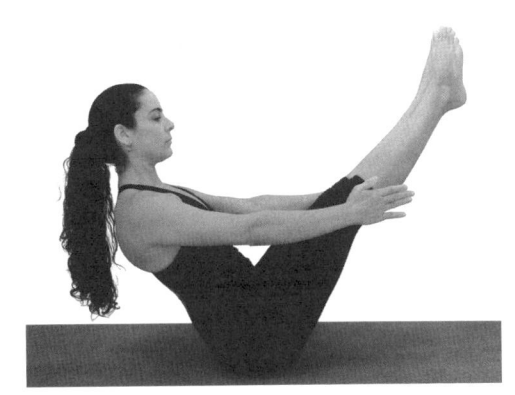

3. Navasana, matsyasana, bhujangasana, dhanurasana:

Posturas que tiram a tensão do abdômen, do intestino delgado e do fígado.

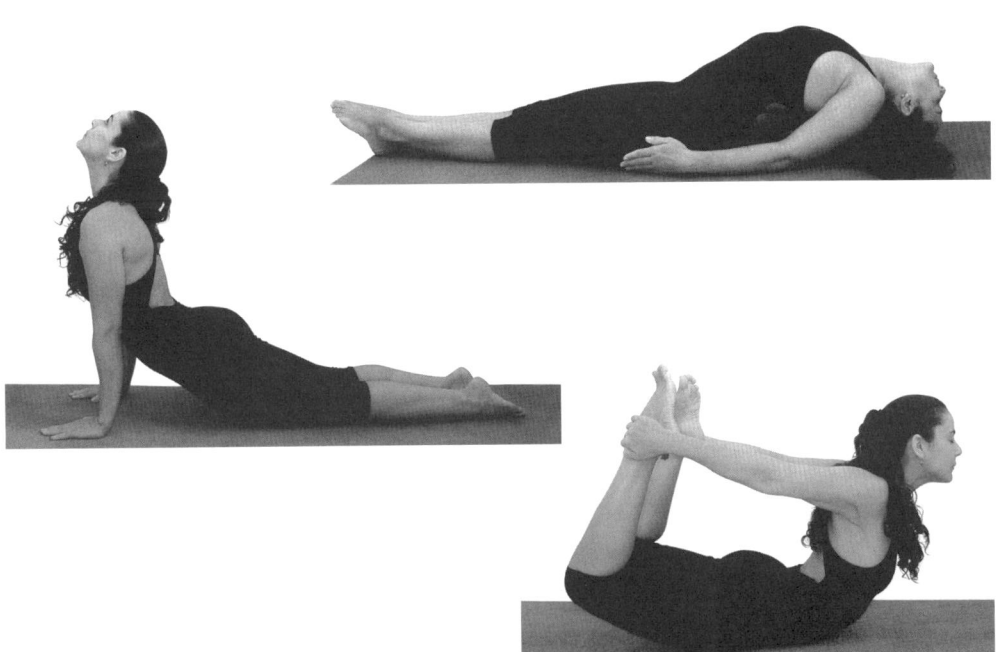

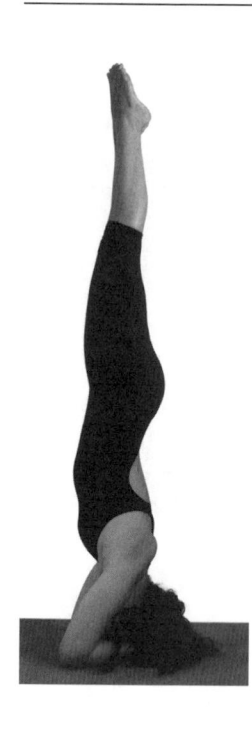

4. Sirsasana:

As invertidas esquentam e por isso *pitta* deve evitar longas permanências. Se quiser ficar mais tempo nesse tipo de postura, na sequência deve fazer uma torção para resfriar.

5. Anteflexões:

São geralmente boas para *pitta*, pois trazem energia para os órgãos nos quais esse *dosha* se acumula.

6. Retroflexões:

Como esquentam, devem ser feitas com moderação.

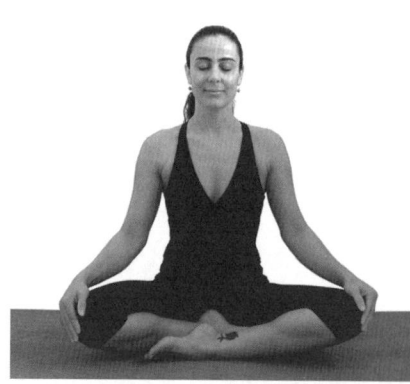

7. Siddhasana:

Ajuda a colocar o foco no momento presente e a exercitar a entrega, contrabalançando a tendência ao julgamento e à competitividade.

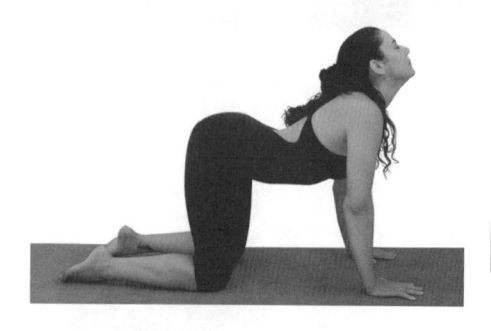

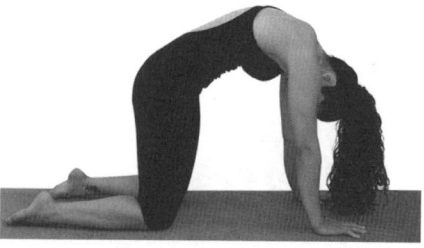

8. Bidalasana:

Movimentos suaves como o espreguiçar de um gato. Massageiam a região abdominal, onde se concentra *pitta*. Ideal praticar com *uddiyana bandha*, a contração do abdômen.

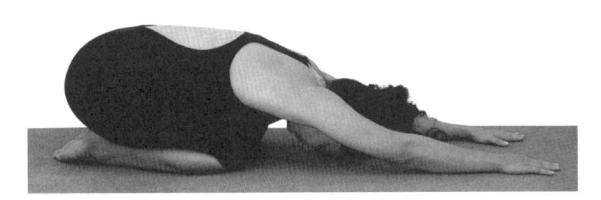

9. Balasana:
A postura da criança, que nos empresta sua inocência e é o oposto da exacerbação do ego.

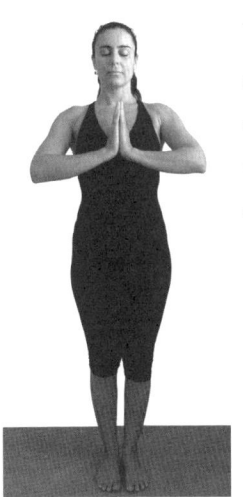

10. Tadasana:
Outra postura confortável de relaxamento, para tirar a necessidade de perfeição de *pitta*.

11. Vrikshasana:
Para aprender a focar o não esforço, aceitando o momento presente e seus limites, sem se comparar a ninguém.

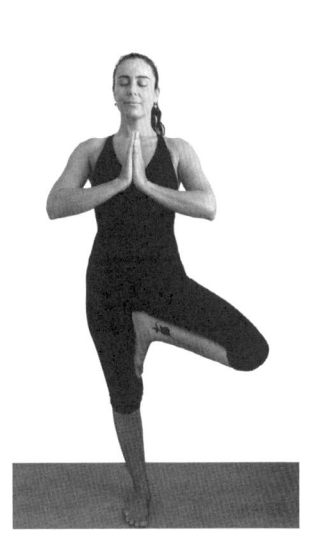

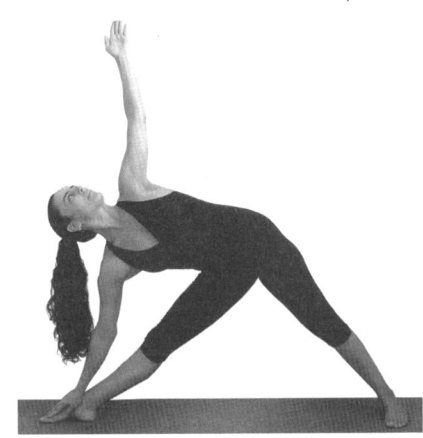

12. Trikonasana:
Colocar a atenção no coração para acessar a compaixão e permanecer na lateroflexão, postura que refresca. Praticar a entrega ao aqui e agora.

13. Prasarita padottanasana: anteflexão
Com as pernas afastadas, massageando a região-sede do *dosha*. Visualize uma cachoeira indo do cóccix até o topo da cabeça, refrescando toda a sua fisiologia.

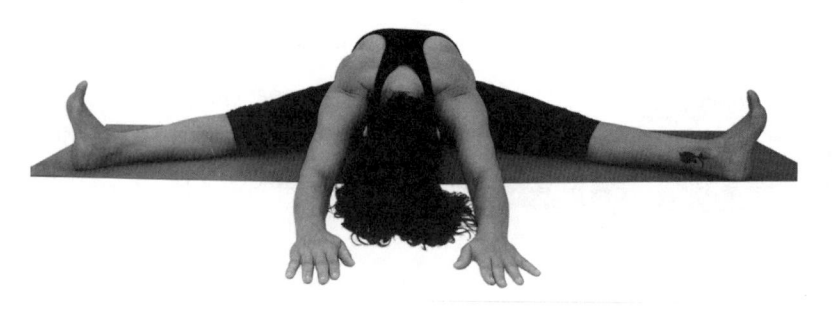

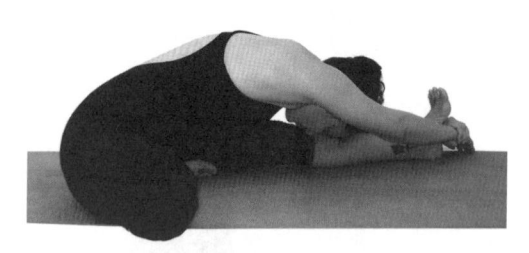

14. Upavistha konasana e Janu sirshasana:
Novamente massageia a região-sede de *pitta* e refresca. Mantenha a atitude de entrega.

15. Savasana:
Durante o relaxamento, *pitta* deve fazer mentalizações refrescantes de ar, espaço e água, visualizando imagens de paz, harmonia e união, para transcender o ego.

MEDITAÇÃO

Ajuda *pitta* a liberar a raiva e a agressividade e a exercitar o desapego da necessidade de controle. Com grande poder de concentração, quem tem esse *dosha* predominante pode meditar mais tempo do que quem é *vata*. O foco deve ser a expansão da mente e do coração. E o maior cuidado a tomar é não transformar a prática em mais um campo de competição.

Os mantras mais indicados são:
- SHAM: pronuncia-se "xam". Mantra de paz para promover desapego e contentamento.
- SHRIM: pronuncia-se "xrim". Promove a saúde, a criatividade e a prosperidade. Ajuda o praticante a se render à verdade. Refina a mente e a torna mais sensitiva.

- OM: é o mais importante de todos os mantras. Pode ser combinado com todos os outros mantras para aumentar o poder deles. Energiza e dá poder a todas as coisas e processos. É o som de afirmação que nos permite aceitar quem somos e nos abre para as forças positivas do universo. Ajuda no acesso ao campo da pura potencialidade.

PRANAYAMA

Na respiração, *pitta* deve visualizar a liberação do calor por meio da expiração, a qual deve ser mais longa do que a inspiração. Mas o *pranayama* ideal para esse *dosha* é *chandra bhedhana*, a respiração feita pela narina esquerda, que é lunar, de polaridade negativa e, portanto, refresca.

Instrução para o exercício de chandra bhedhana

Sente-se confortavelmente, com a coluna ereta. Una polegar e indicador da mão direita e, com o dedo médio, obstrua a narina direita, inspirando pela esquerda. Retenha o ar com os pulmões cheios. Troque a narina em atividade obstruindo então a narina esquerda e expire pela direita. Volte a obstruir a narina direita e inspirar pela esquerda. Comece com alguns ciclos e vá aumentando gradativamente até completar 10 minutos de prática para realmente se beneficiar com os resultados.

Instrução para o exercício de shitali

Sente-se com a coluna ereta e com os olhos fechados. Coloque a língua em forma de calha para fora da boca e inspire através da calha. Se você não conseguir formar essa calha, não insista – isso é genético e provavelmente você nunca conseguirá. Nesse caso, coloque a língua atrás dos dentes superiores. Inspire pela calha ou pela boca semiaberta através da língua. Sinta o ar penetrando pela sua boca e refrescado sua fisiologia. Feche a boca e expire através das narinas. Comece fazendo alguns ciclos até completar 10 minutos.

VISUALIZAÇÃO

Instrução para relaxamento: Pitta Yoganidra, o Yoga do sono

Coloque uma música que refresque e tranquilize. Aromatize o espaço com seu óleo essencial favorito. É importante que seja um aroma refrescante, como o de menta, por exemplo. Deite-se confortavelmente, com o cóccix bem apoiado no chão, e a partir dele sinta a descontração de todo o seu corpo. Respire profundamente. Ao inspirar, sinta o abdômen, as costelas e o peito subindo. Ao expirar, visualize o movimento contrário. Continue respirando lenta e conscientemente durante todo o processo. Permita que os pés se soltem lateralmente. Vá descontraindo panturrilhas, joelhos, coxas, região pélvica, abdômen, plexo solar, diafragma e peito. Mantenha os braços ao longo do corpo com as palmas das mãos voltadas para cima. Coloque uma atenção especial nos ombros, no pescoço e na nuca, região onde acumulamos maior tensão durante o dia. Descontraia.

Relaxe agora os músculos faciais, o couro cabeludo, as orelhas, os globos oculares, a cabeça como um todo. Mentalmente, dê uma ordem a si mesmo: você vai começar uma contagem regressiva de 10 a 1 e, ao chegar o número 1, seu corpo estará totalmente entregue e sua mente estará quieta e tranquila. Lentamente, comece a contar de 10 a 1. Perceba o espaço que você ocupa e visualize então seu corpo deitado em uma relva macia. Sinta o contato com os elementos ar e terra. Sinta raízes saindo do seu corpo e penetrando fundo no âmago, no centro do planeta Terra. Permita que todo o seu corpo seja imbuído desse elemento que falta em sua fisiologia, enquanto o vento acaricia sua pele.

Visualize seu corpo totalmente entregue em um lugar de sombra e frescor. Sinta respingos de água em sua pele, vindos de uma cachoeira que refresca esse lugar. Permaneça ainda alguns instantes se alimentando desse frescor e da terra, do espaço e ar e vivencie essa experiência através dos cinco sentidos para que fique gravada em sua memória celular, emprestando-lhe os elementos que faltam em sua fisiologia. Sinta também o *prana* começando a preencher todas as suas células, tecidos e órgãos. Sinta a energia curativa natural subir por toda sua coluna vertebral até o topo da sua cabeça. Continue nesse estado de completa entrega, relaxamento profundo, quietude absoluta enquanto seu corpo assimila os benefícios advindos do contato com os elementos espaço, ar, água e terra. Permaneça nesse estado por alguns minutos todos os dias.

Aos poucos, comece a voltar desse breve relaxamento, utilizando novamente os cinco sentidos. Mexa a língua na boca e sinta o gosto, inspire profundamente, sentindo o aroma no ar, massageie suavemente o seu corpo, ouça melhor os sons da música no ambiente, abra os olhos e veja a vida com mais alegria!

Inspire profundamente, dobre os joelhos, gire o seu corpo para o lado direito e, lentamente, vá se sentando, movendo-se vagarosamente e retomando sua plena consciência do momento.

YOGA PARA *KAPHA*

Esse *dosha*, que combina terra e água, precisa de movimento para opor sua tendência à letargia, ao desânimo e à depressão.

De constituição sólida e forte, as pessoas de *kapha* devem praticar um Yoga mais vigoroso e dinâmico, suar e serem estimuladas a vencer o desafio de cada *asana*.

O ideal é que permaneçam menos tempo nas posturas sentadas, que aumentariam a letargia. Também devem minimizar as anteflexões, que contraem o peito – onde se acumula a energia desse *dosha*. Em compensação, devem praticar mais retroflexões, posturas que abrem o peito e estimulam o funcionamento dos pulmões e a eliminação de mucosidade. Beneficiam-se muito das posturas em pé e daquelas de equilíbrio, que trabalham as emoções e fortalecem o sistema nervoso.

Tipo de Yoga

- **Ideal**: *Power Yoga* e *Ashtanga Vinyasa Yoga*, modalidades de ritmo rápido, que energizam e dinamizam, são as mais recomendadas para esse *dosha* caracterizado pela lentidão.

- **A evitar:** as práticas muito introspectivas, que aumentariam sua tendência à letargia e depressão, como *Iyengar* com longa permanência nas posturas e *Jñana Yoga*.

ASANAS

1. Siddhasana:
Pouca permanência para não gerar letargia.

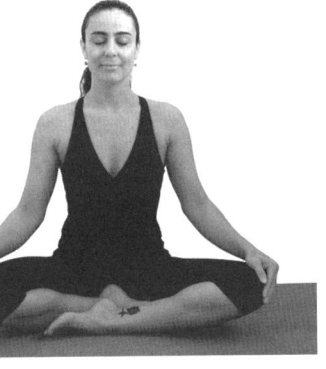

2. Tadasana:
Abrindo o peito e imaginando o corpo firme, mas leve como uma pluma.

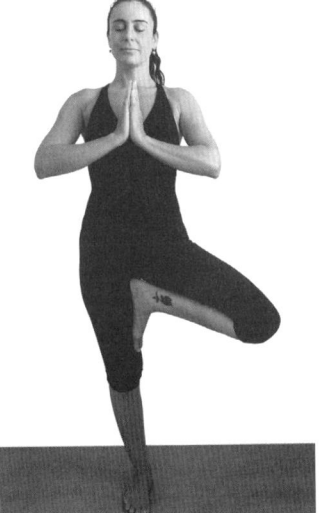

3. Vrikshasana:
Abrindo o peito, mantendo a respiração ascendente e incentivando o desafio de encontrar o equilíbrio em um pé só.

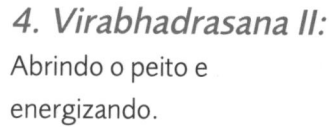

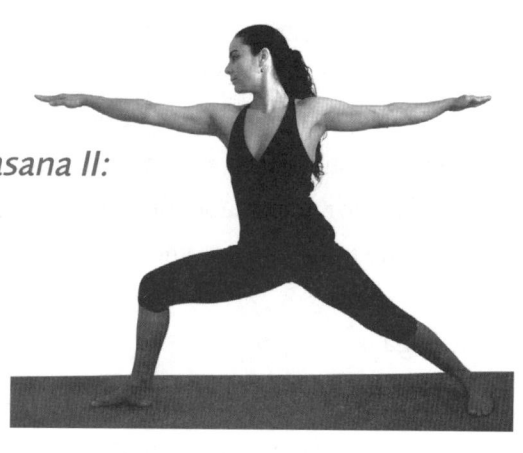

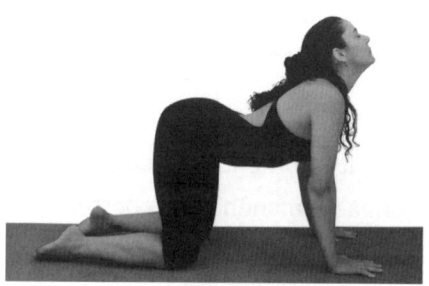

4. Virabhadrasana II:
Abrindo o peito e energizando.

5. Bidalasana:
Espreguiçando como um gato, mas com movimentos rápidos e enfatizando a abertura do peito, sede de *kapha*.

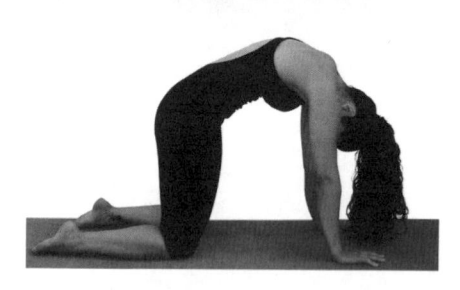

6. Ustrasana:
Uma das melhores posturas para *kapha*, pois realmente abre o peito e elimina mucosidades acumuladas.

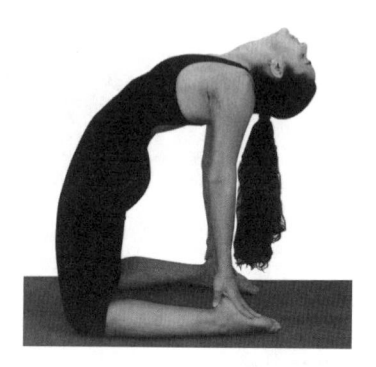

7. Purvottanasana:
Equilibra *kapha*, abre o peito, incentiva o desafio e a vontade.

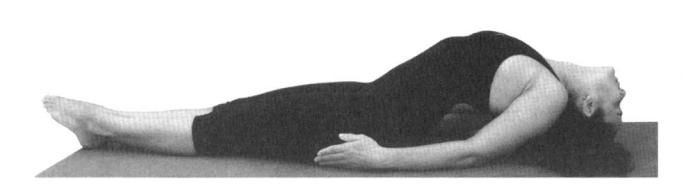

8. Matsyasana:
Abre o peito, estimula a tireoide e as paratireoides, a hipófese e a glândula pineal.

9. Urdhva dhanurasana:
Com enfoque na abertura do peito.

19. Savasana:
Por pouco tempo, para não incentivar o relaxamento. Visualizar raios solares, luz, ar, *prana*, imensidão do universo, liberdade, flutuando como uma pluma no ar.

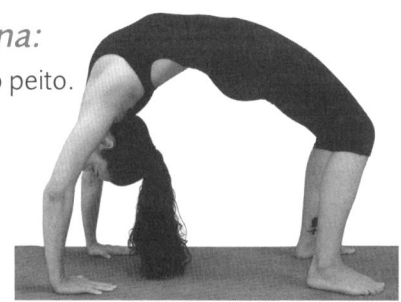

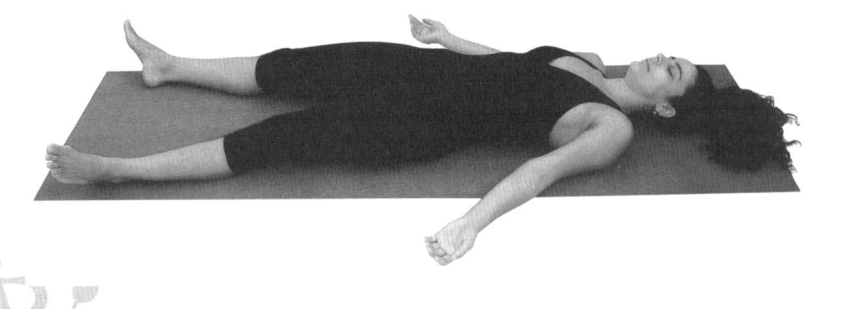

PRANAYAMAS

Instrução para o exercício de Bhastrika

Respiração do fole acelerado, que esquenta o frio de *kapha* e energiza, conferindo dinamismo e aumento do metabolismo.

Sente-se confortavelmente com a coluna ereta. Inspire e expire de maneira curta e rítmica, como a respiração de um cachorro. Faça vários ciclos e vá aumentando conforme você se acostuma. Se você sentir tonturas ou começar a ver pontos brilhantes ou escuros (escotomas visuais), é sinal de que deve parar, pois você provavelmente hiperoxigenou os neurônios do cérebro.

Instrução para o exercício de surya bhedhana

Também é excelente para *kapha*. Respiração pela narina direita que é solar, polaridade positiva e, portanto, aquece o corpo.

Sentado confortavelmente com a coluna ereta, una polegar e indicador da mão direita e com o dedo médio obstrua a narina esquerda e comece inspirando pela narina direita. Retenha o ar com os pulmões cheios, troque a narina em atividade, obstruindo então a narina direita e expirando pela esquerda. Volte a obstruir a narina esquerda e inspirar pela direita. Comece com alguns ciclos e vá aumentando gradativamente até completar 10 minutos de prática para realmente se beneficiar com os resultados.

MEDITAÇÃO

A meditação para *kapha* auxilia no desapego emocional e compensa a estagnação mental e a letargia. Ajuda também a pessoa a se libertar da possessividade. Quem é de *kapha* precisa ser encorajado a praticar e, por isso, medita melhor quando está em grupo. Como tem tendência a dormir durante as meditações, deve começar fazendo um *pranayama* que energize (como *bhastrika*) e repetir os mantras adequados.

Mantras:

- OM: é o mais importante de todos os mantras. Pode ser combinado com todos os outros mantras para aumentar o poder deles. Energiza e dá poder a todas as funções e processos. É o som de afirmação que nos permite aceitar quem somos e nos abre para as forças positivas do universo. Ajuda no acesso ao campo da pura potencialidade.
- HUM: pronuncia-se "rum", com o "r" aspirado na garganta. Combate o medo, a ansiedade e as emoções negativas em geral. É o melhor mantra para elevar *agni*, o poder digestivo.
- AIM: melhora a concentração e o poder da fala. Ajuda no controle dos sentidos e da mente.

VISUALIZAÇÃO

Instrução para relaxar: Kapha Yoganidra, o Yoga do sono.

Coloque uma música relaxante, mas que, ao mesmo tempo, mantenha você presente. Aromatize o espaço com seu óleo essencial favorito. O mais recomendado é o de eucalipto, pois *kapha* não deve utilizar um aroma que relaxe demais. Deite-se confortavelmente, com o cóccix bem apoiado no chão, e a partir dele sinta a descontração de todo o seu corpo. Respire profundamente. Ao inspirar, sinta o abdômen, as costelas e o peito subindo. Ao expirar, visualize o movimento contrário. Continue respirando lenta e conscientemente durante todo o processo. Permita que os pés se soltem lateralmente. Vá descontraindo panturrilhas, joelhos, coxas, região pélvica, abdômen, plexo solar, diafragma e peito.

Mantenha os braços ao longo do corpo com as palmas das mãos voltadas para cima. Coloque uma atenção especial nos ombros, no pescoço e na nuca, região onde acumulamos maior tensão durante o dia. Descontraia.

Relaxe agora os músculos faciais, o couro cabeludo, as orelhas, os globos oculares, a cabeça como um todo. Mentalmente, dê uma ordem a si mesmo: você vai começar uma contagem regressiva de 10 a 1 e, ao chegar o número 1, seu corpo estará totalmente entregue e sua mente estará quieta e tranquila. Lentamente, comece a contar de 10 a 1.

Visualize agora uma enorme imensidão vazia. Inspire profundamente e a cada expiração sinta o seu corpo se expandindo dentro desse vazio, suavemente. Inspire pelas solas dos pés e sinta o ar entrando por elas e subindo pelas suas pernas. Ao expirar, todo o seu corpo flutua nessa imensidão. Agora, inspire através das palmas das mãos e sinta o ar penetrando por elas e preenchendo os seus braços. Novamente, sinta-se um balão flutuando no espaço do universo.

Leve agora a inspiração para a sua coluna vertebral e preencha todo o resto do seu corpo com *prana*, a energia vital do universo, e sinta-se flutuando cada vez mais leve, como uma pluma. Sinta a liberdade tomando conta de todo o seu ser. Conscientize-se dos seus pulmões, sinta-os completamente desobstruídos. Sinta e visualize o *prana* circulando livremente por todas as suas células. Perceba em você o esplendor da energia vital, sinta o contentamento do seu corpo respirando em liberdade, completamente leve e solto, desapegado de tudo o que é terreno, de tudo o que é matéria.

Sinta agora o sol sobre você, esquentando toda a sua fisiologia. Perceba que você está experimentando os elementos espaço, ar e fogo, completando o que falta em sua fisiologia. Vivencie tudo isso através dos cinco sentidos, permitindo que essas sensações fiquem gravadas em sua memória celular. Continue nesse estado de completa entrega, relaxamento profundo, quietude absoluta, enquanto seu corpo assimila os benefícios dos elementos espaço, ar e fogo. Permaneça nesse estado por alguns minutos, todos os dias.

Aos poucos, comece a voltar desse breve relaxamento, utilizando novamente os cinco sentidos. Mexa a língua na boca e sinta o gosto, inspire profundamente, sentindo o aroma no ar, massageie suavemente o seu corpo, ouça melhor os sons da música no ambiente, abra os olhos e veja a vida com mais alegria!

Inspire profundamente, dobre os joelhos, gire o seu corpo para o lado direito e, lentamente, vá sentando, movendo-se vagarosamente e retomando sua plena consciência do momento. Sinta-se energizado e presente, com vontade de viver.

Namastê

A prática do Yoga em geral é finalizada com o termo *Namastê* – que quer dizer, em sânscrito, "o divino que existe em mim reconhece o divino que existe em você e nós dois somos um".

18

DIETA AYURVÉDICA: REGRAS PARA UMA ALIMENTAÇÃO SAUDÁVEL

Esse é um tema fundamental em qualquer obra ayurvédica, pois a orientação alimentar faz parte de todos os esquemas terapêuticos estabelecidos pelo Ayurveda. Diversas indisposições e desequilíbrios orgânicos em estágios iniciais podem ser corrigidos simplesmente com uma orientação alimentar adequada. O Ayurveda postula que uma alimentação inadequada desequilibra os *doshas*, podendo gerar uma série de doenças futuras. Em contrapartida, dietas bem orientadas, de acordo com a constituição e com a situação dos *doshas* no momento atual, são capazes de promover o reequilíbrio do sistema *tridosha* e reconduzir o organismo ao estado de saúde.

A dieta ayurvédica inclui não somente os tipos de alimentos que devem ou não ser tomados pelas pessoas, mas também as regras e os procedimentos corretos no ato de alimentar-se e as combinações alimentares adequadas e inadequadas para cada pessoa.

A DIETA, OS *DOSHAS* E AS CONSTITUIÇÕES PSICOFÍSICAS

Uma característica marcante da dieta ayurvédica é a ênfase dada à adaptação dos alimentos à constituição psicofísica individual e ao estado da fisiologia da pessoa a cada momento. Com respeito à adequação da dieta à constituição individual, esse é um método basicamente preventivo, destinado à manutenção da saúde e à precaução contra o aparecimento de doenças. O Ayurveda recomenda uma dieta baseada em alimentos que mantenham o equilíbrio constante dos *doshas* predominantes do corpo. Desse modo, pessoas de constituição *vata* devem ter uma dieta diferente da das pessoas de constituição *kapha*; indivíduos *pitta* necessitam de uma dieta diferente da dos indivíduos *vata*, e assim por diante.

No que diz respeito à adaptação da dieta à situação dos *doshas* na fisiologia orgânica, esse método já tem um caráter de tratamento precoce de alguma condição de desarmonia no sistema *tridosha*. O Ayurveda afirma que, independentemente da constituição da pessoa, se um ou mais *doshas* encontram-se em estado de desequilíbrio, o tratamento deve incluir uma dieta voltada para reequilibrar o sistema *tridosha*. Por exemplo, diante de um aumento excessivo de *vata*, deve-se estabelecer uma dieta que reduza esse *dosha;* na redução de *agni* e de *pitta*, a dieta deve privilegiar alimentos que aumentem o fogo digestivo e o *dosha pitta;* e assim por diante.

A DIETA, AS ESTAÇÕES E O CLIMA

Outra preocupação fundamental do Ayurveda é a descrição de diferentes dietas de acordo com o clima e as estações do ano e os cuidados com a alimentação nos períodos de transição entre as estações. Essas precauções se devem à grande influência que o clima exerce sobre os *doshas*, promovendo suas agravações e desequilíbrios, como já foi mencionado anteriormente. A dieta é um meio importante para se reequilibrar o sistema *tridosha* quando este é afetado pelas variações climáticas. Desse modo, no verão, em virtude do predomínio de *pitta*, as comidas muito condimentadas e quentes devem ser evitadas. No inverno, que é uma estação de clima mais frio e seco, é indicado o uso de alimentos quentes, untuosos, doces, ácidos e salgados, considerando o auge de *vata*. Nos climas frios, úmidos e chuvosos, como no início da primavera, *kapha* predomina, e os alimentos devem ser leves, quentes, temperados e secos.

Segundo o Ayurveda, durante os períodos intersazonais (*rutu sandhi*), que correspondem aos sete dias no fim e no começo das estações, o regime correspondente à estação anterior deve ser descontinuado de modo gradativo. Uma descontinuação repentina ou a brusca adoção de uma nova dieta pode provocar o surgimento de desequilíbrios, decorrentes da mudança súbita para algo a que não se estava habituado (*asatmya*). Ao contrário, a persistência de um mesmo hábito alimentar, indiferente das variações sazonais, pode conduzir ao agravamento dos *doshas*, pela adoção de dietas incompatíveis com o clima vigente.

A IMPORTÂNCIA DA REGULARIDADE NA DIETA

Quanto aos hábitos e rotinas alimentares, o Ayurveda recomenda que os horários de refeições sejam regulares e adequados para o processo digestivo. A alimentação em horários regulares cria um ritmo de digestão mais eficiente, enquanto horários muitos irregulares causam o contrário.

Outra recomendação importante diz respeito às mudanças bruscas ou constantes de tipos de alimentação, que devem ser evitadas. Assim, por exemplo, pessoas habituadas a refeições caseiras, leves e bem-equilibradas, quando expostas a dietas pesadas, indigestas e muito gordurosas, podem contrair indisposições e prejuízos ao processo digestivo. Por sua vez, pessoas que a cada dia se alimentam em um lugar diferente, com mudanças constantes no tipo de dieta, também podem enfraquecer, com o tempo, o seu fogo digestivo, se não houver uma boa dose de equilíbrio e regularidade das preparações alimentares.

A HIGIENE E AS QUALIDADES GERAIS DOS ALIMENTOS

Obviamente, os cuidados com a higiene também fazem parte da orientação ayurvédica, que recomenda apenas alimentos adequadamente preparados dentro das condições ideais de higiene e limpeza. Qualquer comida contaminada por elementos estranhos aos alimentos ou preparada sem as adequadas regras de higiene pode transformar-se em uma toxina em vez de nutriente. Também o apreciador da comida deve estar adequadamente limpo antes de sentar-se à mesa. É recomendável, sempre que possível, um banho, ou pelo menos a adequada higiene das mãos e do rosto.

Quanto às qualidades gerais dos alimentos, o Ayurveda aconselha que eles sejam adequados à saúde humana, untuosos, facilmente digeríveis, bem-temperados e servidos a uma temperatura morna. Cada refeição deve ser composta de alimentos frescos, simples e naturais, preparados na hora e conter os seis sabores, com predominância do sabor doce.

Devem ser evitados alimentos recozidos ou requentados, ou refeições compostas apenas de vegetais e grãos não apreciados, além de alimentos excessivamente quentes e muito salgados, alimentos industrializados ou ricos em produtos químicos e aditivos artificiais.

A PREPARAÇÃO E O MOMENTO DA REFEIÇÃO

A hora ideal para fazer as refeições é depois da eliminação das fezes e da urina, quando a mente está livre de emoções (limpa), os *doshas* estão se movendo por seus caminhos naturais (funcionando normalmente), as eructações são puras, sem nenhum mau cheiro ou mau gosto, quando a fome se manifesta bem, os flatos movem-se facilmente para baixo, a atividade digestiva é correta, os órgãos dos sentidos funcionam perfeitamente e o corpo está leve. Essa é a hora ideal.

A comida deve ser ingerida dentro das regras e dos procedimentos da alimentação. Antes de tomar sua refeição, a pessoa deve sentir que a refeição anterior já foi adequadamente digerida e considerar, cuidadosamente, sua própria constituição, do que gosta e do que não gosta. Deve alimentar-se em local limpo e calmo, sem se exceder na comida e sem falar muito.

Os alimentos precisam ser ingeridos com a devida atenção, depois de uma mastigação adequada, de modo a transformar, na boca, o alimento sólido em uma pasta untuosa. Não podem ser deglutidos nem com rapidez e nem muito lentamente.

O ideal é sentar-se à mesa na companhia de pessoas queridas e ser servido por alguém que seja limpo e fiel. Por considerar a comida um elemento sagrado e vital, o Ayurveda enfatiza também os agradecimentos pela refeição que está para ser tomada, de acordo com a crença de cada um.

Diz uma lenda indiana que um monge, injustamente condenado por um suposto assassinato, foi preso numa cadeia comum. Uma vez na clausura, começou a ter terríveis pesadelos com sangue e pessoas mortas. Seu mestre, tendo tomado conhecimento do fato, meditou sobre o assunto e solicitou ao carcereiro permissão para conversar com o cozinheiro da prisão. Depois da entrevista, voltando ao carcereiro, o mestre disse-lhe haver descoberto a causa dos pesadelos do inocente monge: o cozinheiro da cadeia era um assassino, tendo matado muitas pessoas a golpes de armas brancas. Suas memórias estavam, portanto, sendo transmitidas, pela comida, ao monge, que, por viver em meditação, era muito sensível. O mestre pediu então que fosse permitido ao monge preparar sua própria comida, e assim os seus pesadelos sumiram definitivamente. Essa lenda fala por si mesma sobre os efeitos da preparação dos alimentos.

DA INGESTÃO DE LÍQUIDOS ANTES, DURANTE OU DEPOIS DAS REFEIÇÕES

Com finalidade didática, o Ayurveda divide o estômago em quatro partes e postula que duas partes (metade da capacidade do estômago) devem ser ocupadas com alimentos sólidos, uma parte com líquidos e o restante deve ser deixado vazio para acomodar o ar. Embora muitas teorias contraindiquem o uso de líquidos próximo às refeições, o Ayurveda recomenda uma pequena quantidade de água ou chá digestivo sem açúcar, à temperatura natural ou morno, durante a refeição. Isso auxilia *kapha* em sua tarefa no primeiro estágio do processo digestivo, que consiste em umedecer o alimento e formar uma pasta ou bolo alimentar homogêneo. Todavia, é consenso geral, inclusive no Ayurveda, que a ingestão excessiva de líquidos bem como as bebidas geladas, adoçadas ou químicas são contraindicadas antes, durante ou depois das refeições.

Antes das refeições, o Ayurveda não recomenda o uso de bebidas, pois elas podem diluir as enzimas e resfriar o fogo digestivo, que está preparado para receber os alimentos.

TIPOS DE LÍQUIDOS RECOMENDADOS DEPOIS DAS REFEIÇÕES

O Ayurveda considera saudável a ingestão de pequena quantidade de água em temperatura natural depois das refeições preparadas com cevada ou trigo. A água morna é ideal depois de alimentos à base de amido ou carboidratos.

O soro de leite, a coalhada caseira diluída com água e temperada com ervas digestivas e as sopas fermentadas de aveia são ideais após pratos preparados com vegetais e legumes.

O mel e a água podem ser indicados para o emagrecimento, o caldo de carne natural é bom para pessoas emaciadas ou convalescentes. Os vinhos de boa qualidade são ideais depois de uma refeição de carne e para aqueles que têm capacidade digestiva pobre.

O uso de leite depois das refeições é recomendado apenas como um néctar para aqueles que estão debilitados e enfraquecidos, seja por terapias agressivas ou doenças debilitantes, seja por andar longas distâncias, por falar em excesso, por demasiada atividade sexual ou ainda depois de jejuns prolongados, de exposição ao sol ou de outras atividades semelhantes. O leite é indicado também para os emaciados, os idosos e as crianças.

A bebida ideal após a refeição é aquela que tem propriedades opostas às da comida, sem, no entanto, ser incompatível com ela.

O bom uso de bebidas adequadas depois das refeições favorece a liquefação das partes duras dos alimentos ingeridos, auxiliando assim no processo digestivo, e contribui para o correto movimento dos alimentos no interior do aparelho digestivo. Por nutrir *kapha*, essa prática também revigora e revitaliza as diversas partes do corpo, conferindo-lhes estabilidade.

CONTRAINDICAÇÕES NO USO DE LÍQUIDOS APÓS AS REFEIÇÕES

A ingestão de líquidos após as refeições não é indicada na presença de doenças dos órgãos situados acima dos ombros e de sintomas derivados do acúmulo de *kapha*, tais como dispneia, tosse, disfonia (rouquidão), ferimentos nos pulmões, rinites, sinusites, insuficiência cardíaca, congestão pulmonar etc. Também é contraindicada para pessoas que cantam ou falam muito, para as que estão super-hidratadas, edemaciadas ou com insuficiência renal e para as que sofrem de poliuria ou diabetes.

RECOMENDAÇÕES GERAIS DO AYURVEDA PARA A ALIMENTAÇÃO

Recomendam-se apenas alimentos frescos e naturais, preparados à hora da refeição, contraindicando-se os recozidos, recondicionados, congelados ou conservados quimicamente. O uso de alimentos artificiais, preparados à base de produtos químicos, é considerado danoso ao processo digestivo e à imunidade.

Julga-se incompatível a mistura de frutas ou suco de frutas com leite, especialmente as frutas ácidas, bem como a mistura de peixe com leite.

Não é recomendável o uso de iogurte ou coalhada de manhã em jejum e nem à noite, sob pena de se agravar o *dosha kapha*.

Não se deve aquecer o mel, nem misturá-lo com alimentos muito quentes, o que pode afetar os seus efeitos terapêuticos e nutritivos.

Não se deve comer com pressa, com raiva ou com febre, nem em ambientes muito agitados ou barulhentos.

Em consonância com todas as ciências que estudam a alimentação e a digestão, o Ayurveda também afirma que a boa mastigação é fundamental para se ter uma boa digestão. Assim os alimentos devem ser mastigados até adquirirem uma consistência pastosa e úmida, de modo que possam ser deglutidos de maneira suave, como se engole um líquido.

A DIETA INDIVIDUAL

As constituições individuais – baseadas nas características físicas, biológicas e mentais de cada pessoa – manifestam-se também no plano metabólico e fisiológico. Desse modo, o Ayurveda recomenda que a pessoa tente adaptar sua dieta à sua própria constituição. Todavia, a constituição também precisa adaptar-se aos climas, às variações externas e internas, motivo pelo qual o organismo está em constantes mudanças, com o objetivo de manter em equilíbrio o sistema *tridosha*. Assim também a alimentação deve estar de acordo com as variações externas e internas e participar dessa constante luta pela recuperação e manutenção do equilíbrio dos três *doshas*.

Os alimentos são, portanto, considerados como parte integrante de uma racionalidade médica completa, já que constituem verdadeiros remédios na prevenção e na cura de desequilíbrios que afetem o corpo ou a mente.

A CLASSIFICAÇÃO DOS ALIMENTOS

Do mesmo modo que classifica os seres humanos e os remédios, o Ayurveda classifica os alimentos em grupos, de acordo com suas características, sabores e ações na fisiologia orgânica.

As características dos alimentos são conferidas pela presença dos cinco grandes elementos da natureza, e as diferenças entre as diversas espécies de alimentos são dadas pelas variações nas proporções desses elementos em cada alimento em especial. Assim, alimentos com predomínio dos elementos ar e éter serão mais leves e secos; alimentos em que prevalece o elemento fogo serão agudos, leves e quentes, e aqueles que mostram predomínio dos elementos água e terra serão mais untuosos, pesados e frios.

A ação dos alimentos na fisiologia humana depende de sua atuação sobre os *doshas*, sobre *agni*, sobre os tecidos e as excretas do organismo. Assim, há alimentos que podem agravar ou reduzir os *doshas*, formar ou desgastar os tecidos; outros ativam ou apagam *agni* e outros ainda favorecem ou dificultam a formação e a eliminação das excretas do corpo.

CRITÉRIOS DE CLASSIFICAÇÃO DOS ALIMENTOS

De acordo com as propriedades e potenciais de ação dos alimentos, o Ayurveda classifica-os quanto à potência (*virya*), às qualidades (*gunas*), aos sabores (*rasas*) e quanto à ação sobre os *doshas*.

Quanto à potência, os alimentos podem ser de potência fria ou quente. Quanto às qualidades, eles serão leves ou pesados, untuosos (oleosos) ou secos, agudos ou letárgicos.

Com respeito aos seis sabores, os alimentos podem conter um ou mais deles. No que diz respeito à ação sobre os *doshas*, os alimentos podem ser agravadores ou pacificadores destes e agir sobre um *dosha* em especial ou sobre combinações de dois *doshas* específicos ou ainda ter uma ação marcante sobre os três *doshas* ao mesmo tempo.

A AÇÃO DOS ALIMENTOS NOS *DOSHAS* E NO CORPO

Naturalmente, a ação dos alimentos sobre nosso corpo e nossa fisiologia deve ser explicada de acordo com as características de cada alimento, ou seja, de acordo com sua potência, suas qualidades e seus sabores.

Assim, os alimentos de potência quente agravam o *dosha* quente (*pitta*) e reduzem ou pacificam os *doshas* frios (*vata* e *kapha*). De modo oposto, os alimentos de potência fria pacificam o *dosha* quente e agravam os *doshas* frios.

Quanto às qualidades, os alimentos leves, secos e agudos agravam *vata* e *pitta*, *doshas* de qualidades semelhantes, e pacificam *kapha*, que tem qualidades opostas. Os alimentos pesados, untuosos e letárgicos agravam *kapha*, *dosha* de qualidades idênticas, e pacificam *vata* e *pitta*, que têm qualidades contrárias.

No que se refere aos sabores, como já visto anteriormente, os alimentos de sabores doce, ácido e salgado pacificam *vata* e agravam *kapha*; os de sabores picante, amargo e adstringente fazem o contrário: agravam *vata* e pacificam *kapha*. Os alimentos de sabores doce, amargo e adstringente pacificam *pitta*, enquanto os picantes, ácidos e salgados o agravam.

Assim, ao preparar uma dieta individualizada, além de se considerarem os aspectos relativos à pessoa, a posição dos *doshas* em determinado momento, o clima e as estações, devem-se analisar também as propriedades dos alimentos.

RELAÇÃO DE ALIMENTOS QUE PACIFICAM OS *DOSHAS*

A) ALIMENTOS QUE PACIFICAM *VATA*

- **Adoçantes:** Açúcar mascavo, mel, rapadura, frutose, estévia.
- **Alimentos de origem animal:** Carnes vermelhas, carnes brancas, ovos. Peixe de água doce, búfalo, pato, frango e peru (partes escuras). Salmão, sardinha, frutos do mar, camarão, atum.
- **Bebidas não alcoólicas:** Leite de amêndoas, suco de Aloe, néctar de pêssego natural, *lassi*, suco de cenoura, sopa de missô, leite de soja quente e condimentado. Leite de vaca fervido com canela, gengibre e uma pitada de açafrão. Suco de manga, suco de uvas doces, sucos natural de frutas vermelhas. *Chai* (bebida indiana feita com leite misturado com chá de gengibre, canela e cardamomo) sem chá preto, no caso de *vata*.
- **Bebidas com teor alcoólico:** Apenas doses terapêuticas das preparações fermentadas naturais do Ayurveda (Ásvas ou Arista), feitas com ervas indicadas para pacificar *vata*.
- **Castanhas:** Amêndoas, avelãs, castanha-do-pará, castanha-de-caju, coco, nozes, noz preta, noz-de-macadâmia, noz-pecã, pinha/pinhão, pistache (todas com moderação).
- **Cereais:** Arroz integral, arroz bem cozido, aveia cozida, milho cozido, quinua cozida, trigo integral.
- **Diversos:** Alimentos cozidos, mornos e úmidos; alimentos de sabor doce, ácido ou salgado. Alimentos frescos, preparados na hora; alimentos orgânicos. Tahini, "carne de glúten", pão essênio (feito de brotos de cereais).
- **Frutas:** Frutas doces e frutas ácidas em geral são boas para *vata*. Abacate, abacaxi, ameixas (frescas), amoras, bananas, cereja, coco, damasco (fresco e doce), figo (fresco), framboesa, laranja, limão, maçã (cozida), mamão, manga, melão (doce), mexerica, morango, papaia, pêssego, purê de maçã, tâmara (fresca), uvas. Todas as frutas cozidas são indicadas.

- **Grãos:** Feijão azuki, feijão mung, *mung dhal,* lentilhas (vermelhas e pretas). Soja: *tofu* (queijo de soja), *missô* (pasta feita com soja), leite de soja quente e condimentado com temperos indicados para *vata*.
- **Laticínios:** Leite de vaca integral ou leite de cabra, sempre morno e separado das refeições; soro de leite. Coalhada caseira nova. Iogurte natural diluído e preparado com especiarias (*Lassi*). *Ghee*, nata, manteiga de leite. Queijo *cottage* ou ricota, queijo de cabra, creme de leite azedo (pouca quantidade).
- **Óleos:** Azeites, óleos em geral (especialmente gergelim e rícino).
- **Sementes:** De gergelim, de mostarda, de girassol, de abóbora, de linhaça e semente de aipo. Halawa (doce de gergelim) e tahine (pasta de gergelim).
- **Temperos e condimentos:** Alecrim, alga marinha, assafétida, basílico, canela, cardamomo, cebola e alho cozidos, coentro (sementes), coentro (folhas frescas), cominho, cravo-da-índia, cúrcuma (açafrão – pequenas quantidades), erva-doce (anis), feno-grego, funcho, gengibre fresco, gergelim com sal (gersal), lima, limão, manjericão, molho agridoce de manga, noz-moscada, orégano, picles de manga, pimenta preta (pimenta-do-reino), pimenta-cumari, pimenta-da-jamaica, sal marinho.
- **Verduras e legumes (cozidos):** Vegetais cozidos *al dente:* abóbora verde (abobrinha), abóbora, agrião, alho poró, alho, aspargos, azeitonas pretas, batata-doce, beterraba, cará, cebola (cozida), cenoura, couve-flor (pequena quantidade e sempre cozida), ervilha cozida, espinafre, feijão verde, inhame, mandioca, mostarda, nabo, pepino, pimentão verde, quiabo, rabanete, raiz forte (ocasionalmente), repolho (ocasionalmente), tomate cozido (ocasionalmente), vagem. Quanto às verduras folhosas, essas só devem ser consumidas para *vata* quando regadas com azeite e de preferência passadas ao vapor.

B) ALIMENTOS QUE PACIFICAM *PITTA*

- **Adoçantes:** Estévia natural, frutose natural. Açúcar mascavo fino.
- **Alimentos de origem animal:** Carnes brancas: coelho, frango (partes brancas), peru (partes brancas), peixe de escamas, peixe (de água doce). Clara de ovo. Carne de búfalo, cervo, camarão (fresco, em pequena quantidade).
- **Bebidas não alcoólicas:** Água de coco verde, suco de uva doce, de manga, suco de aloe e maçã. Sucos verdes feitos com as frutas e verduras permitidas para *pitta*. Chás amargos e não tão quentes. Suco de damasco, suco de frutas doces, néctar de pêssego, suco de pera, suco de romã, suco de ameixa, leite de arroz, leite de soja.
- **Bebidas com teor alcoólico:** Todas agravam *pitta*.

- **Castanhas:** Amêndoas, coco e castanha-do-pará em pequena quantidade.
- **Cereais:** Arroz branco, arroz basmati, aveia cozida, cevada cozida, trigo cozido. Cereais secos, cuscuz, biscoito e bolachas integrais, granola, farelo de aveia, farelo de trigo, massas integrais, bolinhos de arroz, pão essênio, tapioca.
- **Diversos:** Alimentos frios, frescos, puros e naturais; alimentos orgânicos; alimentos de sabor amargo, doce e adstringente.
- **Frutas:** Frutas doces e adstringentes em geral são boas para *pitta*. Abacate, abacaxi doce, ameixa doce, ameixa seca, bananas, cereja fresca, coco, damasco doce, figo (fresco), frutas vermelhas doces, goiaba, laranja doce, laranja-da-ilha, lima, maçã doce, mamão, manga (madura), melancia, melão, pera, pêssego, romã doce, tâmara, uvas doces (vermelha, preta e roxa), uvas passas.
- **Grãos:** Feijão-comum, feijão *mung*, feijão-branco, feijão-mulatinho, feijão-de-corda (feijão-verde), feijão-azuki, feijão-preto, grão-de-bico, ervilha, lentilha (marrom e vermelha), feijão-de-soja, queijo de soja (tofu), farinha de soja, leite de soja, soja em pó, "carne de soja".
- **Laticínios:** Leite de vaca ou de cabra (sempre levemente mornos e com ervas indicadas para *pitta*), *ghee*, queijo fresco (de minas, frescal), queijo de leite de cabra (macio, sem sal), ricota, manteiga de leite sem sal (moderadamente), manteiga (do leite de búfala). Coalhada caseira fresca, diluída com água e temperada com ervas indicadas – *lassi*.
- **Óleos:** Óleo de coco, de soja e de girassol. Azeite de oliva. *Ghee*. Óleo de prímula.
- **Sementes:** De abóbora, de girassol, de linho.
- **Temperos e condimentos:** Todas as especiarias alcalinas, de potência fria ou que criam frescor: Alho-poró (cozido, em pequena quantidade), baunilha, folhas de canela (pequena quantidade), cardamomo, casca de laranja ralada, cebola cozida, coentro fresco, cominho (fresco), endro, erva-doce (anis), funcho, gengibre fresco (pequena quantidade), hortelã, salsa.
- **Verduras e legumes:** Vegetais doces, amargos e adstringentes em geral são bons para *pitta*. Abóbora verde (abobrinha), abóbora, agrião, aipo, alcachofra, alface, almeirão, aspargos, azeitonas pretas, batatas doce e inglesa, beterraba (cozida), brócolis, brotos e germinados em geral, cebola cozida, cenoura (cozida), chuchu, cogumelos, couve, couve-de-bruxelas, couve-flor, dente-de-leão, ervilha, espinafre (folhas cozidas), folhas verdes em geral (de preferência amargas), mostarda, nabo japonês, pepino, pimentão verde, pimentas doces, quiabo, rabanete (cozido), repolho.

C) ALIMENTOS QUE PACIFICAM *KAPHA*

- **Adoçantes:** Mel puro e natural. Estévia natural. Sucos de frutas concentrados. O mel não deve ser cozido. O calor o transforma em uma substância difícil de ser ingerida pelo corpo.
- **Alimentos de origem animal:** Peru, frango, coelho (partes brancas), cervo, frutos do mar, peixes de escamas, camarão. Clara de ovos cozida (nem frita, nem mexida).
- **Bebidas não alcoólicas:** Suco de *Aloe vera*. Suco de cenoura, suco de uva, de pera, de romã, de ameixa, de maçã, de damasco, de pêssego, de frutas vermelhas e suco de amora. Chá verde, chá branco, chá vermelho e chá preto com especiarias; chás quentes e estimulantes. Café sem açúcar. Sucos verdes de vegetais. Leite de soja (com temperos picantes). Caldo de vegetais com temperos picantes, sem óleo e com pouco sal.
- **Bebidas alcoólicas:** Vinho tinto seco de boa qualidade, no máximo uma taça pequena duas vezes ao dia. *Aristas* e *ásavas* preparadas com ervas indicadas para *kapha*, usados em doses terapêuticas.
- **Castanhas:** Amêndoas (descascadas e moídas).
- **Cereais:** Os cereais em geral, secos ou hidratados, desde que usados com pouco sal. Aveia seca, farelo de aveia, cevada, centeio, painço, milho, milhete, pipoca ou cuscuz (sem sal ou manteiga). Bolachas e biscoitos leves e secos, desde que sejam pouco salgados. Granola, *müsli*, polenta, pão essênio, farelo de trigo. Pequena quantidade de arroz selvagem ou basmati, tapioca, trigo-sarraceno.
- **Diversos:** Alimentos de sabor picante, amargo e adstringente; alimentos leves e secos. Alimentos orgânicos e naturais. Água mineral com gás, café, café com leite, vinho de boa qualidade (moderadamente). Alfarroba.
- **Frutas:** Frutas secas e adstringentes em geral são boas para *kapha*. Ameixa seca, amora, caqui, cereja, damasco, figo seco, framboesa, frutas vermelhas, limão, maçã, purê de maçã, morango, pera, pêssego, romã, uva-passa, uvas.
- **Grãos:** Ervilhas, feijão-azuki, feijão-preto, lentilha (vermelha e marrom), *missô* [pasta feita de soja], leite de soja, proteína texturizada de soja ("carne de soja"). O queijo de soja (*tofu*) pode ser usado em forma de patês preparados com temperos picantes.
- **Laticínios:** Leite de cabra em pequenas quantidades. Leite de vaca, somente em pequena quantidade e quando o *dosha kapha* estiver em harmonia, sempre quente e ferver antes com gengibre e/ou cúrcuma (açafrão). Iogurte caseiro diluído e temperado com as ervas permitidas para *kapha* (leitelho, lassi). Queijo *cottage* de cabra, *buttermilk* (soro de leite com especiarias).

- **Óleos:** O mínimo possível; apenas pequenas quantidades de azeite de oliva cru ou mínimas quantidades de óleo de girassol, de milho, de mostarda. Óleo de alho, óleo de salmão e óleo de linhaça são medicinais para *kapha*, porém em doses terapêuticas.
- **Sementes:** De abóbora, girassol, linhaça, mostarda, papoula.
- **Temperos e condimentos:** Açafrão (cúrcuma), alecrim, alfavaca, alho, assa-fétida, canela, cardamomo, casca da laranja ralada, cebola, cebolinha, coentro (sementes ou folhas), cominho, cravo-da-índia, endro, erva-doce (anis), estragão, funcho, gengibre, hortelã, louro, manjericão, manjerona, menta, mostarda (sem vinagre), noz-moscada, orégano, páprica, pimenta-cumari, pimenta-da-jamaica, pimenta-caiena, pimenta-do-reino, pimenta-malagueta, pimenta-verde, raiz-forte, salsa, sálvia, tomilho.
- **Verduras e legumes:** Verduras de sabor amargo, adstringente ou picante em geral são bons para *kapha*. Abobrinha, agrião, aipo, alcachofra, alho, alho-poró, aspargo, batata branca, berinjela, brócolis, brotos de trigo, brotos e germinados em geral, cebola, cenoura, chuchu, cogumelos, couve, couve-de-bruxelas, couve-flor, espinafre, folhas em geral (folhas de beterraba, de coentro, de dente-de-leão, de nabo), grãos de mostarda, milho, nabo sueco, nabo, pimenta, pimentão, rabanete, repolho, salsa, tomate (cozido), vagem.

D) ALIMENTOS QUE PACIFICAM *VATA-PITTA*

- **Adoçantes:** Açúcar mascavo fino, estévia natural, frutose natural.
- **Alimentos de origem animal:** Carnes brancas (coelho, frango, peru, peixe de escamas, peixe de água doce). Carne de búfalo, cervo, camarão (pequena quantidade, frescos). Clara de ovo.
- **Bebidas não alcoólicas:** Leite de amêndoas, suco de *Aloe*, néctar de pêssego natural, *lassi*, leite de soja morno. Leite de vaca fervido com canela, gengibre e uma pitada de erva-doce. Suco de manga, suco de frutas doces. Sucos verdes feitos com as frutas e verduras permitidas para *vata* e *pitta*.
- **Bebidas alcoólicas:** Todas agravam *vatta-pitta*.
- **Castanhas:** Amêndoas, coco e castanha-do-pará.
- **Cereais:** Arroz basmati, arroz branco, aveia cozida, cevada, trigo. Bolinhos de arroz, biscoito e bolachas integrais com *ghee*, cereais cozidos, cuscuz com *ghee*, granola cozida ou umidificada, massas integrais, pão essênio, tapioca com *ghee*.
- **Diversos:** Alimentos mornos, frescos, puros e naturais; alimentos orgânicos; alimentos de sabor doce.

- **Frutas:** Frutas doces em geral são boas para *vata-pitta*. Abacate, abacaxi doce, ameixa doce, ameixa fresca, bananas, cereja fresca, damasco doce, figo (fresco), goiaba doce, manga, laranja doce, lima, laranja-da-ilha, coco, maçã doce, maçã cozida ou assada, mamão, melão doce, pera cozida ou assada, pêssego doce, romã doce, tâmara fresca, uvas doces (vermelha, preta e roxa), uvas passas, manga (madura), frutas vermelhas doces.
- **Grãos:** Ervilha, feijão *azuki*, feijão mung, feijão preto, feijão-de-corda (feijão verde), grão-de-bico, lentilhas vermelhas, *mung dhal*. Soja: leite de soja morno e condimentado com ervas indicadas para *vatta-pitta*, "carne de soja", queijo de soja (*tofu*), missô em forma de sopa temperada com ervas indicadas para *vatta-pitta* e servida com *tofu*.
- **Laticínios:** Leite de vaca ou de cabra, sempre levemente mornos e com ervas indicadas para *vata-pitta*. *Ghee*, queijo fresco (de minas, frescal); queijo de leite de cabra (macio, sem sal), ricota. Manteiga de leite de vaca ou de búfala, sem sal (moderadamente). Coalhada caseira fresca, diluída com água e temperada com ervas indicadas – *lassi*.
- **Óleos:** Óleo de coco, de soja e de girassol. Azeite de oliva. *Ghee*. Óleo de prímula.
- **Sementes:** De abóbora, de girassol, de linhaça.
- **Temperos e condimentos:** Alho-poró (pequena quantidade), canela, cardamomo, casca de laranja ralada, coentro fresco, cominho (fresco), cúrcuma (pequena quantidade), endro, erva-doce (anis), feno-grego, funcho, gengibre fresco, hortelã, manjericão fresco.
- **Verduras e legumes:** Abóbora verde (abobrinha), abóbora, agrião, aipo, alcachofra cozida, alface tenra, alho-poró, aspargos, azeitonas pretas, batata-doce, beterraba, brotos e germinados em geral cozidos ao vapor, cará, cebola (cozida), cenoura (cozida), chuchu, couve cozida ou refogada com *ghee*, couve-flor (pequena quantidade e sempre cozida), couve-de-bruxelas, dente-de-leão, espinafre, inhame, mandioca, mostarda, nabo japonês, nabo, pepino, pimentão verde, quiabo, rabanete (cozido), repolho (pequena quantidade), tomate cozido (de vez em quando), vagem.

E) ALIMENTOS QUE PACIFICAM *VATA-KAPHA*

- **Adoçantes:** Mel puro e natural. Estévia natural. Sucos de frutas concentrados.
- **Alimentos de origem animal:** Cervo, coelho (partes brancas), frango, peru. Camarão, frutos do mar, peixes de escamas. Clara de ovos cozida (nem frita, nem mexida).

- **Bebidas não alcoólicas:** Leite de amêndoas, suco de *Aloe*, néctar de pêssego natural, suco de cenoura, de ameixa, de pêssego, de manga, suco de uvas doces, suco natural de frutas vermelhas. Sopa de missô, leite de soja quente e condimentado. *Chai* (bebida indiana feita com leite misturado com chá de gengibre, canela e cardamomo). Sucos verdes de vegetais. Caldo de vegetais com temperos indicados para *vata-kapha*, sem óleo e com pouco sal.
- **Bebidas com teor alcoólico:** Apenas doses terapêuticas das preparações fermentadas naturais do Ayurveda (Ásvas ou Arista), feitas com ervas indicadas para pacificar *vata-kapha*, em doses terapêuticas. Pequenas quantidades de cerveja.
- **Castanhas:** Amêndoas (descascadas e moídas), castanha-do-pará.
- **Cereais:** Arroz basmati, arroz integral (moderadamente), arroz selvagem, aveia hidratada, centeio, cevada, milho cozido, trigo integral (moderadamente), trigo sarraceno. Tapioca com um pouco de *ghee*. Cereais em geral (hidratados), cuscuz com um pouco de *ghee*, bolachas e biscoitos leves e secos (pouco salgados), granola hidratada, müsli [cereais], polenta, pão essênio.
- **Diversos:** Água mineral, leite com um pouco de café, vinho de boa qualidade (ocasional e moderadamente). Alimentos orgânicos e naturais. Combinar alimentos cozidos e crus, saladas e alimentos mornos; combinar alimentos secos e úmidos. Procurar variar os sabores dos alimentos, utilizando todos os sabores numa refeição. Alimentos frescos, preparados na hora. Tahini com mel. Pão essênio (feito de brotos de cereais).
- **Frutas:** Alternar frutas secas e frescas; alternar frutas de todos os sabores, evitando concentrar-se em um ou poucos sabores. Utilizar de forma alternada, variando no dia a dia as seguintes frutas: abacate com mel, abacaxi, ameixa (fresca ou seca), amora, bananas com mel e granola, caqui, cereja, damasco (fresco ou seco), figo (fresco ou seco), framboesa, frutas vermelhas, laranja, limão, maçã (fresca ou cozida), purê de maçã, mamão, manga, melão, mexerica, morango, papaia, pera (fresca ou cozida), pêssego, romã doce, tâmara (fresca ou seca), uvas (frescas ou uvas passas).
- **Grãos:** Ervilhas, feijão *azuki,* lentilha (vermelha). Soja: *missô* (pasta feita de soja), "carne de soja", *tofu* (patês com temperos indicados), leite de soja quente e condimentado.
- **Laticínios:** *Ghee* e o leite de cabra em quantidades moderadas. Leite de vaca, somente em quantidade moderada e quando o *dosha kapha* estiver em harmonia, sempre quente e ferver antes com gengibre e/ou cúrcuma (açafrão). Iogurte caseiro diluído e temperado com as ervas permitidas para *kapha (leitelho, lassi)*. Queijo *cottage* de cabra, buttermilk (soro de leite com especiarias).

- **Óleos:** Moderadamente, usar azeite de oliva cru, óleo de girassol, de milho, de gergelim, de mostarda. Óleo de alho, óleo de rícino, óleo de salmão e óleo de linhaça são medicinais para *vatta-kapha*, em doses terapêuticas.
- **Sementes:** De abóbora, girassol, linhaça, mostarda, papoula. Gergelim e tahine com mel.
- **Temperos e condimentos:** Açafrão da terra (cúrcuma), alecrim, alfavaca, alho (cru ou cozidos), assafétida, canela, cardamomo, casca da laranja ralada, cebola, coentro (folhas frescas), coentro (sementes), cominho, cravo-da-índia, erva-doce (anis), funcho, gengibre fresco, gergelim com sal (gersal), limão, manjericão, menta, noz-moscada, orégano, picles de manga, pimenta da jamaica, pimenta do reino, pimenta-cumari, raiz forte (pequena quantidade), sal marinho, salsa, sálvia, tomilho.
- **Verduras e legumes (cozidos):** Combinar alimentos crus e cozidos; combinar os diversos sabores em uma mesma refeição, evitando concentrar-se em um ou poucos sabores. Utilizar alternadamente aipo, abóbora verde (abobrinha), abóbora, agrião, alho, alho-poró, aspargos, azeitonas pretas, batata branca ou batata-doce, berinjela, beterraba, brócolis, brotos e germinados em geral, cará, cebola (crua ou cozida), cenoura, chuchu, cogumelos, couve-flor (pequena quantidade e sempre cozida), couve, couve-de-bruxelas, ervilha cozida, espinafre, feijão verde, folhas em geral (cruas ou passadas ao vapor), milho verde, nabo sueco, nabo comum (cru ou cozido), pimentão, rabanete, repolho, salsa, tomate (cru ou cozido), inhame, lentilhas, mandioca, mostarda, nabo, pepino, pimentão verde, quiabo, rabanete, raiz forte (de vez em quando), repolho (pequena quantidade), tomate cozido (de vez em quando), vagem.

F) ALIMENTOS QUE PACIFICAM *PITTA-KAPHA*

- **Adoçantes:** Estévia natural. Sucos de frutas concentrados.
- **Alimentos de origem animal:** Carnes brancas, cervo, coelho (partes brancas), frango, peru. Camarão, frutos do mar, peixe (de água doce), peixes de escamas. Clara de ovos cozida (nem frita, nem mexida).
- **Bebidas não alcoólicas:** Suco de *Aloe vera*. Suco de cenoura, suco de uva, de pera, de romã, de ameixa, de maçã, de damasco, de pêssego, de frutas vermelhas e suco de amora. Sucos verdes de vegetais permitidos para *kapha-pitta*. Chá verde e chá branco (moderadamente), chás amargos e mornos. Leite de vaca ou de cabra com café e sem açúcar. Leite de arroz, leite de soja com temperos indicados para *kapha-pitta*. Caldo de vegetais com temperos indicados, com pequena quantidade de óleo indicado para *kapha-pitta*, com pouco sal.

- **Bebidas com teor alcoólico:** Preferencialmente deve-se evitar. Mas o vinho tinto seco de boa qualidade pode ser usado no máximo na dose de uma taça pequena, ocasionalmente. Aristas e ásavas preparadas com ervas indicadas para *kapha-pitta*, usados em doses terapêuticas.
- **Castanhas:** Amêndoas (descascadas e moídas), coco e castanha-do-pará em pequena quantidade.
- **Cereais:** Arroz selvagem ou basmati (pequena quantidade), aveia seca ou cozida, cevada, tapioca, trigo comum ou trigo sarraceno. Cereais em geral (secos ou hidratados), bolachas e biscoitos (pouco salgados), cuscuz, farelo de aveia, farelo de trigo, granola, *müsli* [cereais], pão essênio.
- **Diversos:** Água mineral, café descafeinado, café com leite, alimentos de sabor amargo e adstringente. Alimentos orgânicos e naturais. Alfarroba.
- **Frutas:** Frutas adstringentes em geral são boas para *kapha-pitta*. Porém deve-se combinar com frutas de sabor doce. Usar de maneira alternada no dia a dia: abacate, abacaxi doce, ameixa (fresca ou seca), amora, bananas não muito maduras, caqui, cereja, coco, damasco, figo (fresco ou seco), framboesa, frutas vermelhas, goiaba, laranja doce, laranja-da-ilha, lima, limão, maçã (fresca, cozida ou purê), mamão, manga (madura), melancia, melão, morango, pera, pêssego, romã, tâmara, uvas (vermelha, preta ou roxa), uvas passas.
- **Grãos:** Ervilhas, feijão *azuki*, feijão preto, feijão-de-corda (feijão verde), lentilha (vermelha e marrom). Soja: feijão soja, *missô* (pasta feita de soja), leite de soja, "carne de soja", *tofu* (patês com temperos indicados).
- **Laticínios:** *Ghee* e o leite de cabra em pequenas quantidades. Leite de vaca, somente em pequena quantidade e quando o *dosha kapha* estiver em harmonia, sempre morno e ferver antes com gengibre e/ou canela (casca). Coalhada caseira diluída e temperada com as ervas permitidas para *pitta-kapha (leitelho, lassi)*. Queijo *cottage* de cabra, *buttermilk* (soro de leite com especiarias). Queijo fresco (de minas, frescal), queijo de leite de cabra (macio, sem sal), ricota em pequenas quantidades.
- **Óleos:** Preferencialmente apenas moderadas quantidades de azeite de oliva cru. Como segunda opção, pequenas porções de óleo de girassol, de milho, de mostarda, de coco ou de soja. O óleo de alho, óleo de salmão e óleo de linhaça são medicinais para *kapha*, porém em doses terapêuticas. Ghee em pequenas quantidades. Óleo de prímula.
- **Sementes:** De abóbora, girassol, linhaça, mostarda, papoula.
- **Temperos e condimentos:** Uma mescla de temperos quentes e frios, doces e picantes, pode ajudar a equilibrar o uso de condimentos para *pitta-kapha*. Os temperos mais quentes **ou** picantes são açafrão da terra (cúrcuma), ale-

crim, alfavaca, alho, assafétida, canela, casca da laranja ralada, cebola, cebolinha, cravo-da-índia, estragão, gengibre, hortelã, louro, manjericão, manjerona, menta, mostarda (sem vinagre), noz-moscada, orégano, páprica, pimenta caiena, pimenta-do-reino, pimenta malagueta, pimenta verde, pimenta-cumari, pimenta-da-jamaica, raiz forte, salsa, sálvia, tomilho. Os temperos frios e doces são alho-poró (pequena quantidade), baunilha, canela, cardamomo, casca de laranja ralada, coentro (folha ou semente), cominho (folha ou semente), endro, erva-doce (anis), feno-grego, funcho, gengibre fresco, hortelã, salsa.

- **Verduras e legumes:** Vegetais doces e amargos em geral são bons para *pitta*. Verduras de sabor amargo, adstringente ou picante em geral são bons para *kapha*. O ideal é fazer um uso intercalado das verduras e legumes bons para *pitta-kapha,* tais como: abóbora verde (abobrinha), abóbora, agrião, aipo, alcachofra, alface, alho, alho-poró, almeirão, aspargos, azeitonas pretas, batata branca, batata-doce, batata-inglesa, berinjela, beterraba (cozida), brócolis, brotos e germinados em geral, cebola, cenoura, chuchu, cogumelos, couve, couve-de-bruxelas, couve-flor, dente-de-leão, ervilha, espinafre, folhas verdes em geral, milho, mostarda, nabo japonês, nabo comum, pepino, pimenta, pimentão verde, pimentas doces, quiabo, rabanete (cozido), repolho, salsa, tomate (cozido), vagem.

G) ALIMENTOS QUE PACIFICAM *VATA-PITTA-KAPHA* (*TRIDOSHAS*)

O ideal no caso de uma dieta *tridosha* é combinar as diversas famílias, cores, sabores e *gunas* dos alimentos no dia a dia, procurando sempre seguir as regras gerais da alimentação saudável. Os alimentos devem ser frescos, preparados logo antes de se servir; produtos naturais, caseiros, orgânicos e integrais.

Em geral, a água morna, o gengibre fresco, a canela, o coentro e o cominho são descritos como *tridoshas*. O uso moderado do gergelim nos climas frios e pequenas quantidades do *ghee* nos dias secos também podem pacificar os três *doshas*. O limão puro ou usado longe das massas, longe dos grãos e sem açúcar é um *tridosha*. Dentre as verduras, o nabo tem potencial *tridosha*, podendo ser usado para compor dietas balanceadas, assim como, dentre as frutas, o pêssego e a ameixa.

RELAÇÃO DE ALIMENTOS QUE AUMENTAM OS *DOSHAS*

A) ALIMENTOS QUE AUMENTAM *VATA*

- **Adoçantes:** Açúcar branco.
- **Alimentos de origem animal:** Carnes secas ou envelhecidas, carnes em conservas. Carnes de cordeiro, carneiro, cervo, porco, coelho, veado.
- **Bebidas não alcoólicas:** Chá-preto, chá-mate, refrigerantes em geral, café, achocolatados, chás gelados ou estimulantes em geral. Suco de maçã, alfarroba, bebidas lácteas geladas e industrializadas. Sucos feitos de frutas que agravem o *dosha vata*.
- **Bebidas alcoólicas:** Em geral todas agravam *vata*.
- **Castanhas:** Castanhas envelhecidas ou ressecadas.
- **Cereais:** Milho seco, milhete, farinha de milho, cevada, aveia seca, farinha de aveia, centeio, farinha de centeio, trigo-sarraceno, farinha de trigo refinada, painço, massas refinadas, polenta, bolinho de arroz, centeio, soja (seca), farinhas de cereais, granola seca crua, tapioca, cuscuz, biscoitos, bolachas salgadas, *müsli* (mistura de cereais selecionados que podem ser levados ao fogo).
- **Diversos:** Alimentos gelados em geral, alimentos secos, leves e ásperos.
- **Frutas:** Maçã verde, maçãs cruas, caqui com predomínio do sabor adstringente, goiaba, melão que não esteja bem doce e maduro ou melancia, romã. Evitar em geral, frutas secas, frutas ainda imaturas e frutas adstringentes; evitar também comer ao natural frutas leves e secas, como pera, frutas vermelhas, kiwi, lima. Figo (seco), ameixa (seca), uva passa, amora verde, tâmara (seca).
- **Grãos:** Feijões secos em geral: feijão preto, feijão fradinho, feijão comum, feijão verde seco, feijão branco, feijão mulatinho. Grão-de-bico, lentilha (marrom), ervilha (seca), ervilha amarela e outros grão secos em geral. Farinha de soja, farelo de soja, feijão soja (seco), "carne de soja".
- **Laticínios:** Leite em pó (de vaca ou de cabra). Queijos curados, duros ou envelhecidos. Iogurtes industrializados ou iogurtes naturais gelados ou com frutas. Margarinas.
- **Temperos:** Pimentas vermelhas, temperos picantes em excesso. Açafrão em excesso.
- **Verduras e legumes:** Os alimentos de sabor picante, amargo ou adstringente e os vegetais, hortaliças e folhas cruas em geral aumentam *vata*. Brócolis, aipo, pimentão, couve, berinjela, moranga, cogumelos, batata-inglesa, alcachofra, azeitonas verdes, berinjela (crua), brotos crus, cebola (crua), couve-de-bruxelas, couve-flor (crua), couve-rábano, ervilhas secas, espinafre cru,

folhas de beterraba, folhas de dente-de-leão, folhas de nabo, folhas verdes em geral, nabo. Pimentas vermelhas, rabanete (cru), raiz de bardana, repolho (cru), tomate em excesso.

B) ALIMENTOS QUE AUMENTAM *PITTA*

- **Adoçantes:** Rapadura, mel, melado.
- **Alimentos de origem animal:** Carnes vermelhas (boi, porco), carneiro, cordeiro, peixes de couro, peixe marinhos (salmão, sardinha, atum), frutos do mar, gema de ovos, frango (carne escura), pato, peru (carne escura).
- **Bebidas não alcoólicas:** Café, bebidas com cafeína, limonada, suco de tomate, achocolatados. Suco de frutas vermelhas (de sabor ácido), suco de cenoura, suco de cereja (de sabor ácido), suco de amora, suco de laranja, suco de mamão, suco de abacaxi (de sabor ácido), sucos de sabor ácido em geral. Chás gelados, bebidas geladas em geral, refrigerantes, bebidas gasosas. Sopa de *missô*. Sucos feitos de frutas que agravem o *dosha pitta*.
- **Bebidas alcoólicas:** Todas agravam *pitta*.
- **Castanhas:** Amendoim, avelã, castanha-de-caju, macadâmia, noz pecã, noz preta, nozes, pinha (pinhão), pistache.
- **Cereais:** Arroz integral, aveia seca, centeio, milhete, milho, *müsli*, pães com fermento, painço, polenta, quinua, trigo-sarraceno.
- **Diversos:** Cerveja, café, vinho, chocolate.
- **Frutas:** Frutas de sabor ácido. Abacaxi ácido, ameixa ácida, amora, banana, caqui ácido, damasco ácido, framboesa, frutas vermelhas ácidas, kiwi, laranjas ácidas, limão, maçã verde (ácida), mamão comum, mamão papaya, manga (imatura), mexerica (tangerina) ácida, morangos, pêssego ácido, tamarindo, uvas ácidas, uvas verdes e brancas.
- **Grãos:** Lentilhas, amendoim. *Missô* [pasta de soja], molho de soja, salsicha vegetal (de soja).
- **Laticínios:** Queijos, leite fermentado, coalhadas ácidas, iogurte com frutas, iogurtes industrializados, manteigas salgadas, creme de leite azedo, queijos envelhecidos (curados, duros), queijos amarelos, soro de leite.
- **Óleos:** Óleo de gergelim e de milho. Óleo de açafrão.
- **Semente:** Gergelim. Tahine.
- **Temperos e condimentos:** Condimentos picantes, ácidos e fermentados em geral. Açafrão, alecrim, alho, alho-poró (cru), assafétida, catchup, cebola crua, cebolinha, cravo-da-índia, estragão, feno-grego, gengibre (seco), limão, maionese, manjerona, molho de soja, mostarda, noz-moscada, páprica, *picles* em

geral, pimentas em geral (todas), raiz forte, sal (em excesso), sálvia, segurelha, semente de mostarda, sementes de papoula, tomilho, vinagres.
- **Verduras e legumes:** Vegetais de sabor ácido, salgado e picante em geral agravam *pitta*. Azeitonas verdes, cenoura (crua), espinafre cru, folha de beterraba cruas, folhas de mostarda cruas, folhas de nabo cruas, nabo comum (ácido), pimentão, rabanete (cru), rúcula, tomate.

C) ALIMENTOS QUE AUMENTAM *KAPHA*

- **Adoçantes:** Rapadura, açúcares, sorvetes, achocolatados, xaropes, melado.
- **Alimentos de origem animal:** Carnes vermelhas (boi, búfalo, porco, carneiro, cordeiro), peixe de couro, peixe de água salgada (salmão, sardinha, atum). Partes escuras das carnes de frango, peru e pato.
- **Bebidas não alcoólicas:** Achocolatados e café com açúcar ou com leite; refrigerantes. Bebidas lácteas em geral, laticínios gelados, leite de soja gelado, leite de vaca, suco de laranja, limonada, suco de mamão, suco de abacaxi, sucos ácidos em geral. Bebidas gasosas ou geladas em geral. Sopa de missô (pasta de soja), leite de arroz, suco de tomate. Sucos feitos de frutas que agravem o *dosha kapha*.
- **Bebidas alcoólicas:** Cerveja, bebidas fortes, vinho doce.
- **Castanhas:** Castanhas e nozes em geral, especialmente amendoim, avelã, castanha-de-caju, castanha-do-pará, coco, noz de macadâmia, noz pecã, noz preta, nozes, pinha [pinhão], pistache.
- **Cereais:** Arroz (integral ou branco), aveia cozida, quinua, trigo novo. Macarrão e massas. Pães com fermento, bolos de arroz.
- **Diversos:** excesso de bebidas alcoólicas.
- **Frutas:** Frutas de sabor doce ou ácido; frutas de *guna* oleosa ou pesada. Abacate, abacaxi, ameixa, banana, coco, figo fresco, kiwi, laranjas, limão, mamão, manga, melancia, melão, papaia, tâmara, uva.
- **Grãos:** Feijão-roxo, feijão-comum, feijão *mung*, lentilha preta, feijão-de-soja, grão-de-bico, amendoim. Queijo de soja (*tofu*) frio e sem condimentos, farinha de soja, soja em pó, molho de soja.
- **Laticínios:** *Ghee*, leite frio, coalhada, iogurtes, queijos e manteigas em geral. Sorvetes, soro de leite puro, queijos em geral (macios ou duros), creme de leite, iogurte puro (congelado ou com frutas), iogurtes industrializados.Óleos: Excesso de óleos em geral. Óleo de gergelim, azeite de oliva cozido ou frito, canola e soja.

- **Óleos:** Excesso de óleos em geral. Óleo de gergelim, azeite de oliva cozido ou frito, canola e soja.
- **Sementes:** Gergelim. Tahine.
- **Temperos:** Catchup, chocolate, lima, limão, maionese, molho de soja, picles em geral, sal, vinagre.
- **Verduras e legumes:** Vegetais muito ácidos ou suculentos. Vegetais de *guna* pesada e fria. Azeitonas verdes ou pretas, batata-doce, cará, inhame, mandioca, pepino, quiabo, tomate cru.

D) ALIMENTOS QUE AUMENTAM *VATA-PITTA*

- **Adoçantes:** Açúcar branco.
- **Alimentos de origem animal:** Carnes secas ou envelhecidas, carnes em conserva. Carnes de carneiro, cervo, cordeiro, frango, peru (partes claras), porco.
- **Bebidas não alcoólicas:** Chá preto, chá mate, café, achocolatados, chás gelados ou estimulantes em geral. Limonada com açúcar, suco de frutas ácidas com açúcar. Suco de maça, alfarroba, bebidas lácteas geladas e industrializadas. Sucos de frutas não indicadas para *vata-pitta*. Refrigerantes, bebidas gasosas, bebidas geladas em geral. Café, café com açúcar, café com leite.
- **Bebidas alcoólicas:** Em geral todas agravam *vata-pitta*.
- **Castanhas:** Amendoim, avelã, castanha de caju, castanhas envelhecidas ou ressecadas, macadâmia, noz pecã, noz preta, pinha (pinhão), pistache.
- **Cereais:** Aveia seca, centeio, farinha de centeio, farinha de milho, massas refinadas, milhete, milho, *müsli* [cereais], pães com fermento, painço, polenta, trigo-sarraceno.
- **Diversos:** Cerveja, café, vinho, chocolates industrializados.
- **Frutas:** O excesso de frutas ácidas pode agravar *pitta*; o excesso de frutas adstringentes e frias pode agravar *vata*. Evitar também kiwi, maça verde, caqui ácido, amora verde. Frutas ácidas verdes.
- **Grãos:** Amendoim, lentilhas, *missô* [pasta de soja], molho de soja, salsicha vegetal (de soja). Excesso de feijões e grãos secos.
- **Laticínios:** Queijos curados, duros, envelhecidos; leites industrializados, queijos amarelos, iogurte com frutas, iogurtes industrializados, manteigas salgadas, creme de leite azedo, soro de leite. Margarinas.
- **Óleos:** Óleo de milho.
- **Sementes:** Excesso de gergelim ou tahine.
- **Temperos e condimentos:** Condimentos picantes, ácidos e fermentados em geral. Açafrão (em excesso), alho, assafétida, catchup, cebola crua, ce-

bolinha, cravo-da-índia, maionese, molho de soja, mostarda, noz-moscada, páprica, *picles* em geral, pimentas em geral (todas), raiz forte, sal (em excesso), vinagres.

- **Verduras e legumes:** O excesso de vegetais de sabor ácido e picante pode agravar *pitta;* o excesso de vegetais crus e frios pode agravar *vata*. Alface, azeitonas verdes, berinjela, brócolis (cru), brotos (crus), cebola (crua), cenoura (crua), cogumelos, couve, couve-flor (crua), espinafre (cru), folhas de beterraba, folhas de nabo, milho (fresco), nabo comum (ácido), pimentão, pimentas (quentes ou suaves), rabanete (cru), repolho, tomate em excesso.

E) ALIMENTOS QUE AUMENTAM *VATA-KAPHA*

- **Adoçantes**: Açúcar branco, sorvetes, frutose.
- **Alimentos de origem animal:** Carnes de porco, carneiro, cordeiro e pato. Carnes envelhecidas, carnes em conserva.
- **Bebidas não alcoólicas:** Achocolatados, bebidas gasosas ou geladas em geral, laticínios gelados, leite de soja gelado. Bebidas industrializadas, refrigerantes. Excesso de bebidas estimulantes ou que contenham cafeína podem agravar o *dosha vata*.
- **Bebidas alcoólicas:** Cerveja, bebidas fortes, vinho doce. Bebidas alcoólicas em geral agravam *vata*.
- **Castanhas:** Castanhas envelhecidas ou ressecadas. Excesso de castanhas e nozes pode agravar o *dosha kapha*.
- **Cereais:** Arroz (branco), bolos de arroz, aveia cozida, farinha de trigo refinada, macarrão e massas feitas com farinhas refinadas, milho, pães com fermento, quinua, trigo.
- **Diversos:** Gelados em geral.
- **Frutas:** O excesso de frutas muito doces ou muito azedas (ácidas) pode agravar *kapha*. O excesso de frutas secas ou cruas pode agravar *vata*. Podem agravar *vata-kapha* a ameixa, o kiwi, a melancia e o melão.
- **Grãos:** Amendoim, ervilha, farinha de soja, feijão branco, feijão comum, feijão-roxo, grão-de-bico, lentilhas, soja (seca), soja em pó.
- **Laticínios:** Leite frio, coalhada gelada, iogurtes industrializados. Iogurtes naturais gelados ou com frutas. Margarinas e sorvetes. Queijos industrializados, curados, duros ou envelhecidos.
- **Óleos:** O excesso de óleos em geral pode agravar o *dosha kapha*, mas o seu uso moderado é benéfico para o *dosha vata*. Evitar o azeite de oliva cozido ou frito e o óleo de soja.

- **Sementes:** As sementes em geral são boas para *vata-kapha*. Evitar o excesso de gergelim ou tahine.
- **Verduras e legumes:** O excesso de verduras cruas e saladas frias agrava o *dosha vata*; mas o seu uso adequado é benéfico para o *dosha kapha*. Pode aumentar *vata-kapha* o uso de abóbora-amarela, azeitonas verdes, batata, batata-doce, berinjela, mandioca, tomate em excesso.
- **Temperos:** O excesso de temperos picantes pode agravar o *dosha vata*, mas seu uso moderado é indicado para o *dosha kapha*. O excesso de sal pode agravar o *dosha kapha*, mas seu uso moderado é indicado para o *dosha vata*. Pode agravar *vata-kapha* o uso de chocolate, catchup, maionese, picles em geral, vinagres industrializados.

F) ALIMENTOS QUE AUMENTAM *PITTA-KAPHA*

- **Adoçantes:** Rapadura, açúcares, sorvetes, achocolatados, melado.
- **Alimentos de origem animal:** Carnes vermelhas (boi, porco, carneiro, cordeiro), peixe de couro, peixe de água salgada (salmão, sardinha, atum). Partes escuras das carnes de frango, peru e pato.
- **Bebidas não alcoólicas:** Refrigerantes, achocolatados e café com açúcar. Suco de laranja, limonada, suco de mamão, suco de abacaxi, sucos azedos em geral. Bebidas gasosas ou geladas em geral. Sopa de missô (pasta de soja), suco de tomate.
- **Bebidas alcoólicas:** Cerveja, bebidas fortes, vinho doce.
- **Castanhas:** Amendoim, avelã, castanha de caju, macadâmia, noz pecã, noz preta, nozes, pinha (pinhão), pistache.
- **Cereais:** Quinua, pães com fermento.
- **Diversos:** Cerveja, vinho, chocolate. O excesso de café pode aumentar *pitta*.
- **Frutas:** Frutas de sabor muito ácido. Abacate, abacaxi, ameixa, amora, banana, caju, kiwi, laranjas, limão, mamão, manga, tamarindo, uvas.
- **Grãos:** Amendoim, lentilhas, molho de soja, salsicha de soja.
- **Laticínios:** Coalhada, iogurtes, queijos e manteigas em geral. Leite fermentado. Sorvetes, Soro de leite puro, queijos em geral (macios ou duros), cremes de leite, iogurte puro (congelado ou com frutas), iogurtes industrializados.
- **Óleos:** Óleo de gergelim, azeite de oliva cozido ou frito.
- **Sementes:** Gergelim. Tahine.
- **Temperos e condimentos:** O excesso de condimentos picantes aumenta o *dosha pitta*, mas em doses adequadas é benéfico para o *dosha kapha*. O sal, a

maionese, os picles em geral, o vinagre, o limão, o *catchup* e o molho de soja aumentam *pitta-kapha*.
- **Verduras e legumes:** Azeitonas verdes ou pretas, berinjela, tomates.

G) ALIMENTOS QUE AUMENTAM *VATA-PITTA-KAPHA*

- O amendoim é descrito como um alimento que aumenta os três *doshas*.
- Quando falamos do aumento dos *doshas* em termos de sua agravação e acúmulo, é importante ressaltar que uma dieta desbalanceada ou desequilibrada, desarmônica ou descuidada pode começar agravando um dos *doshas*, dependendo dos tipos de alimentos usados em excesso, como mencionado acima. Todavia, depois de certo tempo, os demais *doshas* sofrerão também o impacto desse desequilíbrio e serão também agravados, de acordo com o princípio dos Seis Estágios de Evolução da Patologia (vide Capítulo 13).
- De forma geral, o uso excessivo e contínuo de alimentos industrializados, químicos, artificiais, contaminados, desvitalizados, refinados ou desprovidos de energia vital gera em pouco tempo a agravação dos três *doshas*. Também o uso excessivo de alimentos recozidos, requentados e desnaturados de seus nutrientes provocam o mesmo efeito.
- O desrespeito às regras gerais de uma alimentação saudável, descritos no início deste capítulo, igualmente provocará o acúmulo dos três *doshas*.

A AÇÃO DOS ALIMENTOS SOBRE OS *DOSHAS* E CONSTITUIÇÕES MENTAIS

ALIMENTOS *SÁTTVICOS*

São aqueles considerados leves, puros, de fácil digestão, de sabor suave e adocicado. O seu consumo diário aumenta a resistência física, favorece a boa saúde e a longevidade. Os alimentos *sáttvicos* têm o potencial de ativar a mente superior, os bons sentimentos e as emoções refinadas, elevando a consciência e a espiritualidade.

De modo geral, a dieta vegetariana e a lactovegetariana são mais *sáttvicas* do que a dieta baseada em carnes e produtos de origem animal.

São os seguintes os principais alimentos considerados *sáttvicos* pelo Ayurveda:
- tâmara, maçã, melancia, cereja, laranja-lima, lima-da-pérsia;
- sucos de frutas doces;
- aspargo, alface, aipo, couve-flor, acelga, abóboras em geral;
- inhame, batata-doce, cenoura, raiz de lótus, lentilha seca, ervilha fresca, feijão-branco;
- castanha-de-caju, castanha-do-pará, amêndoa, avelã, nozes, coco;
- arroz integral, trigo integral, aveia, centeio, cevada, milho;
- gergelim, mel de abelhas, água de fonte natural;
- leite, manteiga sem sal, *ghee*, creme de leite, *lassi*.

ALIMENTOS *RAJÁSICOS*

Considerados alimentos intermediários, alguns com certas tendências *sáttvicas*, outros com tendências *tamásicas*, esses alimentos podem ser leves ou pesados, mas em sua maioria são neutros. De modo geral, são excitantes e tonificantes do sistema nervoso. Seu uso diário estimula a energia vital e a atividade mental.

Os principais alimentos considerados *rajásicos* são:
- damasco, morango, pera, figo, jaca, manga, banana, frutas muito ácidas, como a laranja e o abacaxi;
- tomate, berinjela, alcachofra, pepino, agrião, dente-de-leão, salsinha;
- cebolinha, rúcula, couve, escarola, espinafre, azeitonas em conservas;
- grão-de-bico, feijão-azuki, feijão-preto, amendoim;
- alho-poró, cebola, nabo, rabanete, cará, batata, aipim, gengibre;
- queijos suaves frescos, iogurte, coalhada fresca, coalhada seca, manteiga com sal;
- carnes brancas (rã, aves em geral, coelho, peixes), mariscos e frutos do mar em geral;
- café, chá-mate, chá-preto, chá-verde japonês, sal marinho, melado, guaraná-do-amazonas, chimarrão.

ALIMENTOS *TAMÁSICOS*

Considerados impuros, pesados, de digestão difícil, condicionados, fermentados, de sabor carregado, fortes e densos, esses alimentos aumentam intensamente a força física, mas por pouco tempo. O seu consumo diário acarreta o desgaste orgânico, além de prejuízos à saúde e à qualidade de vida como um todo. De modo geral, os alimentos *tamásicos* induzem à impulsividade, às emoções inferiores, à lassidão, à preguiça e ao torpor mental e embotam a consciência. Considera-se uma dieta *tamásica* aquela baseada excessivamente em alimentos de origem animal, alimentos em conservas e tóxicos em geral, como os relacionados abaixo:

- carnes vermelhas (porco, vaca e outros animais), vísceras;
- carnes industrializadas, gorduras de origem animal, ovos;
- bacalhau salgado;
- queijos fermentados e de odor forte;
- conservas em geral;
- pimentas, pimentão, temperos fortes, vinagre;
- bebidas alcoólicas em geral.

JEJUM TERAPÊUTICO (*LAÑGHANA*)

O Ayurveda recomenda que, antes de qualquer terapia por jejum, sejam feitas algumas considerações a respeito do estado de saúde, da vitalidade e da constituição individual, pois está comprovado pela experiência que, sem esses devidos cuidados, a prática do jejum pode ser prejudicial à saúde.

Assim, por exemplo, pessoas muito debilitadas, tais como pacientes convalescentes, muito emaciados ou com baixa resistência física e mental, não devem ser submetidas à terapia do jejum. Pessoas com força e resistência medianas podem submeter-se a ela, desde que os jejuns sejam moderados e rápidos – os jejuns mais prolongados são permitidos somente para aquelas com boas reservas de energia, com enfermidades mais do tipo excessos ou intoxicações e com boa resistência física e mental.

A constituição psicofísica também deve ser levada em conta. O Ayurveda recomenda que as pessoas de constituição *vata* não devem praticar jejum por um período maior do que três dias, pois, em decorrência de suas qualidades de secura e leveza, elas têm menos reservas de energia acumuladas no corpo. E o fato de não comer por alguns dias aumenta ainda mais a leveza e a secura do corpo, o que pode desencadear uma perturbação no organismo dessas pessoas. Persistindo essa perturbação, provavelmente surgirão sintomas do *dosha vata*, tais como emaciação excessiva, astenia física e mental, tremores, nervosismo, agitação ansiosa e fraqueza geral.

Para as pessoas de constituição *pitta*, não se recomenda um jejum superior a quatro dias, o que pode alterar o equilíbrio da constituição.

O jejum prolongado aumenta as características de leveza e tende a acumular o elemento fogo no corpo, uma vez que ele não se encontra ocupado ou consumido pela digestão dos alimentos. Se persistir por algum tempo, esse acúmulo de fogo e leveza pode agravar o *dosha pitta* e desencadear seus sintomas correlatos, como queimação gástrica, vertigens, humor colérico, ansiedade irritada, agressividade etc.

Já as pessoas do tipo *kapha* são capazes de observar jejuns mais prolongados, de quatro a sete dias, pois a leveza, a secura e o aumento de calor provenientes do jejum são fatores desejáveis para essa constituição ou para um paciente com excesso de *kapha* no organismo, especialmente no aparelho digestivo. Depois de alguns dias de jejum, os sintomas de excesso desse *dosha*, tais como sensação de peso no corpo e na cabeça, digestão lenta, lentidão física e psíquica, obnubilação mental, sonolência excessiva etc., podem começar a ceder espaço para uma sensação de leveza física e mental, maior capacidade de raciocínio e clareza mental, melhor atenção e concentração, mais disposição e agilidade. Alguns pacientes costumam relatar algo como que uma sensação de expansão da consciência e maior capacidade de entendimento.

As doenças causadas por alimentos não digeridos (*ama*) podem ser adequadamente aliviadas pelo jejum. Se a quantidade de *ama* acumulado for pequena, apenas essa terapia será suficiente; se for moderada, serão necessárias, além do jejum, as plantas digestivas (*pachana*), para neutralizar e eliminar as toxinas alojadas no trato gastrointestinal. Recomendam-se ervas medicinais de potência quente e sabor picante, como *Zingiber officinalle* Roscoe (gengibre), *Capsicum annuum* L. ou *Capsicum frutescens* L. (pimenta-caiena), *Piper longum* L. (pimenta-longa) e *Piper nigrum* L. (pimenta-do-reino). Esses remédios podem ser administrados sob a forma de chás para auxiliar na ativação do fogo digestivo, que assim queimará efetivamente as toxinas acumuladas nos intestinos. Finalmente, se a intoxicação por *ama* for grande, então serão necessárias terapias purificantes (*sodhana*), pois apenas elas conseguirão expelir os *doshas* associados ao excesso de *ama* (*amadosha*).

O jejum terapêutico também é indicado para os casos de indigestão provocada por excesso de *kapha*, para diabetes, deficiências na atividade digestiva, excesso de umidade no corpo, febres inflamatórias, rigidez articular, artrites e reumatismos, resfriados, doenças de pele, herpes (*visarpa*), abscessos de repetição, obesidade, constipação intestinal, sensação de peso, excesso de eructação, náuseas constantes e excesso de *kapha* no corpo.

Em alguns casos, pode-se optar por um jejum parcial, em que é permitido o uso de um único tipo de alimento ou suco. Esse regime é também denominado monodieta, quando se come um tipo de alimento sólido, ou jejum de líquidos, quando apenas sucos de frutas ou de verduras são permitidos. No caso de monodietas ou de jejuns de líquidos, o Ayurveda recomenda a ingestão de uvas ou do suco de uvas para as pessoas de constituição *vata*, de romãs ou do suco de romãs para as pessoas de constituição *pitta* e de maçãs ou do suco de maçãs para os indivíduos de constituição *kapha*. O volume de frutas ou suco de frutas a ser tomado é variável, dependendo das condições gerais do paciente, do seu ritmo diário e até do clima vigente. Nos dias mais quentes, maior volume de líquidos pode ser necessário, assim como uma atividade diária mais dinâmica exige mais energia e mais alimentos. Em média, a ingestão diária durante esse tipo de terapia equivale a cerca de 250 a 300 g de frutas por dia, ou de 250 a 1.000 ml de suco diluído com água.

Além de neutralizar toxinas alojadas no trato gastrointestinal e de eliminar o excesso de *kapha* acumulado no corpo, a prática do jejum também promove um verdadeiro repouso ao sistema digestivo como um todo, contribuindo para a recuperação de suas forças e a normalidade de suas funções, especialmente nos casos em que esse sistema encontra-se cronicamente sobrecarregado pelos excessos alimentares e pelas intoxicações decorrentes de abusos de drogas, medicamentos ou alimentação inadequada. Por isso, o Ayurveda recomenda, mesmo para pessoas em estado normal de saúde, um jejum de água morna (1/5 litro a 1,0 litro ao dia), pelo menos uma vez na semana, para recuperar o sistema digestivo dos desgastes diários.

Seja qual for o método de jejum empregado, durante sua prática devem-se observar cuidadosamente a força física e a energia vital do praticante, diretrizes que indicam como o organismo está reagindo ao jejum. Se a pessoa começar a sentir de maneira notável uma queda da força e da energia vital, o jejum deve ser adequadamente interrompido. É importante enfatizar a necessidade de uma interrupção adequada, pois, se ela for brusca e inadequada, pode também gerar sobrecargas ao sistema digestivo. É óbvio que, durante o jejum, ele está em repouso, com a atividade basal bastante lenta. Se a pessoa interromper o jejum e entrar bruscamente com alimentos pesados, indigestos, gordurosos ou impuros, o resultado será terrível. Um estado de intoxicação aguda pode ocorrer, e uma grande quantidade de material não digerido será novamente acumulada no trato intestinal, culminando com a perda de todo o trabalho anterior. Além disso, poderão advir dores de cabeça, tonturas, náuseas, mal-estares e diarreias. Assim, o ideal é voltar gradativamente à alimentação normal, iniciando com alimentos leves, de fácil digestão, os mais naturais e puros possíveis, e sempre em quantidades pequenas.

Do mesmo modo, a entrada na terapia do jejum não deve ser brusca. Ora, se a pessoa vem de uma dieta pesada, com carnes, alimentos industrializados, gorduras, massas etc., e repentinamente decide entrar em jejum, ela pode também ser assaltada por uma intoxicação aguda. É claro! Todas as toxinas e material não digerido acumulado nos intestinos serão mais rapidamente atacados por *agni*, que, estando aumentado no jejum, tende a concentrar-se exclusivamente sobre aquele material restante nos intestinos, já que não há novas ingestões de comida. Desse modo, uma quantidade de toxinas pode ser absorvida antes de ser eliminada, dando origem aos mesmos sintomas de mal-estar mencionados acima. Portanto, o modo correto de se entrar em um jejum é de maneira gradativa, eliminando-se por alguns dias os alimentos mais pesados, tais como carnes, ovos, massas, frituras e alimentos industrializados, e mantendo-se de dois a três dias com o uso de alimentos mais leves e digestivos. Além disso, é importante certificar-se de que os intestinos estejam sendo adequadamente limpos, com evacuações diárias e satisfatórias. O uso de plantas medicinais laxativas e digestivas pode inclusive anteceder a entrada no jejum, a fim de que o organismo não sinta o forte impacto do processo de desintoxicação inicial.

19

FITOTERAPIA AYURVÉDICA

PLANTAS MEDICINAIS ORDENADAS POR NOME POPULAR

AÇAFRÃO

Sinonímia: curcuma, cúrcuma, açafrão-da-terra, açafroeira, açafroeiro-da-índia.
Nome científico: *Curcuma longa* L.*
Sinônimo: *Curcuma domestica* Valeton.
Outros idiomas:
- Inglês: *Turmeric*.
- Chinês: *Jiang huang*.
- Sânscrito: *Haridra*.

Família: *Zingiberaceae*.
Partes usadas: tubérculos (rizoma, bulbo).

Preparações e doses:
- **Pó:** 300 a 500 mg, duas a três vezes ao dia, com água, mel ou leite ou outro *anupana*.
- **Infusão:** 2 a 3 g do pó seco da raiz em 100 ml de água fervente. Tomar 100 ml de duas a três vezes ao dia.
- **Decocção:** 3 a 4 g da raiz fresca picada ou 2 g a 3 do pó da raiz seca para 100 ml de água. Tomar 100 ml de duas a três vezes ao dia.
- **Leite medicado:** 500 mg a 1 g do pó da raiz fervido em 200 ml, duas vezes ao dia.

---

* **Observação:** É importante ressaltar que esta espécie, *Curcuma longa*, chamada popularmente no Brasil de açafrão ou cúrcuma, é diferente do condimento denominado de *zafrán*, que muitos traduzem também como açafrão ou azafran. Esse tempero chamado de *zafrán* consiste do pó dos estigmas das flores de uma espécie nativa da Europa e da Ásia, cujo nome científico é *Crocus sativus* L., da família *Iridaceae*. É difundido em todo o mundo como um tempero exótico e caro, e os seus usos medicinais populares são diferentes dos usos da *Curcuma longa*, aqui descrita.

- **Ghee medicado:** 50 ml, uma ou duas vezes ao dia.

Uso externo: Óleos medicados, pós finos, cataplasmas, compressas, banhos locais com a decocção.

Características ayurvédicas:
Rasa: amargo, adstringente e picante.
Virya: quente.
Vipaka: picante.
Ação nos *doshas*: pacifica *kapha*; em excesso aumenta *pitta* e *vata*.

Ações: É uma planta de ação digestiva, carminativa, imunizante, antialérgica, antimicrobiana, estimulante, anti-inflamatória, cicatrizante e altamente antioxidante.
No uso tópico, tem ação anti-inflamatória, antisséptica e cicatrizante.

Tropismo: Sistemas digestivo, circulatório e respiratório.

Indicações: O açafrão é recomendado nos casos de digestão fraca e demorada (excesso de *kapha*), por seus efeitos digestivo, carminativo e estimulante de *pitta* e de *agni*. Seu efeito tonificante do metabolismo também é útil como coadjuvante no tratamento do diabetes *mellitus*. Seu efeito antioxidante é indicado nos casos de má circulação e déficit de oxigenação dos tecidos. Também é muito eficaz nos estados alérgicos, inflamatórios, artríticos e na condição de baixa imunidade, que representam um estado de desequilíbrio de *pitta* e de *agni*.

Por seu tropismo pelas vias respiratórias e sua ação no *dosha kapha*, atua beneficamente nos tratamentos de asmas, bronquites, amigdalites, faringites, sinusites, tosses e nas infecções de vias aéreas em geral. Seu efeito estimulante de *agni* e de *pitta* é útil em casos de anemias e convalescenças, quando o calor vital encontra-se baixo. Sua *virya* quente e sua ação estimulante têm um efeito terapêutico nas amenorreias e fluxos menstruais escassos.

Uso externo: No uso tópico, os banhos locais com a decocção, os óleos medicados e até o pó fino são usados sobre os processos inflamatórios, feridas, pruridos, úlceras e eczemas.

Nas assaduras de crianças, os banhos de assento com a decocção do pó de açafrão (5 g para 1 litro) diluída em 5 litros água na banheira, são de eficácia extrema e imediata. Devem-se fazer os banhos de assento de uma a duas vezes ao dia, de três a sete dias.

Precauções: Deve ser evitado nos casos de agravação de *pitta*, como icterícia aguda e hepatite.

Contraindicações: Por medida de segurança, é contraindicado o seu uso na fitoterapia ayurvédica durante a gravidez.

ACARIÇOBA

Sinonímia: erva-capitão, barbarosa.
Nome científico: *Hydrocotylle umbellata* L.
Espécie similar: *Hydrocotylle asiatica* L.
Sinônimo: *Centella asiatica* (L.) Urban.
Outros idiomas:
- Inglês: *Gotu kola*.
- Chinês: *Man t'ien hsing*.
- Sânscrito: *Brahma-manduki, mandukaparni, brahmi*.

Família: *Umbelliferae*.
Partes usadas: folha, e às vezes toda a planta.

Preparações e doses:
- **Pó:** 250 mg a 1 g, de duas a três vezes ao dia, com água, leite ou outro *anupana* adequado.
- **Infusão:** 3 a 4 g de folhas secas ou 5 g de folhas frescas fervidas em 100 ml de água; tomar 100 ml de duas a três vezes ao dia.
- **Suco fresco:** 60 ml, de duas a três vezes ao dia (cinco folhas batidas com água ou leite).
- ***Ghee* medicado:** uma colher de chá, de duas a três vezes ao dia.
- **Leite medicado:** 3 g de folhas secas ou 5 g de folhas frescas fervidas em 100 ml de leite, de duas a três vezes ao dia.
- **Saladas:** de cinco (grandes) a dez folhas (pequenas) picadas com outras folhas e hortaliças.

Uso externo: Óleos medicados; banhos locais com a decocção; *ghee* medicado.

Características ayurvédicas:
- ***Rasa*:** doce-amargo.
- ***Virya*:** fria.
- ***Vipaka*:** doce.
- **Ação nos *doshas*:** Tridosha (pacifica os três *doshas*).

Ações: Promove o equilíbrio do sistema nervoso central e do cérebro; tem ação ansiolítica leve e é tônica do coração. Apresenta ação cicatrizante e purifica o tecido da pele. Tem ação diurética e purifica os *srotas* do sistema urinário. Aumenta a imunidade, além de ser considerada, no Ayurveda, como uma erva purificadora do segundo tecido (*rakta*). Pode aumentar o fluxo menstrual.

Seu efeito *rasayana* é muito propalado pelo Ayurveda, sendo uma das ervas mais usadas para promover a longevidade e retardar o envelhecimento precoce (*rasayana*).

Tropismo: Sistemas nervoso, circulatório e digestivo.

Indicações: Indicada nos casos de distonia do sistema nervoso, estresses, estados de estafa, irritabilidade, insônia e dificuldade de memorização, atenção e concentração. Pode ser usada por crianças em idade escolar, com o objetivo de melhorar o rendimento nos estudos (*ghee* e leite fervido com as folhas). Pode ser útil também como coadjuvante no tratamento da epilepsia – não substitui os medicamentos anticonvulsivantes.

Diurética e depurativa nos casos de edemas e diminuição do volume de urina; é usada como auxiliar no tratamento de irritações e inflamações do sistema urinário. No tratamento de pacientes hipertensos, contribui com seus efeitos ansiolíticos e diuréticos.

Seu efeito *rasayana* é um dos mais apreciados no Ayurveda para os casos de senilidade, envelhecimento precoce, queda de cabelos, perda de memória e outros sintomas de desgaste psicofísico. Ativa as funções sutis do cérebro, tais como a inteligência e a memória, sendo talvez o mais importante recurso da fitoterapia ayurvédica usado como rejuvenescedor e revitalizante do cérebro e do sistema nervoso.

Uso externo: Muito usada para doenças crônicas como eczemas e psoríases. Nesses casos, além do uso interno, também as aplicações externas são úteis, em forma de pós, pastas, *ghritas* e óleos medicados.

Precauções: Em doses elevadas, pode causar cefaleias temporárias, tonturas, desmaios, náuseas, vômitos e agravação de pruridos na pele.

Contraindicações: Por medida de segurança, é contraindicado o seu uso na fitoterapia ayurvédica durante a gravidez.

AGRIÃO-DO-BREJO

Sinonímia: erva-botão, erva-de-botaú, lanceta, erva-lanceta e tangará.
Nome científico: *Eclipta alba* (L.) Hassk.
Outros idiomas:
- Sânscrito: *Bhringaraj, bhringaraja, kesharaja*.
- Chinês: *Han lian cao, Mo Han Lian*.

Família: *Compositae*.
Partes usadas: Toda a planta.

Preparações e doses:
- **Pó:** 250 mg a 2 g, de duas a três vezes ao dia, com o *anupana* adequado.
- **Infusão quente ou fria:** 2 a 3 g da planta seca, ou 4 a 5 g da planta fresca para 100 ml de água. Tomar 100 ml de duas a três vezes ao dia.
- **Decocção:** 2 a 3 g da planta seca, ou 4 a 5 g da planta fresca para 100 ml de água. Tomar 100 ml de duas a três vezes ao dia.
- **Suco fresco:** uma xícara, com água quente, de duas a três vezes ao dia.
- ***Ghee* medicado:** 50 ml, de duas a três vezes ao dia.

Uso externo: Óleos medicados, banhos com sucos ou decocções.

Características ayurvédicas:
- *Rasa:* amargo, adstringente, doce.
- *Virya:* fria.
- *Vipaka:* doce.
- **Ação nos *doshas*:** *tridosha* (pacifica todos os *doshas*).

Ações: Estimula o metabolismo, além de proteger e recuperar o tecido do fígado (hepatoprotetor). Apresenta efeito *rasayana*; tônico geral, antipirético, hemostático, eutônico do sistema nervoso e laxativo suave.

Tropismo: Sistemas nervoso, digestivo, hepatobiliar e circulatório. Atua no sangue, no plasma, nos ossos e na medula (*majja*).

Indicações: Por sua ação tônica sobre as funções do fígado, é importante coadjuvante no tratamento das hepatites. Auxilia também nos casos de hipertrofia do fígado e do baço (hepatoesplenomegalias), cirroses, hepatites crônicas, gastroenterites e disenterias metabólicas.

Sua ação tônica sobre a medula (*majja dhatu*) e o tecido sanguíneo (*rakta dhatu*) torna-o eficaz em certos casos de anemia e debilidade, e sua ação hemostática é solicitada em casos de hemorragias leves.

Seus efeitos tônicos gerais são famosos no fortalecimento dos ossos, dentes, cabelos, visão, audição e memória.

É citado com um *rasayana* e um bom rejuvenescedor para as pessoas de constituição *pitta*.

Por sua ação anti*vata*, é tradicionalmente indicado no Ayurveda como um pacificador das disfunções nervosas que culminam com insônia, perturbações psíquicas e cefaleias.

É um dos mais importantes remédios naturais para os eczemas, as dermatites e certos problemas capilares, tanto no uso interno quanto na aplicação tópica.

Uso externo: No uso tópico, pode ser aplicado ao couro cabeludo em forma de suco fresco, chá ou óleo medicado, para combater a seborreia, a alopecia, o enfraquecimento e o embranquecimento precoce dos cabelos. A massagem frequente do couro cabeludo com o óleo medicado com essa planta fortalece, dá brilho e escurece os cabelos.

Precauções: O extrato do agrião-do-brejo apresentou efeitos miocárdicos sedativos e hipotensivos em pesquisas pré-clínicas. Por segurança, deve ser evitado em pessoas com tendência à hipotensão arterial.

Contraindicações: Por medida de segurança, é contraindicado o seu uso na fitoterapia ayurvédica durante a gravidez.

ALCAÇUZ

Sinonímia: raiz-doce.
Nome científico: *Glycyrrhiza glabra* L.
Outros idiomas:
- Inglês: *Licorice, honey-stick, sweet root*.
- Sânscrito: *Yashti-madhu*.

Família: *Leguminosae / Fabaceae*.
Parte usada: raiz.

Preparações e doses:
- **Pó:** 250 a 500 mg por dose, de duas a três vezes ao dia, como a *anupana* adequado.
- **Decocção:** 2 a 3 g de pó da raiz em 100 ml de água. Tomar 100 ml de duas a três vezes ao dia.
- **Leite medicado:** 2 a 3 g de pó da raiz em 200 ml de leite; duas a três vezes ao dia.
- ***Ghee* medicado:** 50 ml uma ou duas vezes ao dia.

Características ayurvédicas:
- ***Rasa*:** doce e amargo.
- ***Virya*:** fria.
- ***Vipaka*:** doce.
- **Ação nos *doshas*:** pacifica *vata* e *pitta* e aumenta *kapha*.

Ações: Produz efeito tônico, expectorante, antioxidante, anti-inflamatório, antiespasmódico, laxativo suave, digestivo e cicatrizante. A planta apresenta marcante efeito sobre o sistema endócrino, tonificando a função das suprarrenais e estimulando a secreção de hormônios pelo córtex suprarrenal. Seus glicosídeos são estruturalmente similares aos esteroides naturais do corpo. Foi provado em estudos com animais que o alcaçuz tem ação estrogênica.

Tropismo: Sistemas respiratório, digestivo, nervoso, endócrino e reprodutor.

Indicações: O alcaçuz é recomendado nas agravações de *vata* e *pitta* nas vias aéreas, tais como a inflamação e broncoespasmo das bronquites, tosses irritativas, resfriados, laringites, faringites e dores de garganta. Considerada uma das plantas mais eficazes como expectorante, ajuda a liquefazer as mucosidades dos brônquios e do trato digestivo, promovendo sua eliminação do corpo. Por seu tropismo pelo sistema digestivo e suas ações cicatrizante e anti-inflamatória, é indicado como coadjuvante no tratamento das úlceras gastroduodenais, gastrites, hiperacidez, dores abdominais e indigestões. Seus efeitos tônicos são úteis nos casos de debilidade geral e períodos de convalescença.

Por seus efeitos estrogênicos, pode ser usado para equilibrar o ciclo menstrual e, como coadjuvante, pode incluir-se na terapia fito-hormonal para a síndrome do climatério.

É um laxativo suave que acalma e tonifica as membranas mucosas dos intestinos, aliviando espasmos musculares e reduzindo a inflamação local.

Em razão de suas qualidades *sáttvicas*, aumenta o *dosha* mental *satta* na mente e no espírito.

Precauções: O uso do alcaçuz-da-europa em doses altas ou por tempo prolongado pode provocar efeitos colaterais importantes. Usado isoladamente por mais de seis semanas, ele pode provocar efeitos colaterais que atingem o sistema endócrino e circulatório. Pode aumentar a retenção de água e de sódio, o que pode ocasionar a elevação da pressão arterial e até agravar ou desencadear uma hipertensão. Pode também induzir a uma perda de potássio, que compromete o ritmo e a função do coração. Quando for necessário o uso do alcaçuz-da-europa em doses terapêuticas, recomenda-se o acompanhamento de um médico, para monitoração da pressão arterial e dosagem criteriosa dos eletrólitos, tais como sódio e potássio. Recomenda-se também aumentar a ingestão de alimentos que contêm potássio, como a banana, por exemplo, entre outros a critério médico.

Contraindicações: Por medida de segurança, é contraindicado o seu uso na fitoterapia ayurvédica durante a gravidez. É também contraindicado em pessoas com retenção de líquidos e pacientes hipertensos ou que estão usando corticosteroides.

ALFAVACA

Sinonímia: alfavaquinha, alfavaca-cheirosa, alfavaca-da-américa, alfavaca-de-cheiro.
Nome científico: *Ocimum gratissimum* L.
Espécies similares: *Ocimum sanctum* L., *O. basilicum* L.
Outros idiomas:
- Inglês: *Sweet basil*.
- Sânscrito: *Tulasi, vriddhatulasi, bhutulasi*.

Família: *Labiatae*.
Partes usadas: partes aéreas, como folhas e sumidades floridas.

Preparações e doses (uso interno):
- **Pó:** 1a 2 g, de duas a três vezes ao dia.
- **Infusão:** 2 a 3 g da planta seca ou 4 a 5 g da planta fresca para 100 ml de água). Tomar 100 ml de duas a três vezes ao dia.
- **Leite medicado:** 3 g de folhas secas ou 5 g de folhas frescas, em forma de infusão com 100 ml de leite, de duas a três vezes ao dia.
- ***Ghee* medicado:** uma colher de chá, de duas a três vezes ao dia.

Uso externo: Suco, compressas e cataplasmas, óleo medicado.

Características ayurvédicas:
- *Rasa*: picante e amargo.
- *Virya*: quente.
- *Vipaka*: picante.
- **Ação nos *doshas*:** pacifica vata e kapha, e em excesso aumenta pitta.

Ações: No sistema digestivo, tem ação antiespasmódica, carminativa, tônica estomacal e anti-helmíntica. Apresenta ações endócrinas que estimulam a secreção do leite materno em nutrizes e aumentam o fluxo menstrual. É considerada tônica e levemente estimulante do córtex da suprarrenal e do sistema nervoso central. Tem efeito relaxante muscular e induz o sono em casos de insônia por tensão muscular. No sistema respiratório, a alfavaca tem ação calmante das mucosas e é antitussígena. É diurética, aumenta a transpiração e alivia as febres tipo vatta e kapha. Seu óleo essencial produz efeito antisséptico local (eugenol), antimicótico (*Aspergillus* e *Trichoderma*) e antibacteriano (*staphylococcus*).

Tropismo: Sistemas respiratório, digestivo, endócrino e nervoso central.

Indicações: Por suas ações no sistema digestivo, a alfavaca é indicada em casos de cólicas no estômago e nos intestinos, dores gástricas e flatulência, especialmente nas indigestões do tipo vatta e kapha.

Seus efeitos no sistema nervoso indicam-na para as insônias causadas por tensão muscular, enxaquecas e dispepsias de origem nervosa e nas estafas mentais, intelectuais ou emocionais.

É tradicionalmente usada como coadjuvante no tratamento das infecções das vias aéreas superiores, tosse, bronquite, asma, faringite, nos tratamentos de amigdalites e estomatites.

Por sua ação estimulante da secreção láctea, pode ser indicada nas deficiências do leite materno em nutrizes.

Uso externo: Nas dores agudas de ouvido, provocadas por pressão em decorrência de obstrução das vias aéreas, a alfavaca pode ser usada, como um mero paliativo, embebendo-se o suco das suas folhas em uma bola de algodão, que deve ser colocado externamente no pavilhão do ouvido.

Nas dores de garganta e aftas, faz-se o gargarejo com a infusão ou suco das folhas.

No caso de rachadura no bico dos seios em nutrizes, o chá ou suco das folhas, ou compressas das partes aéreas com sementes maceradas devem ser aplicadas sobre o bico do seio afetado, para promover ação anti-inflamatória, demulcente e cicatrizante.

Precauções: Experiências em animais de laboratório, usando-se princípios ativos isolados da alfavaca, sugeriram efeitos carcinogênicos e mutagênicos, todavia tais efeitos estão ainda sob investigação. Vale ressaltar que os princípios ativos isolados do óleo essencial encontram-se em doses muito pequenas nos extratos totais e nos pós secos da planta.

Contraindicações: Por medida de segurança, é contraindicado o seu uso na fitoterapia ayurvédica durante a gravidez.

ALHO

Sinonímia: alho-hortense, alho-comum.
Nome científico: *Allium sativum* L.
Outros idiomas:
- Inglês: *Garlic*.
- Chinês: *Da suan*.
- Sânscrito: *Lasunah, lasuna, rashona*.

Família: *Liliaceae*.
Partes usadas: bulbo (rizoma).

Preparações e doses:
- **Pó:** 100 mg a 1 g, de duas a três vezes ao dia, com os *anupanas* adequados.
- **Infusão ou macerado:** 2 a 3 g do alho seco ou 4 a 5 g do alho fresco em 100 ml de água. Tomar 100 ml de duas a três vezes ao dia.
- **Decocções:** 2 a 3 g do alho seco ou 4 a 5 g do alho fresco em 100 ml de água. Tomar 60 a 100 ml de duas a três vezes ao dia.
- **Suco fresco:** 30 a 60 ml de duas a três vezes ao dia, com água ou leite.
- **Óleo de alho:** de 250 a 500 mg de duas a três vezes ao dia.
- **Alho fresco:** 500 mg a 4 g ao dia.

Uso externo: Óleo medicado, compressas.

Características ayurvédicas:
- **Rasa:** todos, exceto o sabor ácido. O sabor principal é o picante.
- **Virya:** quente.
- **Vipaka:** picante.
- **Ação nos doshas:** pacifica vata e kapha e aumenta pitta.

Ações: O alho apresenta vários sabores e diversos grupos de substâncias ativas. Por isso, ele atua em vários sistemas e desempenha múltiplas ações no organismo, tais como ação digestiva, carminativa, anti-helmíntica, antiespasmódica, emenagoga, tônica e estimulante geral. É reconhecido como imunizante, anti-inflamatório, antirreumático, expectorante, antimicrobiano, e antisséptico. São comprovadas também suas ações sobre os lipídios do sangue, como um agente redutor do colesterol ruim, hipotensor, antiadesivo-plaquetária e antioxidante.
No Ayurveda é considerado um agente desintoxicante e um rasayana, especialmente para vata. Estimula pitta e agni.

Tropismo: Sistemas circulatório, respiratório, digestivo, metabólico e reprodutor e nervoso.

Indicações: Por sua ação estimulante sobre pitta e sobre agni, o alho é indicado para os casos de digestão fraca, com agni baixo e lentidão no funcionamento da vesícula biliar.

É mundialmente considerado um clássico no tratamento das afecções das vias aéreas, tais como resfriados, gripes e tosses, e também das bronquites e asmas, por sua ação expectorante e imunizante.

Constitui um dos principais remédios da fitoterapia ayurvédica na abordagem dos reumatismos e dores articulares, inclusive nos estágios crônicos de artrite reumatoide com sintomas de vata e kapha.

Em virtude das suas ações metabólicas, abaixa os níveis excessivos das gorduras saturadas no sangue ("colesterol ruim" e outras frações lipêmicas), combate a arteriosclerose e auxilia na regularização da circulação. Consequentemente, ele diminui a sobrecarga do coração e melhora sintomas de palpitações e taquicardias e contribui para o tratamento da hipertensão arterial.

É amplamente indicado pelo Ayurveda nos casos de doenças inflamatórias crônicas da pele.

Considerado um ótimo rasayana para vata, o alho tonifica e retarda os efeitos do envelhecimento sobre as pessoas dessa constituição. Age como um poderoso desintoxicante, removendo toxinas, ama e kapha das circulações sanguínea e linfática. Além disso, auxilia na eliminação de vermes intestinais e melhora os sintomas dolorosos e congestivos das hemorroidas.

Alguns textos ayurvédicos atribuem ao alho uma qualidade *rajásica*, outros mencionam qualidades *tamásicas*; entretanto, é unânime a contraindicação dessa planta para os praticantes de yoga ou meditação, devido aos seus referidos efeitos sobre os *doshas* mentais.

Uso externo: Externamente, as massagens com óleos medicados ou as compressas quentes com alho podem ser aplicadas sobre partes do corpo acometidas por dores, inflamações ou reumatismos.

Nas dores agudas de ouvido, provocadas por pressão em decorrência de exposição ao frio ou obstrução das vias aéreas, o alho pode ser usado, como um mero paliativo, embebendo-se o óleo de rícino medicado com alho em uma bola de algodão, que deve ser colocada externamente no pavilhão do ouvido. Nesse caso, também deve-se massagear o pavilhão auditivo e atrás das orelhas, na região mastoide, com esse óleo medicado.

Precauções: Deve ser usado com moderação nos excessos de *pitta* e evitado na presença de hiperacidez gástrica, gastrites agudas, úlceras gástricas ativas e hemorragia.

Contraindicações: Por medida de segurança, é contraindicado o seu uso na fitoterapia ayurvédica durante a gravidez.

BABOSA

Sinonímia: erva-babosa, caraguatá, caragutá.
Nome científico: *Aloe vera* (L) N. L. Burn.
Espécie similar: *Aloe barbadensis* Miller.
Outros idiomas:
- Inglês: *Barbados aloe, aloe*.
- Chinês: *Lu hui*.
- Sânscrito: *Kumari*.

Família: Liliaceae.
Partes usadas: seiva das folhas, fresca (gel) ou dessecada (pó).

Preparações e doses:
- **Pó:** 100 mg até 1 g, de duas a três vezes ao dia com o *anupana* adequado.
- **Suco fresco da seiva:** 60 ml de duas a três vezes por dia, com água.

Uso externo: Seiva fresca, pó.

Características ayurvédicas:
- *Rasa:* amargo, adstringente, picante e doce.
- *Virya:* fria.
- *Vipaka:* doce.
- **Ação nos *doshas*:** o gel pacifica os três *doshas*, enquanto o pó pode agravar *vata* – a menos que usado em doses pequenas.

Ações: Apresenta ação emenagoga, colagoga, colerética, laxativa e vermífuga. A babosa é considerada um tônico amargo, com ações febrífugas, anti-inflamatórias e potencialmente abortivas.

Externamente tem ação umectante, emoliente, demulcente, anti-inflamatória, refrescante, regeneradora dos tecidos, anticaspa e antiqueda de cabelos. É um lenitivo após o sol e cicatrizante em pequenas queimaduras.

Tropismo: Sistemas digestivo, excretor, reprodutor feminino e circulatório.

Indicações: De acordo com legislação brasileira atual, a babosa não pode ser indicada como medicamento por via oral, estando restrita ao uso externo. Todavia, como alimento, o seu gel é legalmente aprovado e tem amplo uso popular e comercial.

É um dos principais tônicos hepáticos da fitoterapia ayurvédica: tonifica todos os *agnis* e, ao mesmo tempo, controla os excessos de *pitta*, além de regularizar o metabolismo dos açúcares e dos lipídios. Constitui-se em uma *rasayana* para o *dosha pitta*. Suas ações no sistema digestivo incluem os casos de hepatites, icterícia, hipertrofias do fígado e baço e as afecções biliares.

É usada nos casos de constipação intestinal crônica e verminoses, agindo como um purificador dos intestinos.

Por seu tropismo pelo sistema reprodutor feminino, a babosa é indicada em casos de atrasos no ciclo menstrual, fluxo menstrual escasso, cólicas menstruais, cistos de ovários, miomas uterinos (sem hemorragias), inflamações vaginais e alguns sintomas ligados à menopausa. É considerada um tônico e rejuvenescedor para o útero.

É considerada útil também em casos de febres de origem inflamatória e nas adenomegalias, bem como nos reumatismos, bursites e nas doenças inflamatórias da pele, tais como acnes, psoríases, eczemas pruriginosos e erisipelas.

Como um tônico geral de *agni*, a babosa pode ser usada em associação com o açafrão (*Curcuma longa*).

Uso externo: Externamente, é um clássico refrescante e cicatrizante nas pequenas e médias queimaduras (de sol ou raios X) e nas picadas de insetos, sendo usada também como coadjuvante na cicatrização de úlceras crônicas de pernas (gel ou pó).

A seiva fresca das folhas é tradicionalmente aplicada com massagens ao couro cabeludo para combater a caspa e a seborreia, bem como para escurecer, dar brilho e força aos cabelos.

Precauções: Deve ser evitada nos casos de hemorragia uterina ou durante menstruações abundantes, por provocar contrações uterinas. Também é contraindicada na presença de diarreias e disenterias, prostatites, apendicites, cistites, afecções renais, grandes varizes e hemorroidas sangrantes.

Por ser excretada pelo leite materno, não pode ser usada durante a amamentação, para evitar efeitos indesejáveis no lactente.

Há casos descritos de intoxicação aguda grave com doses excessivas da babosa.

O pó da babosa pode causar, eventualmente, cólicas intestinais, devendo ser tomado juntamente com ervas carminativas, tais como o açafrão ou pétalas de rosa.

Seu uso interno deve ser evitado em crianças.

Contraindicações: É contraindicado o seu uso na fitoterapia ayurvédica durante a gravidez, por ser potencialmente abortiva.

CÁLAMO-AROMÁTICO

Sinonímia: casmo-aromático, casmo.
Nome científico: *Acorus calamus* L.
Outros idiomas:
- Inglês: *Calamus root*.
- Sânscrito: *Vacha*.

Família: *Araceae*.
Partes usadas: rizomas.

Preparações e doses:
- **Pó:** 250 a 500 mg, de duas a três vezes ao dia, com o *anupana* adequado.
- **Infusão:** 2 g para 100 ml de água. Tomar 60 ml de duas a três vezes ao dia.

Uso externo: Óleo medicado.

Características ayurvédicas:
- ***Rasa:*** picante, amargo e adstringente.
- ***Virya:*** quente.
- ***Vipaka:*** picante.
- **Ação nos *doshas*:** pacifica *vata* e *kapha*, aumenta *pitta*.

Ações: Tem ação sedativa do sistema nervoso central, antiespasmódica, digestiva, carminativa e aromática. É considerada uma planta afrodisíaca. Tem ações expectorante, diurética e vermífuga. No Ayurveda, é classificada como uma estimulante do fogo digestivo (*jatharagni*) e purificadora dos *malas*, especialmente da urina e das fezes. Em doses altas é emetizante.

Tropismo: Sistemas nervoso, digestivo, respiratório e urinário.

Indicações: É indicado nos casos de ansiedade e distúrbios do sistema nervoso com agravação de *vata* e *kapha*, tais como apatia, astenia nervosa, anorexia nervosa, histeria e neuroses. Nos casos de asma brônquica e tosses, o cálamo aromático é indicado como expectorante e antiespasmódico. Por sua ação estimulante de *jatharagni*, é útil na vigência de indigestão, vermes intestinais, cólicas flatulentas, intoxicações alimentares e inapetência. Sua ação purificadora sobre os *malas* tem efeito nos quadros de edemas, cálculos e sedimentos urinários, como um diurético.

Precauções: Em doses altas, acima de 2 a 3 g, o pó dos rizomas pode provocar fortes vômitos, persistentes e tenazes. A planta é inclusive usada, às vezes, por médicos experientes para provocar êmese na terapia de purificação emética durante o *panchakarma*.

Contraindicações: Por medida de segurança, é contraindicado o seu uso na fitoterapia ayurvédica durante a gravidez.

CAMOMILA

Sinonímia: camomila-nobre, camomila-romana.
Nome científico: *Chamomilla recutita* (L.) Rauschert.
Sinônimos botânicos: *Matricaria recutita* L., *Matricaria chamomilla* L.
Outros idiomas:
- Inglês: *Chamomile*.
- Sânscrito: *Babuna, babunaj*.

Família: *Compositae/Asteraceae*.
Partes usadas: flores.

Preparações e doses:
- **Pó:** 250 mg a 1 g, duas a três vezes ao dia, com o *anupana* adequado.
- **Infusão e macerado:** 3 a 5 g para 100 ml de água. Tomar 100 ml duas a três vezes ao dia.
- **Decocção:** 2 a 3 g para 100 ml de água. Tomar 100 ml de duas a três vezes ao dia.

Uso externo: Óleo medicado, unguentos, pomadas, banhos com decocções.

Características ayurvédicas:
- *Rasa:* amargo e picante.
- *Virya:* fria.
- *Vipaka:* picante.
- **Ação nos *doshas*:** pacifica *kapha* e *pitta* e, em excesso, pode aumentar *vata*.

Ações: É sedativa e antiespasmódica. Tem ação anti-inflamatória, protetora da mucosa e regeneradora tecidual. Atua como analgésica, febrífuga e diaforética. Apresenta ainda ação emenagoga.

Tropismo: Sistemas nervoso, digestivo e respiratório.

Indicações: A camomila é muito usada como um calmante suave para aliviar tensões do sistema nervoso e dores nervosas, provocados por raiva, cólera ou indignação. Melhora o sono e o relaxamento psíquico especialmente quando há predomínio do *dosha pitta*. Considerada uma planta *sáttvica*, auxilia no equilíbrio das emoções, sendo útil para todas as constituições quando usada em doses moderadas – embora seja uma planta especificamente indicada para os tipos *pitta*.

Na fitoterapia ayurvédica, é um dos remédios mais utilizados para crianças, especialmente para distúrbios digestivos e nervosos causados por agitação com irritabilidade, insônia, cólicas intestinais, flatulências e fermentação gástrica ou intestinal.

É eficaz nas indigestões, cefaleias digestivas e nervosas, gastrites e colites, cólicas gastrointestinais e biliares. Nos casos de diarreias a camomila é indicada por auxiliar na reconstituição da flora intestinal.

Por sua ação sobre o *dosha kapha*, alivia congestões sanguíneas na pélvis e promove a descida da menstruação.

Uso externo: Seu uso externo aplica-se a diversas situações, tais como eczemas, dermatites e úlceras de perna. Compressas quentes sobre nervos e músculos doloridos aliviam dores e inflamações.

Como fitocosmético, a camomila é usada para prevenir rachaduras de peles sensíveis e secas e para clarear os cabelos.

Precauções: Evitar o uso em doses acima das recomendadas, especialmente para pessoas com agravação prévia de *vata*.

Contraindicações: Por medida de segurança, é contraindicado o seu uso na fitoterapia ayurvédica durante a gravidez.

CANELA

Sinonímia: canela-do-ceilão, caneleira.
Nome científico: *Cinnamomum zeylanicum* Blume.
Espécies similares: *Cinnamomum verum* J. S. Presl.
Outros idiomas:
- Inglês: *Cinnamon*.
- Chinês: *Gui*.
- Sânscrito: *Twak, tvac, dalchini*.

Família: *Lauraceae*.
Partes usadas: casca e folhas.

Preparações e doses:
- **Pó:** 500 mg a 1 g, de duas a três vezes ao dia, com o *anupana* adequado.
- **Infusão:** 2 a 3 g da casca para 100 ml de água. Tomar 100 ml de duas a três vezes ao dia.
- **Decocção:** 2 g (casca) ou 3 g (folhas) para 100 ml de água, de duas a três vezes ao dia.
- **Leite medicado:** 2 g (casca) ou 3 g (folhas) para 200 ml de leite, de duas ou três vezes ao dia.
- ***Ghee* medicado:** 50 ml uma ou duas vezes ao dia.

Características ayurvédicas:
- ***Rasa*:** picante, doce e adstringente.
- ***Virya*:** quente.
- ***Vipaka*:** doce.

- **Ação nos *doshas*:** pacifica *vata* e *kapha* e aumenta *pitta*. Todavia, as partes mais doces da planta podem pacificar também *pitta*.

Ações: É uma planta de ação aromática, carminativa, digestiva, antidiarreica, antidisentérica. É referida como tônica do coração e eutônica do sistema nervoso, além do seu efeito tônico geral do corpo. Tem ação diaforética, expectorante, diurética e analgésica.

Tropismo: Sistemas urinário, respiratório, digestivo e circulatório.

Indicações: É útil nos casos de diarreias e disenterias, devido ao seu efeito obstipante. Melhora os casos de indigestão com fraqueza de *pitta* e baixo *agni*. A ação tonificante sobre *agni* auxilia ainda nos casos de anorexia, fraqueza geral, períodos de convalescença, espermatorreia e é especialmente indicada para as constituições fracas. A canela fortalece também o coração, melhora a função dos rins e pode ser usada como um diurético suave.

É um ótimo coadjuvante no tratamento das afecções das vias aéreas, tais como resfriados, tosses, congestões dos seios da face e bronquites.

Sua ação analgésica é valiosa nos casos de dores articulares e tensões musculares.

Em associação com outras ervas ayurvédicas, a canela é usada no tratamento das cólicas menstruais, especialmente quando o fluxo menstrual é escasso.

A canela tem um importante efeito sobre o *dosha vata*, especialmente sobre o subdosha *vyana vayu*, responsável pelo fortalecimento e harmonização do fluxo circulatório. Somando-se a isso as suas qualidades *sáttvicas*, essa planta torna-se uma ótima *rasayna* para pessoas do tipo *vata*.

Precauções: Deve ser evitada nos excessos de *pitta* e na vigência de hemorragias.

Contraindicações: Por medida de segurança, é contraindicado o seu uso na fitoterapia ayurvédica durante a gravidez.

CAPIM-SANTO

Sinonímia: capim-limão, capim-cidreira, erva-cidreira-de-capim, erva-cidreira-de-ramo.
Nome científico: *Cymbopogon citratus* DC Stapf.
Sinônimo botânico: *Andropogon citratus* DC.

Outros idiomas:
- Inglês: *Lemon grass, true-lemon-grass, rosha grass, sweet-rush, ginger grass.*
- Sânscrito: *Dhyamaka, bhustrina, katruna, rohishnatruna.*

Família: *Gramineae.*

Partes usadas: toda a planta e o óleo essencial (este para uso externo exclusivamente).

Preparações e doses:
- **Pó:** 500 mg a 2 g, de duas a três vezes ao dia, com o *anupana* adequado.
- **Infusão:** 3 g (folhas secas) ou 5 g (folhas frescas) em infusão com 100 ml água. Tomar 100 ml de duas a três vezes ao dia.
- **Leite medicado:** 3 g (folhas secas) ou 5 g (folhas frescas) em infusão com 200 ml de leite fervente. Tomar 100 a 200 ml de duas a três vezes ao dia.
- ***Ghee* medicado:** 50 ml uma ou duas vezes ao dia.

Uso externo: Óleo essencial.

Características ayurvédicas:
- ***Rasa*:** picante e amargo.
- ***Virya*:** fria.
- ***Vipaka*:** picante.
- **Ação nos *doshas*:** pacifica *pitta* e *kapha* e é neutro para *vata*.

Ações: Apresenta ação sedativa, antiespasmódica, carminativa e reguladora das funções do estômago. É uma planta sudorífica e rubefaciente.

Tropismo: Sistemas digestivo, nervoso e circulatório.

Indicações: É um excelente digestivo para crianças, especialmente quando combinado com gengibre, canela e mel ou açúcar mascavo. É considerada uma planta refrescante, com um efeito tônico sobre a mucosa gastrointestinal e útil, portanto, nos casos de vômitos e diarreias.

A infusão do capim-santo junto com folhas de hortelã, pimenta-do-reino e gengibre seco, adoçada com açúcar mascavo, é eficaz nos casos de cólicas gastrointestinais, flatulências, febres, obstruções nasais e infecções das vias aéreas superiores.

Em casos de febres é muito utilizado como sudorífico.

Pode ser administrado juntamente com a pimenta-do-reino nos casos de irregularidades menstruais e nas formas congestivas e neurálgicas de cólicas menstruais.

Uso externo: O capim-santo fornece um aromático óleo essencial volátil, conhecido como óleo de melissa indiana ou simplesmente óleo de capim-limão, muito útil para uso externo, sob a forma de inalações ou massagens, como um carminativo, em afecções espasmódicas e flatulentas dos intestinos, em cólicas gastrointestinais e irritabilidade gástrica. Pode ser indicado como rubefaciente e, misturado ao óleo de coco puro, produz um excelente linimento para massagens locais nos casos de lombalgias, reumatismos crônicos, neuralgias, entorses e outras afecções dolorosas ou inflamatórias. Externamente esse óleo é também aplicado nos casos de micoses simples. Em geral, antes de aplicar, deve-se diluí-lo com um volume duas vezes maior de qualquer outro óleo suave.

Contraindicações: Por medida de segurança, é contraindicado o seu uso na fitoterapia ayurvédica durante a gravidez.

CAVALINHA

Sinonímia: equiseto.
Nome científico: *Equisetum arvense* L.
Espécies similares: *Equisetum hiemale; Equisetum bogotense*
Outros idiomas:
- Inglês: *Horsetail.*
- Chinês: *Mu zei.*

Família: *Equisetaceae.*
Partes usadas: partes aéreas.

Preparações e doses:
- **Pó:** 500 mg a 1,5 g, de duas a três vezes ao dia, com o *anupana* adequado.
- **Infusão ou decocção:** 2 a 3 g para 100 ml de água. Tomar 100 ml de duas a cinco vezes ao dia (200 a 500 ml ao dia).

Características ayurvédicas:
- ***Rasa:*** amargo e doce.
- ***Virya:*** fria.
- ***Vipaka:*** picante.
- **Ação nos *doshas*:** pacifica *pitta* e *kapha* e aumenta *vata*.

Ações: Suas principais ações são diurética e remineralizante, por ser rica em minerais – especialmente em silício, cálcio e selênio. Apresenta ainda ações anti-inflamatória, hemostática, diaforética, cicatrizante, antiacne e inibidora da secreção sebácea da pele.

Tropismo: Sistemas urinário, osteomuscular, circulatório, respiratório e cutâneo.

Indicações: A cavalinha é considerada eficaz na depuração e limpeza do sangue e das vias urinárias. Seu reconhecido efeito diurético auxilia na remoção de cálculos renais, ureteres e bexiga. Sua ação pacificadora sobre o *dosha pitta* alivia o excesso de fogo no corpo, no fígado e nas vias biliares.

É também prescrita nos casos de edemas, cistites, cálculos renais, enurese noturna e prostatismo. Por sua ação hemostática, pode ser usada em mulheres com fluxo menstrual excessivo ou como coadjuvante nos casos de hemorragia uterina.

Uso externo: No uso externo, pode ser aplicada a decocção, as tinturas ou os extratos glicólicos em forma de fitocosméticos para auxiliar na cicatrização de feridas, micoses, aftas, úlceras varicosas e acnes. É indicada também para tonificar a pele e contra a queda de cabelos.

Precauções: Devido aos seus efeitos abrasivos e irritantes, a cavalinha deve ser usada dentro das doses terapêuticas (não exceder 5 g do pó ao dia), e seu uso prolongado requer acompanhamento médico.

Contraindicações: Por medida de segurança, é contraindicado o seu uso na fitoterapia ayurvédica durante a gravidez.

COENTRO

Sinonímia: coentro-da-índia, coriandro, xendro.
Nome científico: *Coriandrum sativum* L.
Espécies Similares: *Coriandrum sativum* L. var. *vulgare* (sinônimo: var. *macrocarpum*) Alefeld, *Coriandrum sativum* L. var. *microcarpum* de Candolle.
Outros idiomas:
- Inglês: *Coriander*.
- Chinês: *Yan shi*.
- Sânscrito: *Dhanyak, dhanyaka*.

Família: *Apiaceae/Umbeliferae*.

Partes usadas: frutos, sementes e folhas.

Preparações e doses:
- **Pó:** de 250 mg até 1 g, de duas a três vezes ao dia, com o *anupana* adequado.
- **Infusão ou macerado:** 3 g para 100 ml de água de duas a três vezes ao dia.
- **Decocção:** 2 g dos frutos para 100 ml de duas a três vezes ao dia.

Características ayurvédicas:
- *Rasa*: amargo e picante.
- *Virya*: fria.
- *Vipaka*: picante.
- **Ação nos *doshas*:** pacifica o sistema *tridosha*, embora, em algumas situações de agravação prévia de *vata*, ele possa aumentar esse *dosha*.

Ações: É uma planta aromática, com ação carminativa, digestiva, alcalinizante, tônica do estômago e um regulador da função biliar. É relatada como antioxidante, antialérgica, diurética e diaforética. Por suas ações no sistema *tridosha* e no aparelho digestivo, é considerada estimulante e tônica.

Tropismo: Sistemas urinário, respiratório e digestivo.

Indicações: Trata-se de um providencial remédio caseiro para muitos distúrbios de *pitta*, em especial aqueles ligados aos sistemas digestivo e urinário.

O coentro é muito usado nas indigestões, especialmente as associadas a gases, cólicas, náuseas e vômitos. Nas diarreias e disenterias, em particular naquelas com características de *pitta*, essa planta também é muito eficaz, especialmente em associação com o funcho e o cominho.

Em decorrência de suas ações diuréticas e alcalinizantes, é útil nos casos de cistites, queimações uretrais e infecções no trato genitourinário.

Suas ações antialérgicas indicam-no para o alívio de urticárias, *rashes* cutâneos, alergias, rinites, queimações na pele e na garganta.

Precauções: Apesar de bastante inócuo, o coentro deve ser usado com moderação nos casos de agravação prévia de *vata* com o comprometimento do tecido nervoso.

Contraindicações: Por medida de segurança, é contraindicado o seu uso na fitoterapia ayurvédica durante a gravidez.

COMINHO

Sinonímia: anis-acre, comino-fino, cominos, cuminho, cuguminho e endro.
Nome científico: *Cuminum cyminum* L.
Outros idiomas:
- Inglês: *Cumin seed*.
- Sânscrito: *Jiraka, jirak, jeerak*.

Família: *Apiaceae/Umbeliferae*.
Partes usadas: frutos.

Preparações e doses:
- **Pó:** 500 mg a 1 g, de duas a três vezes ao dia, com o *anupana* adequado.
- **Infusões ou macerados:** 3 a 5 g para 100 ml de água. Tomar 100 ml de duas a três vezes ao dia.
- **Decocção:** 2 a 3 g para 100 ml de água. Tomar 100 ml de duas a três vezes ao dia.

Características ayurvédicas:
- ***Rasa:*** picante e amargo;
- ***Virya:*** fria;
- ***Vipaka:*** picante;
- **Ação nos *doshas*:** pacifica o sistema *tridosha*.

Ações: É uma planta digestiva, carminativa, antidiarreica e antiespasmódica. Por sua ação no sistema *tridosha*, é referida como tônica e estimulante do sistema nervoso. A presença de fito-hormônios entre seus constituintes ativos, aliada ao seu tropismo pelo sistema reprodutor feminino, classifica o cominho como um tônico do útero. É considerada ainda uma planta de ação antioxidante, desintoxicante e antifebril.

Tropismo: Sistemas digestivo, nervoso e reprodutor feminino.

Indicações: Suas ações no sistema digestivo indicam-no para o tratamento de diarreias, disenterias, gastroenterites, dispepsias, flatulências, desconfortos abdominais, intoxicações alimentares e, de modo especial, para cólicas de recém-nascidos. Como desintoxicante, pode ser usado em casos de alergias de pele.

O Ayurveda descreve ações do cominho também no equilíbrio hormonal da mulher, indicando-o, portanto, nos distúrbios das funções uterinas, especialmente quando associados a distonias do sistema nervoso.

Precauções: Embora seja uma erva inócua, as doses terapêuticas excessivas devem ser evitadas.

Contraindicações: Por medida de segurança, é contraindicado o seu uso na fitoterapia ayurvédica durante a gravidez.

CORAÇÃO-DE-NEGRO

Sinonímia: ébano-oriental.
Nome científico: *Albizzia lebbeck* Benth.
Sinônimos botânicos: *Acacia lebbeck* Willd., *Acacia speciosa* Willd., *Mimosa lebbeck* L., *Mimosa sirissa* Roxb., *Mimosa speciosa* Jacq.
Outros idiomas:
- Sânscrito: *Sirisa* ou *sireesh*.
- Inglês: *Chatterbox tree*.

Família: *Leguminosae/Caesalpinioideae*.
Partes usadas: casca, folhas, flores e sementes.

Preparações e doses:
- **Pó:** 1 a 3 g, de duas a três vezes ao dia, com o *anupana* adequado.
- **Sucos frescos das folhas ou flores:** de 10 a 20 ml de duas a três vezes ao dia.
- **Decocção:** 3 a 5 g da planta seca para 100 ml de água. Tomar 30 a 70 ml de duas a três vezes ao dia.

Uso externo: Óleo medicado, decocção.

Características ayurvédicas:
- *Rasa:* doce, amargo e adstringente.
- *Virya:* quente.
- *Vipaka:* picante.
- **Ação nos *doshas*:** pacifica os três *doshas*.

Ações: Tem ação adstringente e antidiarreica. É descrita como uma planta antipruriginosa, depurativa e anti-inflamatória. Os textos clássicos do Ayurveda referem-se também à sua ação antiparasitária intestinal.

Tropismo: Sistemas cutâneo, digestivo e imunológico.

Indicações: O coração-de-negro é amplamente utilizado no Ayurveda em casos de diarreias, disenterias e hemorroidas, usando-se a casca e as sementes.

Por sua ação antipruriginosa e seu tropismo pela pele, é indicado nas erisipelas, furúnculos, escrófulas e erupções pruriginosas da pele. Todas as partes usadas têm essa indicação, mas as flores têm aqui uma ação especial.

Sua ação adstringente e anti-iflamatória é útil nas gengivites, especialmente o pó da casca.

Por sua ação no sistema *tridosha*, atua como coadjuvante no tratamento do diabetes *mellitus* e como tônico e restaurador, principalmente a casca e as sementes.

Uso externo: Nos eczemas inflamados ou com prurido, nas dermatoses em geral, bem como no tratamento de úlceras de pele, a casca e as folhas do coração-de-negro são indicadas em forma de decocção e óleo medicado, como cicatrizante e anti-iflamatório.

Precauções: Deve ser evitado em mulheres com hemorragia uterina ou aquelas que planejam uma gravidez.

Contraindicações: Pode ser abortivo por via oral, sendo contraindicado o seu uso interno na fitoterapia ayurvédica durante a gestação. Pode, entretanto, na gravidez, ser usado topicamente sobre a pele nas doenças cutâneas.

CRATAEGUS

Sinonímia: espinheiro-alvar.
Nome científico: *Crataegus monogyna* Jaquin emed. Lindman.
Espécie similar: *Crataegus leviagata* (Poiret) de Candolle.
Outros idiomas:
- Inglês: *hawthorn*.
- Chinês: *shan sha*.

Família: *Rosaceae*.
Partes usadas: frutos, flores e folhas.

Preparações e doses:
- **Pó:** 250 mg a 1 g, de duas a três vezes ao dia, com o *anupana* adequado.
- **Decocção:** 2 a 3 g da planta seca para 100 ml de água. Tomar de 30 a 70 ml de duas a três vezes ao dia.

Características ayurvédicas:
- **_Rasa_:** ácido.
- **_Virya_:** quente.
- **_Vipaka_:** ácido.
- **Ação nos _doshas_:** pacifica vata e aumenta pitta e kapha.

Ações: É uma planta de ação ansiolítica, vasodilatadora, diurética e hipotensora. Além disso, ela fortalece e regula o ritmo do coração, melhora a circulação coronariana e a nutrição do músculo cardíaco. Tem ainda ação antiespasmódica, tônica geral, carminativa e digestiva.

Tropismo: Sistemas nervoso, circulatório e urinário.

Indicações: Por suas propriedades, o *crataegus* é especialmente indicado para os distúrbios de *vata* no coração e no sistema circulatório, incluindo taquicardias e palpitações ligadas a fatores emocionais e nervosos. Por sua ação calmante, é indicado nos distúrbios neurovegetativos, ansiedade, insônia. Atua também sobre os sintomas cardíacos relacionados à senilidade (idade de *vata*), tais como os da arteriosclerose.

É descrito como coadjuvante nos estágios iniciais e nas formas leves a moderadas da hipertensão arterial, insuficiência cardíaca, insuficiência coronariana, arritmias cardíacas e palpitações. Segundo estudos modernos da fitoterapia científica, o *crataegus* é indicado como coadjuvante no tratamento médico dos estágios I e II da insuficiência cardíaca congestiva crônica, de acordo com a classificação da New York Heart Association.

Precauções: Na fitoterapia ayurvédica, o *crataegus* deve ser indicado apenas nos distúrbios de *vata* no sistema nervoso e no sistema circulatório. A abordagem das condições crônicas e severas do coração deve ser restrita ao tratamento médico e a indicação do *crataegus*, a critério médico, é feito de acordo com os princípios da fitoterapia.

Contraindicações: Por medida de segurança, é contraindicado o seu uso na fitoterapia ayurvédica durante a gravidez.

CRAVO-DA-ÍNDIA

Sinonímia: cravo-aromático.
Nome científico: *Syzygium aromaticum* L. Merrill et Perry.
Sinônimos botânicos: *Eugenia caryophyllata* Thunb., *Eugenia aromatica* Kuntze., *Eugenia caryophyllus* Spreng., *Jambosa caryophyllus* Spreng, Niedenzu, *Caryophyllus aromaticus* L.
Outros idiomas:
- Inglês: *Cloves*.
- Chinês: *Ding xiang*.
- Sânscrito: *Lavanga, lavang, lavangha*.

Família: *Myrtaceae*.
Partes usadas: botões floridos secos.

Preparações e doses:
- **Pó:** 250 a 500 mg, de duas a três vezes ao dia, com o *anupana* adequado.
- **Infusões:** 3 a 5 g de botões floridos secos para 100 ml de água. Tomar 100 ml de duas a três vezes ao dia.
- **Decocção:** 2 a 3 g de botões floridos secos para 100 ml de água. Tomar 100 ml de duas a três vezes ao dia.
- **Botões floridos secos (uso direto):** chupar e mascar suavemente de 2 a 3 cravos, de duas a três vezes ao dia.
- **Leite medicado:** 5 a 8 botões floridos fervidos com 200 ml de leite. Tomar 200 ml de duas a três vezes ao dia.
- ***Ghee* medicado:** 50 ml duas vezes ao dia.

Uso externo: Óleo essencial: Aplicar sobre micoses de unhas de duas a três vezes ao dia, por seis meses.

Características ayurvédicas:
- ***Rasa*:** picante.
- ***Virya*:** quente.
- ***Vipaka*:** picante.
- **Ação nos *doshas*:** pacifica *vata* e *kapha* e aumenta *pitta*.

Ações: O cravo-da-Índia é uma planta aromática e rubefaciente, com ações digestivas, tônicas estomacais e carminativas. Tem ações antissépticas e analgésicas tópicas. Por sua potência quente e ação estimulante de *pitta* e *agni*, o cravo é considerado um tônico e estimulante geral e circulatório. O óleo essencial tem ação analgésica, antisséptica e antifúngica.

Tropismo: Sistemas digestivo, respiratório, circulatório e reprodutivo.

Indicações: O cravo-da-Índia é muito empregado no Ayurveda para o tratamento de resfriados, gripes, tosses, faringites, laringites e amigdalites com dores e irritações locais. É também um ótimo coadjuvante no tratamento de bronquites e asmas.

Sua ação estimulante sobre *pitta* e *agni* é valiosa nos casos de dispepsias, náuseas, vômitos, soluços, cólicas e espasmos gastrointestinais.

Seus efeitos aromáticos tonificam os pulmões e o estômago. Sua *virya* quente dissipa estados de calafrios, resfriamentos do corpo e hipotensão, descongestionando os vasos linfáticos e estimulando a circulação e a pressão sanguínea.

Considerado no Ayurveda um estimulante suave, inclusive do sistema reprodutor masculino, o cravo é um coadjuvante no tratamento de certos casos de impotência.

Apenas como um paliativo, tem sido usado popularmente no alívio das dores de dentes e gengivas, mastigando-se ou aplicando-se no local um ou mais cravos.

Uso externo: Seu óleo essencial é muito aromático e altamente analgésico, podendo ser usado externamente em casos de dores locais, com massagem suave.

Sua ação antisséptica e antifúngica é amplamente usada no tratamento tópico das micoses de unhas. Nesse caso, o óleo de cravo deve ser aplicado cuidadosamente sobre as unhas afetadas, duas vezes ao dia, por um período de seis meses.

Precauções: Deve ser usado com cautela na vigência de processos inflamatórios agudos, nos casos de hipertensão arterial e nos excessos de *pitta*. Suas flores apresentam uma *virya* muito quente e um efeito energizante que, devido às qualidades *rajásicas* da planta, pode tornar-se um tanto irritante para esse *dosha*.

Contraindicações: Por medida de segurança, é contraindicado o seu uso na fitoterapia ayurvédica durante a gravidez.

ERVA-DE-ANDORINHA

Sinonímia: asa-de-andorinha, erva-de-santa-luzia.
Nome científico: *Euphorbia hirta* L.
Sinônimo botânico: *Euphorbia pilulifera* auct. non Linn.

Outro idioma:
- Sânscrito: *Dudhika, dudhi*.

Família: *Euphorbiaceae*.

Partes usadas: toda a planta.

Preparações e doses:
- **Pó:** 0,5 a 1 g, de duas a três vezes ao dia, com o *anupana* adequado.
- **Decocções:** 3 a 5 g da planta seca para 100 ml de água. Tomar 30 a 70 ml de duas a três vezes ao dia.

Uso externo: Látex, suco fresco.

Características ayurvédicas:
- *Rasa:* picante, amargo e doce.
- *Virya:* quente.
- *Vipaka:* picante.
- **Ação nos *doshas*:** pacifica *vata* e *kapha*.

Ações: É cicatrizante e demulcente das mucosas ginecológicas e estimula a fertilidade feminina; tem ação afrodisíaca, vermífuga e laxante suave. O látex aplicado topicamente tem ação cáustica e antimicótica.

Tropismo: Sistemas respiratório, intestinal e ginecológico-reprodutor.

Indicações: No uso interno, a erva-de-andorinha é indicada principalmente nas leucorreias, nas amenorreias e na infertilidade feminina. Secundariamente, é indicada nas bronquites, tosses e dispneias; nas parasitoses e disfunções intestinais.

Uso externo: O suco fresco ou látex é aplicado localmente em casos de micoses de pele e micoses interdigitais. Por sua ação cáustica, a aplicação do látex sobre as verrugas é eficiente.

Precauções: Evitar o contato do látex com mucosas.

Contraindicações: Por medida de segurança, é contraindicado o seu uso na fitoterapia ayurvédica durante a gravidez.

ERVA-DE-SANTA-MARIA

Sinonímia: erva-formigueira, erva-vomiqueira, mastruz, mastruço, mentruz, ambrósia; no norte: matri, mentrei, apazote, uzaidela.

Nome científico: *Chenopodium ambrosioides* L.

Outros idiomas:
- Inglês: *Mexican tea, jerusalam oak*.
- Sânscrito: *Sugandha vastuka*.

Família: Chenopodiaceae.

Partes usadas: folhas e sementes.

Preparações e doses:
- **Pó:** 1 a 2 g, duas vezes ao dia, durante sete a dez dias, com o *anupana* adequado.
- **Infusão:** 2 a 3 g (erva seca) ou 4 a 5 g (erva fresca) para 100 ml de água. Tomar 100 ml de duas a três vezes ao dia.
- **Suco fresco:** 30 a 50 ml, de duas a três vezes ao dia, com leite.

Uso externo: Óleo medicado, compressas, cataplasmas.

Características ayurvédicas:
- ***Rasa:*** picante e amargo.
- ***Virya:*** quente.
- ***Vipaka:*** picante.
- **Ação nos *doshas*:** pacifica os três *doshas*.

Ações: Tem ação anti-helmíntica; provoca excitação, paralisia e morte de diversos vermes devido a uma substância chamada ascaridol, ou ascarisina, da qual provém sua ação medicamentosa. Está descrita sua ação antiespasmódica e emenagoga. Além disso, é uma planta que estimula *agni* e elimina *ama*.

Tropismo: Sistemas digestivo, respiratório e osteomuscular.

Indicações: É recomendada nas verminoses e nas doenças da pele relacionadas com o acúmulo de *ama* nos intestinos e no sangue. Segundo o Ayurveda, o acúmulo de *ama* nos intestinos favorece a proliferação de vermes, prejudica *agni* e favorece a intoxicação do sangue. Duas consequências da infestação por vermes intestinais, especialmente os helmintos, são as dermatoses com manchas na pele e o quadro de bronquite provocado pelo ciclo pulmonar desses vermes. Ao chegar aos brônquios, eles migram de lá até o trato gastrointestinal, passam pela traqueia e pelo esôfago, causando um quadro caracterizado por tosse noturna sufocante, catarro brônquico, dificuldade respiratória e salivação excessiva. Esse quadro pode ser confundido com bronquites alérgicas ou bacterianas e o tratamento é difícil sem o correto diagnóstico. O tratamento desse quadro requer a eliminação da infestação parasitária, sem o que o retorno dos sintomas é certo, esperando apenas o próximo ciclo pulmonar dos vermes.

A erva-de-santa-maria atua também como um laxante leve e como coadjuvante no tratamento de hemorroidas.

Uso externo: Pode ser aplicada em forma de cataplasma sobre contusões, para evitar inchaços, aliviar a dor e acelerar a recuperação dos tecidos.

Precauções: Em doses excessivas, pode ser abortiva. Seus efeitos tóxicos incluem irritação da pele e mucosas, vômitos, vertigens e cefaleia. O óleo essencial é altamente tóxico, pela presença em alta concentração da substância chamada ascaridol.

Contraindicações: Por medida de segurança, é contraindicado o seu uso na fitoterapia ayurvédica durante a gravidez.

ERVA-MOURA

Sinonímia: maria-pretinha, pimenta-de-galinha.
Nome científico: *Solanum nigrum* L.
Espécie similar: *Solanum acutifolium* Kit.
Outro idioma:
- Sânscrito: *Kakamachi*.

Família: *Solanaceae*.
Partes usadas: toda a planta.

Preparações e doses:
- **Pó:** 1 a 2 g, de duas a três vezes ao dia, com o *anupana* adequado.
- **Suco fresco:** de 20 a 50 ml, de duas a três vezes ao dia.
- **Decocção:** 3 g (planta seca) a 4 g (planta fresca) em 100 ml de água. Tomar de 30 a 60 ml de duas a três vezes ao dia.

Uso externo: Compressas, cataplasmas.

Características ayurvédicas:
- *Rasa:* amargo e picante.
- *Virya:* quente.
- *Vipaka:* picante.
- **Ação nos *doshas*:** pacifica vata e kapha e aumenta pitta.

Ações: A erva-moura tem ações diurética, diaforética, expectorante e é considerada no Ayurveda uma planta de ação desobstruente dos srotas. Estão descritas ações sedativas, laxativas e antibacterianas.

Tropismo: Sistemas urinário, digestivo e osteoarticular; pele.

Indicações: No uso interno, está indicada nos reumatismos, na gota úrica, nas psoríases e nos eczemas em geral. Por suas ações desobstruentes e laxativas, é indicada nos casos de hemorróidas e constipação intestinal, assim como pode ser um coadjuvante nas hepatoesplenomegalias congestivas crônicas.

Uso externo: Cataplasmas da planta toda podem aplicar-se topicamente em locais afetados por reumatismos, gota úrica, psoríases e eczemas em geral.

Precauções: Contém alcaloides potencialmente tóxicos, se usados em doses excessivas. Por suas ações, *virya* quente e *vipaka* picante, não deve ser ingeririda com pimentas, pimenta-do-reino, gengibre, mel ou rapadura.

Não se devem fazer decocções em panelas de cobre, latão ou bronze. Ela deve ser sempre cozida em panela de aço inoxidável, de barro ou vidro.

Depois de extraído, seu suco deve ser aquecido numa panela de barro até perder a cor verde e ficar marrom-avermelhado, após o que será esfriado e coado. Só pode ser usado na manhã seguinte.

Se o suco não for purificado como mencionado, poderá provocar mal-estar geral, dores abdominais, diarreias, midríases, cefaleias, vertigens, delírios, convulsões e até coma fatal.

Contraindicações: Por medida de segurança, é contraindicado o seu uso na fitoterapia ayurvédica durante a gravidez.

FENO-GREGO

Sinonímia: trigonela.

Nome científico: *Trigonella foenum-graecum* L.

Outros idiomas:
- Inglês: *Fenugreek*.
- Chinês: *Hu lu ba*.
- Sânscrito: *Methi, medika*.

Família: *Fabaceae/Leguminosae*

Partes usadas: sementes, vagens, folhas e sumidades floridas.

Preparações e doses:
- **Pó:** 250 até 1 g, de duas a três vezes ao dia, com o *anupana* adequado.
- **Decocção:** de 3 a 5 g da planta para 100 ml de água. Tomar 100 ml de duas a três vezes ao dia.
- **Pastas:** de 2 a 5 g, de duas a três vezes ao dia.
- Papas, sopas e mingaus como alimento.

Uso externo: Pastas e geleias feitas com o pó das sementes.

Características ayurvédicas:
- *Rasa:* amargo, picante e doce.
- *Virya:* quente.
- *Vipaka:* picante.
- **Ação nos *doshas*:** pacifica *vata* e *kapha*, e aumenta *pitta*.

Ações: O feno-grego tem ação tônica geral, reconstituinte e revitalizante. É amplamente relatado no Ayurveda seu efeito formador do sangue, imunizante e estimulante geral. Tem ação carminativa, aperiente, emenagoga, expectorante e diurética. Está descrita também sua ação tônica do sistema nervoso.

Tropismo: Sistemas digestivo, respiratório, urinário e reprodutivo.

Indicações: Indicado para reconstituir os organismos debilitados e convalescentes, por ser capaz de devolver-lhes o apetite, recuperar o peso e aumentar a formação e liberação dos glóbulos vermelhos do sangue.

Assim como os compostos do óleo de fígado de bacalhau, os constituintes das sementes do feno-grego estimulam o apetite por sua ação sobre o sistema nervoso.

Além disso, por seus componentes nutricionais, alguns autores afirmam que essa planta pode ser empregada como um substituto para o óleo de fígado de bacalhau, em todos os casos em que este é indicado, incluindo os casos de anemia e debilidade que se seguem às doenças infecciosas ou às neurastenias e no emagrecimento causado por esgotamento nervoso.

Essa planta é recomendada também em casos de gota úrica e como um coadjuvante na abordagem do diabetes.

O feno-grego pode ser empregado como auxiliar nos tratamentos de artrites e dores ciáticas. Sua ação imunizante estimula as defesas do corpo para combater episódios de furúnculos recorrentes.

Suas sementes são muito usadas em casos de cólicas intestinais, flatulências, disenterias, dispepsias com perda do apetite e nas diarreias com inflamação intestinal. Quando usadas para inibir diarreias, as sementes são fritas em *ghee* e misturadas com sal marinho e sementes de erva-doce, sendo transformadas numa pasta. Nas disenterias, elas são geralmente torradas, pulverizadas e dadas em infusão ou decocção.

O feno-grego tem efeitos sobre o sistema respiratório, melhorando quadros de gripes, dores de garganta, tosses crônicas, bronquites e alergias respiratórias.

Seu efeito diurético pode ser aproveitado também em casos de retenção hídrica e edemas.

A infusão de feno-grego adicionada a uma quantidade igual de pó do grão de trigo tostado torna-se um bom substituto para o café e uma bebida refrescante.

Transformadas em sopa, essas sementes servem para aumentar o fluxo do leite materno, sendo dadas como dieta a nutrizes.

Uso externo: As sementes são aplicadas no couro cabeludo para promover o crescimento dos cabelos e evitar sua queda.

A farinha das sementes é usada como cataplasma sobre locais inflamados e sobre a pele como cosmético.

Os cozimentos concentrados das sementes produzem uma abundante geleia para banhos de assento. Suportavelmente quentes, esses banhos aliviam os sintomas das hemorroidas.

Precauções: Deve ser evitado durante a gravidez, pelo seu potencial abortivo, e também nos excessos de *pitta*.

Contraindicações: Por medida de segurança, é contraindicado o seu uso na fitoterapia ayurvédica durante a gravidez.

FUNCHO

Sinonímia: endro, erva-doce
Nome científico: *Foeniculum vulgare* Miller
Espécies similares: *Foeniculum vulgare* Miller var. *vulgare* (Miller) Thellung.
Espécie equivalente: *Pimpinella anisum* L.
Outros idiomas:
- Inglês: *Fennel seeds, fennel fruits*.
- Chinês: *Xiao hue xiang*.
- Sânscrito: *Shatapushpa, satapushpa, satapushpi, madhurika*.

Família: Umbelliferae/Apiaceae.
Partes usadas: frutos (sementes).

Preparações e doses:
- **Pó:** 250 mg a 1 g, de duas a três vezes ao dia, com o *anupana* adequado.
- **Infusões:** de 3 g a 5 g para 100 ml de água. Tomar 100 ml de duas a três vezes ao dia.
- **Decocções:** de 2 a 3 g para 100 ml de água. Tomar 100 ml de duas a três vezes ao dia.
- **Leite medicado:** 3 g em infusão com 200 ml leite fervente. Tomar de 2 a 3 vezes ao dia.
- ***Ghee* medicado:** 50 ml uma ou duas vezes ao dia.

Características ayurvédicas:
- *Rasa*: doce e picante.
- *Virya*: levemente fria.
- *Vipaka*: doce.
- **Ação nos *doshas*:** pacifica o sistema *tridosha*, principalmente *vata* e *pitta*.

Ações: Tem ação digestiva, carminativa, antiespasmódica, tônica do estômago, anti-helmíntica e levemente laxante. É considerada uma febrífuga suve, tônica do útero e diurética leve. Sobre o sistema nervoso, apresenta um efeito suavemente calmante.

Tropismo: Sistemas digestivo, urinário e nervoso.

Indicações: É um dos principais remédios ayurvédicos no tratamento de dispepsias de crianças e idosos, especialmnte para fortalecer a digestão fraca e fortalecer *agni* sem agravar *pitta*. Dissipa dores abdominais, cólicas intestinais e flatulências, sendo especialmente indicado no alívio de cólicas de lactentes.

O funcho forma, juntamente com o cominho e o coentro, um trio de temperos refrescantes. Associado com outros remédios laxativos leves promove uma limpeza intestinal suave, sem cólicas. Seu efeito diurético é útil em casos de dificuldade ou queimação ao urinar; nessas circunstâncias, também se associa ao coentro e ao cominho.

Sua ação no sistema nervoso produz um efeito levemente calmante, e seu aroma agradável promove um estado de alerta mental. Essa planta equilibra todas as constituições.

O funcho pode ser uma boa opção para facilitar o fluxo menstrual e o aumento do leite materno antes da amamentação ou durante o período de lactação.

Precauções: A *Pimpinella anisum* (anis ou erva-doce) diferencia-se do *Foeniculum vulgare* (funcho) porque este apresenta flores amareladas e frutos mais alongados, enquanto a *Pimpinella anisum* ostenta flores brancas e frutos mais ovoides. As propriedades do funcho são semelhantes às apresentadas pela erva-doce (anis). Ambos têm propriedades semelhantes e são botanicamente equivalentes.

Contraindicações: Por medida de segurança, é contraindicado o seu uso na fitoterapia ayurvédica durante a gravidez.

GENGIBRE

Sinonímia: mangarataia, mangaratiá.
Nome científico: *Zingiber officinalle* Roscoe.
Outros idiomas:
- Inglês: *Ginger*.
- Sânscrito: *Ardrak* (gengibre fresco); *shunti ou nagara* (gengibre seco).
- Chinês: Gan Jiang, Shen Jiang

Família: *Zingiberaceae*.
Partes usadas: rizomas.

Preparações e doses:
- **Pó:** 250 mg a 1 g, de duas a três vezes ao dia (no máximo 6 g ao dia), com o *anupana* adequado.
- **Suco fresco:** 15 a 30 ml, com mel, de duas a três vezes ao dia.
- **Infusão:** 2 a 3 g (raiz seca) ou 3 a 5 g (raiz fresca) para 100 ml de água. Tomar 100 ml de duas a três vezes ao dia.
- **Decocção:** 2 a 3 g (raiz seca) ou 3 a 5 g (raiz fresca) para 100 ml de água. Tomar 100 ml de duas a três vezes ao dia.

- **Leite medicado:** 1 a 2 g (raiz seca) ou 2 a 3 g (raiz fresca) para 200 ml de leite. Tomar 200 ml uma ou duas vezes ao dia.
- *Ghee* **medicado:** 50 ml uma ou duas vezes ao dia.

Características ayurvédicas:
- *Rasa:* picante e doce.
- *Virya:* quente.
- *Vipaka:* doce.
- **Ação nos *doshas*:** pacifica vata e kapha, mas não agrava pitta.
- Alguns textos afirmam que o gengibre seria um pacificador do sistema tridosha.

Ações: O gengibre tem uma importante ação anti-inflamatória, antirreumática, analgésica e imunizante. É considerado um excelente estimulante, diaforético e expectorante. Suas ações digestivas, carminativas e antieméticas são confirmadas em todo o mundo.

Tropismo: Sistemas digestivo, respiratório, ósteo-articular e imunológico.

Indicações: O gengibre é com certeza uma das plantas mais usadas no Ayurveda e na fitoterapia em todo o mundo. Por sua ação imunizante, é amplamente indicado para uma série de disfunções no sistema respiratório, como os resfriados, gripes, bronquites, laringites e tosses. Seus indiscutíveis efeitos no sistema digestivo indicam-no no tratamento das dispesias, náuseas, vômitos por indigestão ou por movimento, dores abdominais, inapetência, atonia gástrica e das cefaleias digestivas. Seus efeitos antirreumáticos são muito úteis na abordagem de artrites, artralgias e dores musculares.

Precauções: Evitar seu uso tópico direto sobre a pele, devido ao risco de provocar alergias ou dermatites.

Contraindicações: Por medida de segurança, é contraindicado o seu uso na fitoterapia ayurvédica durante a gravidez.

HIBISCO

Sinonímia: brinco-de-princesa, mimo-de-vênus, graxa-de-soldado, graxa-de-estudante, beijo, rosa-da-china.
Nome científico: *Hibiscus rosa-sinensis* L.

Outros idiomas:
- Inglês: *Hibiscus, shoe flower, chinese rose*.
- Sânscrito: *Japapushpa, japa, joba*.

Família: *Malvaceae*.

Partes usadas: flores.

Preparações e doses:
- **Pó:** 250 mg a 1 g, de duas a três vezes ao dia, com o *anupana* adequado.
- **Infusão (fria ou quente):** 2 a 3 g (flores secas) ou 4 a 5 g (flores frescas) para 100 ml de água. Tomar 100 ml de duas a três vezes ao dia.
- **Suco fresco:** Em média 5 g de flores frescas para 100 ml de água. Tomar 100 ml de duas a três vezes ao dia.

Uso externo: Óleo medicado, suco fresco.

Características ayurvédicas:
- *Rasa*: adstringente e doce.
- *Virya*: fria.
- *Vipaka*: doce.
- **Ação nos *doshas*:** pacifica *pitta* e *kapha* e aumenta *vata*.

Ações: As flores do hibisco têm ação hemostática, anti-hemorrágica e antiespasmódica. Pesquisas pré-clínicas revelaram efeitos antiestrogênicos potentes, que demonstraram ação anticonceptiva em animais. Foram também descritas ações diuréticas e anti-hipertensivas. Apresenta ainda ação levemente sedativa e um efeito laxativo suave.

No uso tópico, as principais ações são demulcente, refrescante, antisseborreica e rubefaciente – ou seja, aumenta o fluxo sanguíneo no local aplicado.

Tropismo: Sistemas circulatório, reprodutor feminino e nervoso; pele.

Indicações: O hisbisco é indicado no Ayurveda para cólicas menstruais e especialmente para mulheres com o fluxo menstrual excessivo, hemorragias uterinas, leucorreias e cistites. É usado como coadjuvante no tratamento de hipertensão arterial com predomínio de sintomas *pitta*.

Uso externo: Por suas ações tópicas, auxilia na resolução de certos casos de seborreia e de alopécia. É amplamente usado o suco fresco das flores e folhas, em associação com as folhas de babosa, para aplicar nos cabelos e conferir-lhes mais brilho.

Precauções: Devido às suas ações antiestreogênicas e potencialmente anticonceptivas, não deve ser usado em mulheres com déficit de estrógenos ou que estão planejando uma gravidez.

Contraindicações: Por medida de segurança, é contraindicado o seu uso na fitoterapia ayurvédica durante a gravidez.

HORTELÃ

Sinonímia: hortelã-pimenta, menta.
Nome científico: *Mentha x pipperita* L.
Espécies similares: *Mentha arvensis* L., *Mentha x villosa* Hudson.
Outros idiomas:
- Inglês: *Mentha, peppermint*.
- Sânscrito: *Phudina*.

Família: *Labiatae/Lamiaceae*.
Partes usadas: toda a planta, incluindo as sumidades floridas.

Preparações e doses:
- **Pó:** 250 mg a 1 g, de duas a três vezes ao dia, com o *anupana* adequado.
- **Maceração:** 5 g das folhas frescas em 100 ml de água. Tomar 100 ml de duas a três vezes ao dia.
- **Infusão:** de 2 a 3 g de folhas secas ou 4 a 5 g de folhas frescas para 100 ml de água. Tomar 100 ml de duas a três vezes ao dia.
- **Suco fresco:** Em média 5 g de folhas frescas para 100 ml de água. Tomar 100 ml de duas a três vezes ao dia.
- ***Ghee* medicado:** 50 ml uma ou duas vezes ao dia.
- **Leite medicado:** de 2 a 3 g de folhas secas ou 4 a 5 g de folhas frescas em infusão com 200 ml de leite fervente. Tomar 100 ml de duas a três vezes ao dia.

Uso externo: Óleo essencial, mentol.

Características ayurvédicas:
- **Sabor:** picante.
- ***Virya*:** levemente fria.
- ***Vipaka*:** picante.
- **Ação nos *doshas*:** pacifica *pitta* e *kapha* e, em excesso, aumenta *vata*.

Ações: A hortelã tem ação digestiva, com ação tônica sobre o estômago, o fígado e a vesícula biliar. É uma planta antiemética, carminativa, eupéptica, colerética e colagoga. Nos intestinos, apresenta ação antiespasmódica e vermífuga, especialmente protetora contra giárdias e amebas. São relatadas suas ações tônicas e estimulantes, analgésicas e diaforéticas. Nos pulmões, tem ação broncodilatadora e expectorante.

Estudos farmacológicos realizados no mundo inteiro sugerem que os efeitos da hortelã estão intimamente ligados aos seus componentes mentólicos. Assim como a hortelã, o mentol mostra reconhecidas ações carminativas, antiespasmódicas e coleréticas.

Quanto ao uso tópico, o óleo essencial apresenta ações antisséptica, antifúngica, antiviral e antibacteriana.

Tropismo: Sistemas digestivo, circulatório, nervoso e respiratório.

Indicações: Existem mais de trinta espécies de hortelãs, incluindo algumas espécies híbridas de difícil identificação botânica. Na fitoterapia ayurvédica, a maioria das espécies tem usos muito semelhantes e podem ser aplicadas após uma correta identificação.

Os principais usos são as atonias digestivas, com gases, dores de estômago, náuseas e vômitos, intoxicações de origem intestinal, diarreias, disenterias e verminoses (especialmente com amebas e giárdia). Também está indicada nas disfunções hepáticas e biliares, com discinesia biliar e indigestão para alimentos gordurosos.

No sistema respiratório, é indicada em casos de febres de *pitta e kapha*, gripes, resfriados, dores de ouvido, dores de garganta, sinusites, laringites, bronquites e asmas.

É muito útil para o tratamento de dores de cabeça de origem digestiva, nas agitações nervosas de *pitta* e nas cólicas menstruais congestivas.

Tanto a hortelã como outras mentas contêm grandes quantidades do elemento éter, que tem uma ação refrescante, clarificadora e expansiva. Por causa de sua natureza etérea e *sáttvica,* elas ajudam a aliviar as tensões e congestões mentais e emocionais.

Uso externo: Tanto a hortelã quanto o mentol são indicados como analgésico e descongestionante nasal (especialmente o óleo essencial – mentol) e nas partes afetadas por neuralgias provocadas pelo frio.

Precauções: Pessoas com excesso de *vata*, com calafrios severos ou neurastenia intensa devem usar cautelosamente essa planta sob orientação médica, pois ela pode agravar esse *dosha*.

Contraindicações: Por medida de segurança, é contraindicado o seu uso na fitoterapia ayurvédica durante a gravidez.

JURUBEBA

Sinonímia: jubeba, juribeba, jupela, jupeba, jurubeba-verdadeira, jurubeba-altere, jurubebinha, jurumbeba.
Nome científico: *Solanum paniculatum* L.
Outros idiomas:
- Sânscrito: *Kantakari*.

Família: *Solanaceae*.
Partes usadas: folhas, flores, casca dos galhos, raízes.

Preparações e doses:
Pó:
 Folha: de 1,5 a 2 g, de duas a três vezes ao dia, com o *anupana* adequado.
 Fruto: de 1 a 2 g, de duas a três vezes ao dia, com o *anupana* adequado.
 Raiz: 500 mg a 1,5 g de duas a três vezes ao dia, com o *anupana* adequado.

Decocção:
 Folha: de 2 a 3 g (seca) ou 3 a 5 g (fresca) para 100 ml de água. Tomar 100 ml de duas a três vezes ao dia, com açúcar ou mel.
 Fruto: de 2 a 3 g (seco) ou 3 a 5 g (fresco) para 100 ml de água. Tomar 100 ml de duas a três vezes ao dia, com açúcar ou mel.
 Raiz: 1 a 2 g (seca) ou 2 a 3 g (fresca) para 100 ml de água. Tomar 100 ml de duas a três vezes ao dia, com açúcar ou mel.

Suco fresco:
 Frutos: Em média 5 g de frutos frescos para 100 ml de água. Tomar 60 ml de duas a três vezes ao dia.

Uso externo: Cataplasmas feitas com as folhas. Compressas com a decocção da folha ou da casca.

Características ayurvédicas:
- *Rasa*: amargo e picante.
- *Virya*: quente.
- *Vipaka*: picante.
- **Ação nos *doshas*:** pacifica *vata* e *kapha*.

Ações: A Jurubeba é descrita no Ayurveda como um desobstruente dos canais do corpo (*srotas*), com ação digestiva, tônica do fígado e do coração, além de ser considerada uma planta purificadora do primeiro tecido (*rasa dhatu*).

Tropismo: Sistemas digestivo, respiratório e circulatório.

Indicações: Por suas ações digestivas e tônicas do fígado, é usada na indigestão com sobrecarga ou intoxicação hepática. Também por essas mesmas ações e pelo efeito desobstruente, é indicada em casos de bronquite e asma brônquica, como preventivo das crises. Indica-se ainda a jurubeba nos casos de faringites, amigdalites de repetição, dores crônicas de garganta e febres com sintomas de *vata* e *kapha*.

Uso externo: Cataplasmas das folhas podem ser aplicadas sobre partes doloridas. A decocção das folhas ou da casca pode ser usada para lavar feridas crônicas.

Precauções: Usos em doses maiores do que as indicadas acima ou por tempo superior a três meses podem provocar certa toxicidade, devido à presença dos alcaloides e esteroides.

Deve-se evitar o uso de frutos imaturos (não completamente desenvolvidos), em decorrência das altas concentrações de alcaloides, como a solanina, que podem provocar vômitos, diarreias, dores de estômago e cefaleias.

Contraindicações: Por medida de segurança, é contraindicado o seu uso na fitoterapia ayurvédica durante a gravidez.

MALVA-BRANCA

Sinonímia: malva, malva-branca-sedosa, vassourinha-alegre.
Nome científico: *Sida cordifolia* L.
Outros idiomas:
- Inglês: *Mallow; country mallow*.
- Hindi: *Bariar*.
- Sânscrito: *Bala*.

Família: *Malvaceae*.
Partes usadas: folhas, raízes ou a planta toda.

Preparações e doses:
- **Pó:** de 1 a 2 g, de duas a três vezes ao dia, com o *anupana* adequado.

- **Decocção:** de 2 a 3 g (planta seca) ou 4 a 5 g (planta fresca) para 100 ml de água. Tomar 100 ml de duas a quatro vezes ao dia.

Uso externo: Óleo medicado.

Características ayurvédicas:
- **Sabor:** doce, adstringente.
- *Virya*: fria.
- *Vipaka*: doce.
- **Ação nos *doshas*:** *Tridosha*, mas é uma *rasayana* especialmente para *vata*. Em excesso pode acumular *kapha* e *ama*.

Ações: A malva-branca tem ações farmacológicas semelhantes à da efedrina. Por sua ação tônica da musculatura esquelética e cardíaca, ela é usada na medicina tradicional hindu como estimulante cardíaco e afrodisíaco. Ela apresenta ainda ação diurética, antirreumática, anti-inflamatória, antifebril e tônica do estômago.

Suas ações como um tônico geral, rejuvenescedor e *rasayana* para *vata* são muito propaladas no Ayurveda; seu nome em sânscrito, *bala*, significa "força", referindo-se ao potencial fortificante e afrodisíaco.

Além disso, as raízes, ligeiramente aromáticas, têm ação refrescante, demulcente, adstringente e cicatrizante.

Tropismo: É uma erva que tem uma ação geral sobre todos os tecidos, mas especialmente sobre a medula (*majja*), os nervos e os músculos.

Indicações: É uma das principais ervas ayurvédicas recomendadas como um tônico nas agravações gerais do *dohsa vata*, que cursam com fraqueza, astenia muscular e cardíaca, dores musculares, inflamações e reumatismos frios do tipo *vata*. Por sua ação fortificante e *rasayana* para *vata*, é indicada em casos de emagrecimento, fadiga, exaustão, astenia sexual e nos períodos de convalescença.

Nas doenças neuromusculares do tipo *vata*, como neuralgias, dormências, espasmos musculares, dores ciáticas, hemiplegias e paralisias faciais, a raiz é usada só ou em combinação com assa-fétida e sal de rocha. Também o suco da planta completa é empregado no reumatismo tipo *vata*, pois ela tem a propriedade de eliminar inflamações crônicas e profundamente assentadas nos ossos e articulações.

Distúrbios urinários do tipo *vata*, tais como micção frequente, dificuldade para urinar e cistites. A decocção da raiz, juntamente com gengibre, é usada em febres intermitentes. O pó da casca da raiz com leite e açúcar é prescrito para pessoas com micção frequente e leucorreia.

Uso externo: É empregada sob a forma de óleo medicado, em casos de dores musculares e afecções de *vata* nos sistemas osteoarticular, muscular e neurológico. O suco das raízes é um cicatrizante de feridas.

Precauções: Se usada em excesso, pode agravar *kapha* e aumentar *ama*. Deve ser evitada nos casos de acúmulo de *kapha*.

Contraindicações: Por medida de segurança, é contraindicado o seu uso na fitoterapia ayurvédica durante a gravidez.

MAMONA

Sinonímia: bafureira, baga, rícino, carrapateira, palma-cristo, palmacristi, castor, baga-castor, figueira-do-inferno.
Nome científico: *Ricinus communis* L.
Outros idiomas:
- Sânscrito: *Eranda, erumba*.
- Inglês: *Castor oil tree*.

Família: *Euphorbiaceae*.
Partes usadas: folhas (uso externo), sementes e casca da raiz.

Preparações e doses:
- **Pó da pele da raiz:** de 1 a 2 g de duas a três vezes ao dia, com o *anupana* adequado.
- **Óleo das sementes (de rícino):** de 10 a 15 ml, uma vez à noite com água morna ou chá.
- **Decocção da casca da raiz:** de 2 a 3 g (pele seca) ou 4 a 5g (pele fresca) para 100 ml de água. Tomar 100 ml de duas a três vezes ao dia.

Uso externo: Cataplasma das folhas; óleo de rícino.

Características ayurvédicas:
- *Rasa:* doce e picante.
- *Virya:* quente.
- *Vipaka:* doce.
- **Ação nos *doshas*:** pacifica *vata* e *kapha* e pode aumentar *pitta*.

Ações: A casca da raiz mostrou atividade anti-inflamatória maior do que a aspirina e o corticosteroide em animais experimentais. Além disso, tem ação laxativa e antirreumática. Segundo o Ayurveda, essa parte da planta reduz o tecido gorduroso (*medas*). O óleo das sementes é altamente apreciado por sua ação purgativa. Ele contém ácido ricinoleico, que aumenta o peristaltismo intestinal dos intestinos delgado e grosso. Tem também ação abortiva e o ácido ricinoleico presente é usado como contraceptivo em geleias e cremes.

Tropismo: Sistemas digestivo e osteoarticular.

Indicações: A casca da raiz é usada nos casos de obstipação intestinal, reumatismos e artralgias (*vata*). Auxilia, como coadjuvante, no tratamento da obesidade (*kapha*).

O óleo de rícino é tradicionalmente usado como um laxativo por sua ação lubrificante das fezes e estimulante do peristaltismo intestinal. Em crianças, nas doses proporcionalmente reduzidas, pode ser indicado em casos de constipação intestinal com fezes ressecadas e dificuldade para evacuar.

Uso externo: Nas dores agudas de ouvido, provocadas por pressão em decorrência de exposição ao frio ou obstrução das vias aéreas, o óleo de rícino medicado com alho pode ser usado, como um mero paliativo, embebido em uma bola de algodão, que deve ser colocada externamente no pavilhão do ouvido. Nesse caso, também se deve massagear o pavilhão auditivo e atrás das orelhas, na região mastoide, com esse óleo medicado. Gotas do óleo puro ou medicado são úteis nos casos de otosclerose – desde que se certifique da ausência de otite ou de perfuração do tímpano.

Massagens com o óleo de rícino pode ser aplicadas sobre as partes doloridas ou acometidas por reumatismos, dores articulares, abscessos, furúnculos, displasias mamárias ou mastites. Depois da massagem com o óleo, as folhas da mamona, após serem imersas em água quente, podem ser aplicadas como cataplasma sobre essas partes.

Precauções: O óleo de rícino tem ação abortiva, e o bagaço das sementes com as quais se prepara esse óleo é altamente tóxico. Sua ingestão pode provocar vômitos, hemorragias gástricas, alterações hepatorrenais, convulsões, hipotensão, depressão respiratória e até a morte.

Apesar da toxicidade das sementes de mamona, seu óleo não é venenoso. Parte da ricina e ricinina, substâncias responsáveis por essa toxicidade, é retirada entre os resíduos durante a prensagem das sementes, e, portanto, essas toxinas não passam para o óleo. O restante das propriedades tóxicas é retirado pelo aquecimento das soluções de ricina a 100° C.

Contraindicações: Por medida de segurança, é contraindicado o seu uso na fitoterapia ayurvédica durante a gravidez.

MELÃO-DE-SÃO-CAETANO

Sinonímia: erva-de-são-caetano, erva-de-são-vicente, erva-de-lavadeira, fruto-de-cobra, melãozinho, pepino-amargo.

Nome científico: *Momordica charantia* L.

Espécie similar: *Cucumis africanus* Lindl.

Outros idiomas:
- Inglês: *Bitter gourd*.
- Sânscrito: *Karella*.

Família: *Cucurbitaceae*.

Partes usadas: folhas, frutos e sementes.

Preparações e doses:
- **Pó:** 1 a 2 g, três vezes ao dia, com o *anupana* adequado.
- **Infusão:** de 2 a 3 g (planta seca) ou 3 a 5 g (planta fresca) para 100 ml de água. Tomar 100 ml de duas a três vezes ao dia, com açúcar ou mel.
- **Suco fresco da planta:** 30 a 60 ml, duas vezes ao dia.

Características ayurvédicas:
- *Rasa:* amargo e picante.
- *Virya:* quente.
- *Vipaka:* picante.
- **Ação nos *doshas*:** pacifica *kapha* e *pitta*.

Ações: É estimulante de *agni*, digestivo, desobstruente (*srotas*) e purifica o primeiro tecido. Foi detectada atividade hipoglicemiante nas sementes, nos extratos brutos e decocto das folhas e no suco da planta. Esse suco aumenta a tolerância à glicose, acelera sua absorção nos tecidos e aumenta o glicogênio nos tecidos e músculos. A planta tem atividades antitumorais, antivirais e imunomoduladoras.

Tropismo: Sistemas digestivo, metabólico e imunológico.

Indicações: O melão-de-são-caetano é digestivo, tônico hepático e imunológico, e coadjuvante no tratamento do diabetes *mellitus* tipo II.

É uma planta eficaz nas parasitoses intestinais, anorexia, dispepsia, obstipação intestinal e hemorroidas. Auxilia também no tratamento de doenças respiratórias, febres, leucorreias e dismenorreias.

Suas sementes têm sido pesquisadas e usadas como imunizante em pacientes HIV (+), com resultados animadores na redução da carga viral e na negativação do exame em portadores assintomáticos do vírus.

Precauções: Os frutos contêm substâncias abortivas capazes de induzir a teratogênese (malformação) em embriões de ratos e de suprimir a imunidade por sua ação tóxica sobre leucócitos.

Princípios ativos dessa planta provocaram também lesões testiculares em cães, além de alterações sobre parâmetros sanguíneos de suínos.

Contraindicações: Por medida de segurança, é contraindicado o seu uso na fitoterapia ayurvédica durante a gravidez.

MUCUNA

Sinonímia: mucuna-preta, pó-de-mico.
Nome científico: *Mucuna pruriens* (L.) DC.
Sinônimos botânicos: *Carbopogon pruriens* Roxb.; *Dolichos pruriens* L.
Espécies similares: Mucuna prurita, Mucuna cochin.
Outros idiomas:
- Hindi: *Kavach*.
- Sânscrito: *Kapicacchu, kapicachu, kapikachhú, átmaguptá*.
- Inglês: *Cowitch ou cowhage plant*.

Família: *Fabaceae*.
Partes usadas: sementes (principalmente), raízes, vagens.

Preparações e doses:
- **Pó:** de 500 mg a 1 g de duas a três vezes ao dia, com o *anupana* adequado.
- **Decocção:** de 3 a 5 g para 100 ml de água. Tomar 100 ml de duas a três vezes ao dia.

Características ayurvédicas:
- ***Rasa:*** doce.
- ***Virya:*** frio.
- ***Vipaka:*** doce.
- **Ação nos *doshas*:** pacifica *vata* e *pitta*, aumenta *kapha*.

Ações: A principal ação descrita para a mucuna é a antiparkinsoniana, especialmente por seus efeitos tônicos da musculatura e antitremores. Essa ação é atribuída à presença, em quantidades significativas, da substância L-Dopa, que aumenta a produção do neurotransmissor Dopamina. Todavia, existem outras ações bastante propaladas no Ayurveda para essa erva, tais como as ações afrodisíacas, tônicas gerais e rejuvenescedoras. As sementes apresentam ainda ações antioxidantes, anti-inflamatórias e anti-hiperglicemiantes. As vagens são anti-helmínticas; as raízes são diuréticas e anti-inflamatórias.

Tropismo: Sistemas nervoso e reprodutivo; tropismo especial pelo *sukra dhatu*.

Indicações: As sementes da mucuna são consideradas o mais importante recurso da fitoterapia ayurvédica no auxílio ao controle do Mal de Parkinson. Tradicionalmente, os textos clássicos do Ayurveda descrevem o uso da mucuna nos casos de uma condição chamada *kampavata*, que poderia ser traduzido como "tremores de *vata*", cujos sinais e sintomas são muito semelhantes à síndrome do parkinsonismo.

Além disso, é também uma das ervas mais apreciadas no Ayurveda como um tônico geral, tônico muscular e afrodisíaco e por isso, além do fato de ter tropismo pelo *sukra dhatu*, é indicada em casos de impotência e infertilidade.

Precauções: Deve ser evitada em casos de excesso de *kapha*, especialmente em estados congestivos.

Doses excessivas podem provocar a indução de confusão mental e até de alucinações, além de palpitações e arritmias, especialmente em pessoas idosas. Algumas pessoas podem apresentar reações alérgicas e o uso pode provocar *rash* cutâneo.

O contato da pele com o pó da planta ou mesmo com as suas vagens frescas pode provocar prurido, motivo pelo qual é denominada popularmente pó-de-mico e o próprio nome botânico faz referência ao conhecido prurido desencadeado por seu manuseio.

A interrupção brusca do uso da mucuna poderia teoricamente provocar uma reação de agravação e um efeito rebote intenso, representado pelo aumento repentino da rigidez e dos tremores, dificuldade de coordenação motora e até alteração da consciência, pela suspensão brusca da L-Dopa presente na planta.

Contraindicações: É contraindicado o seu uso na fitoterapia ayurvédica durante a gravidez e lactação.

NIM INDIANO

Sinonímia: nim, "margosa".
Nome científico: *Azadirachta indica* A. Juss.
Sinônimo botânico: *Melia azadirachta* L.
Outros idiomas:
- Inglês: *Neem, margosa*.
- Sânscrito: *Nimba, nimb, neem, tamar*.

Família: *Meliaceae*.
Partes usadas: Preferencialmente as folhas e o óleo extraído das sementes. Tradicionalmente, descreve-se o uso dos frutos e da casca dos galhos. Em menor escala, usam-se as flores, as raízes e a resina.

Preparações e doses:
- **Pó (folhas ou frutos):** de 1 a 2 g de duas a três vezes ao dia, com o *anupana* adequado.
- **Infusão (folhas):** de 2 a 3 g (folhas secas) ou 4 a 5 g (folhas frescas) para 100 ml de água. Tomar 100 ml de duas a três vezes ao dia.
- **Decocção (casca ou frutos):** de 2 a 3 g (secos) ou 4 a 5 g (frescos) para 100 ml de água. Tomar 60 ml de duas a três vezes ao dia.

Uso externo: Banhos com decocções, óleo medicado, o óleo das sementes.
Óleo das sementes: de 1 a 5 ml, em aplicações endovaginais.

Características ayurvédicas:
- *Rasa*: amargo.
- *Virya*: fria.
- *Vipaka*: picante.
- **Ação nos *doshas*:** pacifica *pitta* e *kapha* e aumenta *vata*.

Ações:
- **Folhas:** Pesquisas pré-clínicas revelaram uma série de ações interessantes para as folhas do nim indiano. No sistema nervoso, as folhas demonstraram ação ansiolítica semelhante à do diazepam. No sistema circulatório, apresentaram efeito hipotensor e atividade antioxidante. No sistema endócrino-metabólico, foi relatada uma atividade anti-hiperglicêmica comparável à da glibenclamida, além de atividade antiandrogênica aliada e importante efeito redutor das taxas de testosterona em animais. No sistema imunológico, foram reportadas ati-

vidades anti-inflamatórias, antialérgicas, anti-histamínicas, analgésicas e ação imunizante, representada pelo aumento na produção de anticorpos e estímulo da imunidade celular. No sistema digestivo foram confirmadas atividades hepatoprotetoras e anti-hepatotóxicas, além de uma significativa atividade antiúlcera no trato gastrointestinal. Finalmente, foram descritas atividades antissépticas, bactericidas, antimicrobianas, fungicidas, namaticidas e antivirais.

- **Óleo extraído das sementes:** Em pesquisas com animais, o óleo de nim apresentou ação antifertilitidade e abortiva, que promoveu tanto a reabsorção de embriões quanto o bloqueio da espermatogênese, sem afetar a produção de testosterona ou de progesterona. Foram descritas ações anti-hiperglicêmica, anti-inflamatória, antimicrobiana e antiviral. O óleo de nim apresentou ainda atividades antiúlcera, estrogênica e efeitos imunizantes.
- **Frutos:** Ação laxativa, emoliente e vermífuga.
- **Casca da raiz:** Ação adstringente, imunizante e tônica geral.
- **Casca dos galhos:** Ação adstringente, tônico-amarga, imunizante, vermífuga e antiviral.
- **Flores:** Digestivas, tônicas do estômago.

Tropismo: Sistemas nervoso, digestivo, circulatório, respiratório, imunológico e cutâneo. Atua em *rasa dhatu*, *rakta dhatu* e *medas dhatu*.

Indicações: No uso interno, o nim indiano, especialmente as suas folhas, é recomendado nos casos de disfunções digestivas, com hiperacidez gástrica e úlceras gastroduodenais. Por suas ações anti-hepatotóxica e hepatoprotetora, é indicado nos casos de intoxicação hepática e hepatites; indica-se também nas intoxicações intestinais e nas parasitoses intestinais, especialmente nas helmintíases.

Devido às suas ações e tropismo pelo tecido cutâneo, o nim indiano é muito usado nas diversas dermatites, dermatoses e eczemas em geral, incluindo as micoses, dermatites crônicas, infecciosas e alérgicas, além da psoríase, escabiose e pediculose.

Suas ações no sistema imune indicam-no em casos de reumatismos, artrites e dores articulares com sintomas de *pitta e kapha*; e como modulador nas disfunções imunológicas, doenças autoimunes e baixa imunidade.

O nim indiano pode ser usado como coadjuvante nas infecções urinárias, obesidade, diabetes *mellitus* tipo II, hipercolesterolemia, hipertensão arterial e taquiarritmias.

Tradicionalmente, no Ayurveda se indica o uso oral do óleo de nim para o tratamento de úlceras gástricas, reumatismos e doenças de pele. Todavia, devido ao relato de dados toxicológicos sobre o seu uso, recomenda-se precaução e acompanhamento médico para o seu uso interno.

Uso externo: Indicam-se banhos locais com a decocção das folhas ou da casca dos galhos, bem como a aplicação local do óleo de nim indiano para casos de dermatites e dermatoses em geral e para a cicatrização de úlceras crônicas, por seu efeito antibacteriano, antifúngico, anti-inflamatório e antialérgico.

O óleo de nim é indicado como um coadjuvante no tratamento de infecções vaginais, usado em aplicações intravaginais. Nesse caso, aplica-se uma vez à noite antes de deitar-se, de sete a dez dias, tendo-se o cuidado de interromper durante o período menstrual.

O óleo de nim é eficiente também como um repelente de mosquitos e pernilongos.

Diversos produtos têm sido fabricados a partir dessa planta, para uso tópico veterinário e humano e para o controle biológico de pragas na agronomia. Em razão de seus mencionados efeitos, com ela fabricam-se também pastas dentais, xampus, loções repelentes contra insetos, sabonetes, cremes e tinturas.

Precauções: Pesquisas com as folhas e com óleo das sementes revelaram potencial toxicidade quando aplicados em doses altas. O uso excessivo, acima das doses recomendadas, pode causar sobrecarga aos rins e ao coração.

Recomenda-se cautela na indicação oral para pessoas em estado de fadiga e astenia crônicas e para aquelas com pressão arterial muito baixa.

Contraindicações: Por seu potencial efeito tóxico e abortivo, é contraindicado o uso do nim indiano na fitoterapia ayurvédica durante a gravidez ou seu planejamento; durante a amamentação e em crianças abaixo de 12 anos.

NOZ-MOSCADA

Sinonímia: noz-moscada, moscadeira.
Nome científico: *Myristica fragrans* Houttuyn.
Outros idiomas:
- Inglês: *Nutmeg*.
- Sânscrito: *Jatiphala*.

Família: *Myristicaceae*.
Parte usada: fruto (semente).

Preparações e doses:
- **Pó:** de 250 mg a 1 g de duas a três vezes ao dia, com a *anupana* adequado.
- **Maceração:** de 2 a 3 g do pó do fruto para 100 ml de água. Tomar 100 ml de duas a três vezes ao dia.

- **Infusão:** de 1 a 2 g do pó do fruto para 100 ml de água. Tomar 100 ml de duas a três vezes ao dia.
- **Leite medicado:** de 500 mg a 1 g do pó do fruto em infusão com 100 ml de leite fervente. Tomar 100 ml de duas a três vezes ao dia.
- ***Ghee* medicado:** 50 ml uma ou duas vezes ao dia.

Características ayurvédicas:
- **Sabor:** picante.
- ***Virya*:** quente.
- ***Vipaka*:** picante.
- **Ação nos *doshas*:** pacifica vata e kapha e aumenta pitta.

Ações: A noz-moscada produz efeito digestivo, carminativo, adstringente e antidiarreico. Apesar de apresentar um efeito sedativo suave, é considerado um tônico, afrodisíaco, e estimulante.

Tropismo: Sistemas digestivo, nervoso e reprodutivo.

Indicações: A noz-moscada é indicada nos casos de digestão fraca, com pitta baixo, má absorção intestinal, flatulência, gases, dores e distensão abdominal. É considerada um dos melhores recursos da fitoterapia ayurvédica para aumentar a absorção no intestino delgado. Ajuda a aliviar os excessos de vata no cólon e no sistema nervoso. Por sua ação adstringente, é usada em casos de diarreias e disenterias.

É um dos melhores remédios para acalmar a mente. Tomar uma dose de 500 mg, com leite morno, promove um sono mais profundo e reparador. Sua ação sedativa é útil para combater a insônia, as tensões nervosas, as cefaleias, a impotência, a incontinência urinária e a ejaculação precoce.

Todavia, em razão de sua natureza tamásica, se tomada em excesso pode provocar torpor mental.

Precauções: Usá-la com cautela nos excessos de *pitta*. Em doses altas, tem efeito narcotizante e depressor do sistema nervoso central.

Contraindicações: Por medida de segurança, é contraindicado o seu uso na fitoterapia ayurvédica durante a gravidez.

PATA-DE-VACA

Sinonímia: mororó, pata-de-boi, unha-de-boi, unha-de-vaca.
Nome científico: *Bauhinia variegata* L.
Espécie similar: *Bauhinia forficata* L.
Outros idiomas:
- Inglês: *Moutain ebony*.
- Sânscrito: *Kanchanara*.

Família: *Leguminosae*.
Partes usadas: folhas, casca, flores.

Preparações e doses:
- **Pó:** de 1 a 2 g de duas a três vezes ao dia, com o *anupana* adequado.
- **Decocção:** de 2 a 3 g (partes secas) ou 4 a 6 g (partes frescas) para 100 ml de água. Tomar 100 ml de duas a três vezes ao dia.

Uso externo: Óleo medicado e decocções.

Características ayurvédicas:
- *Rasa:* adstringente.
- *Virya:* fria.
- *Vipaka:* picante.
- **Ação nos *doshas*:** pacifica *pitta* e *kapha*.

Ações: A pata-de-vaca tem ação anti-hiperglicemiante, ou seja, reduz as taxas de açúcar no sangue apenas quando estas estão elevadas. Tem atividade diurética e redutora do colesterol. Apresenta ação anti-inflamatória, cicatrizante, antisséptica e antialérgica. As flores são laxativas e depurativas.

Tropismo: Sistemas endócrino, imunológico e circulatório.

Indicações: No uso interno, a pata-de-vaca é coadjuvante no tratamento do diabetes *mellitus* tipo II e da obesidade. É muito indicada no Ayurveda no tratamento dos eczemas alérgicos, dermatites e adenites, bem como nos estados alérgicos em geral e nos processos inflamatórios – inclusive reumatismos. Ela atua bem contra os corrimentos vaginais e as tendências hemorrágicas.

As flores auxiliam na normalização do esvaziamento gástrico e intestinal.

Uso externo: Como anti-inflamatório, podem ser aplicados cataplasmas ou banhos locais com a decocção das folhas ou cascas sobre partes acometidas por inflamações, dores, alergias e eczemas alérgicos ou inflamatórios. Com o mesmo objetivo, podem-se massagear as partes afetadas usando-se o óleo de rícino ou de gergelim medicado com as folhas ou a casca da planta.

Como cicatrizante, o banho local com a decocção das folhas ou da casca pode ser usado sobre úlceras e ferimentos crônicos.

Contraindicações: Por medida de segurança, é contraindicado o seu uso na fitoterapia ayurvédica durante a gravidez.

PIMENTA-DO-REINO

Sinonímia: pimenta-preta.
Nome científico: *Piper nigrum* L.
Outros idiomas:
- Inglês: *Black pepper*.
- Sânscrito: *Marich, maricha*.
- Hindi: Gulmirch.

Família: *Piperaceae*.
Partes usadas: frutos secos.

Preparações e doses:
- **Pó:** de 100 a 500 mg de duas a três vezes ao dia, com o *anupana* adequado.
- **Infusão ou decocção:** de 3 a 5 g para 100 ml de água. Tomar 60 ml de duas a três vezes ao dia.
- **Leite medicado:** de 2 a 3 g para 200 ml de leite. Tomar 100 ml de duas a três vezes ao dia.
- ***Ghee* medicado:** 50 g de duas a três vezes ao dia.

Características ayurvédicas:
- ***Rasa:*** picante.
- ***Virya:*** quente.
- ***Vipaka:*** picante.
- **Ação nos *doshas*:** pacifica *vata* e *kapha* e aumenta *pitta*.

Ações: Produz efeito estimulante do metabolismo e da digestão, por estimular *agni* e *pitta*. Tem ação vasodilatadora sobre a circulação. Apresenta ação expectorante, antipirética e analgésica. É carminativa e anti-helmíntica.

Tropismo: Sistemas digestivo, circulatório e respiratório. Atua no plasma, no sangue, no tecido adiposo e na medula (*majja*).

Indicações: É prescrita nos casos de deficiência de *pitta* e *agni*, com acúmulo de *vata* e *kapha*. No caso do sistema digestivo, os sintomas aparecem em forma de indigestão crônica, má absorção e acúmulo de toxinas nos cólons. No sistema respiratório, é útil no combate aos resfriados, gripes, sinusites e congestões dos seios da face e dos brônquios, sendo um excelente coadjuvante no tratamento ayurvédico da bronquite e da asma brônquica. Sua ação sobre *agni* é benéfica sobre as febres do tipo *vata*, nas febres intermitentes e frieza de extremidades. Por seu tropismo pelo tecido adiposo (*majja dhatu*), é usada como estimular *agni* sobre esse tecido, estimulando a queima de gorduras e auxiliando no controle da obesidade.

Precauções: É contraindicada para pessoas com excesso de *pitta* e para pacientes com gastrites, úlceras digestivas, cistites e inflamações no trato intestinal e nos rins.

Contraindicações: Por medida de segurança, é contraindicado o seu uso na fitoterapia ayurvédica durante a gravidez.

QUEBRA-PEDRA

Sinonímia: erva-pombinha, arrebenta-pedra, arranca-pedra, furaparede.
Nome científico: *Phyllanthus niruri* L.
Espécies similares: *Phyllanthus lathryoides* HBK, *P. amarus* Schum. et Thorn, *P. urinaria* L., *P. sellowianus* Muller Arg.
Outros idiomas:
- Sânscrito: *Bhumiamalaki, bhúámalakí*.
- Hindi: *Bhúy ámalakí; niruri*.

Família: *Euphorbiaceae*.
Partes usadas: folhas, raízes; a planta inteira.

Preparações e doses:
- **Pó:** de 1 a 2 g de duas a três vezes ao dia, com o *anupana* adequado.
- **Suco fresco:** de 30 a 50 ml de duas a três vezes ao dia.
- **Infusão ou decocção:** 20 a 30 g (planta seca) ou 40 a 50 g (planta fresca) para um litro de água. Tomar 200 a 400 ml de três a quatro vezes ao dia.

Uso externo: Banhos com a decocção da erva.

Características ayurvédicas:
- *Rasa:* amargo.
- *Virya:* fria.
- *Vipaka:* doce.
- **Ação nos *doshas*:** pacifica *pitta* e *kapha*. Em excesso, pode aumentar *vata*.

Ações: A quebra-pedra apresenta efeito antiespasmódico da musculatura lisa do útero e de vários ductos do corpo, tais como os ureteres, vasos sanguíneos e ductos biliares, sendo por isso considerada desobstruente dos *srotas*. É descrita como analgésica, diurética, leve e hipoglicemiante. O seu efeito hepatoprotetor já foi bem documentado e o seu extrato aquoso é comprovadamente ativo contra o vírus da hepatite B, quando usado em cápsulas entéricas, que protegem o extrato contra a ação do suco ácido do estômago. Sobre a função renal, a quebra-pedra eleva a filtração glomerular e aumenta a excreção urinária de ácido úrico. Foi descrita uma ação antibacteriana, especialmente sobre o *Staphylococcus*.

Tropismo: Sistemas urinário, digestivo e respiratório.

Indicações: A quebra-pedra é uma das principais ervas do Ayurveda para o fígado e para os rins. É eficaz como coadjuvante em casos de litíase urinária, no aumento de ácido úrico plasmático, nas infecções urinárias e cistites. Por seus efeitos espasmolíticos e analgésicos, é indicada nas cólicas renais e biliares. O extrato aquoso administrado em cápsulas de liberação entérica deve ser usado em portadores de hepatite B. Por sua ação hepatoprotetora, é útil nos casos de intoxicações ou agressões hepáticas.

Por sua ação hipoglicemiante, é considerada no Ayurveda uma coadjuvante na abordagem do *diabetes mellitus* tipo II.

É utilizada com frequência no Ayurveda no tratamento da bronquite e asma brônquica. Esse uso justifica-se por suas ações como broncodilatadora, desobstruente dos *srotas* e por sua ação protetora sobre o fígado. Esta última justifica ainda seus usos nos casos de indigestão, dispepsias e anorexia.

Uso externo: Como antisséptico local, usa-se externamente a decocção para lavar feridas e ulcerações.

Precauções: O uso excessivo pode agravar *vata*. Evitar o uso acima de um litro e meio do chá ao longo do dia. Usar com precaução em pessoas com o *vata* agravado.

Contraindicações: Por medida de segurança, é contraindicado o seu uso na fitoterapia ayurvédica durante a gravidez.

ROMÃ

Sinonímia: romanzeira, romeira.
Nome científico: *Punica granatum* L.
Outros idiomas:
- Inglês: *Pomegranate*.
- Sânscrito: *Dadima*.

Família: *Lythraceae*.
Partes usadas: fruto (casca, sementes ou polpa) e casca da raiz.

Preparações e doses:
- **Pó:** de 250 mg a 1 g de duas a três vezes ao dia, com o *anupana* adequado.
- **Suco fresco da fruta:** de 100 a 200 ml de duas a três vezes ao dia.
- **Decocção:** de 2 a 3 g (parte seca) ou 4 a 5 g (parte fresca) para 100 ml. Tomar 100 ml de duas a três vezes ao dia.

Uso externo: Decocção da casca do fruto para bochechos, gargarejos, banhos de assento ou duchas vaginais.

Características ayurvédicas:
- *Rasa:* adstringente, amargo (casca do fruto e da raiz), doce e ácido (fruto e sementes).
- *Virya:* fria.
- *Vipaka:* doce.
- **Ação nos *doshas*:** A casca do fruto, as sementes ou a casca da raiz da variedade doce aliviam os três *doshas*. O fruto e as sementes da variedade mais ácida podem agravar *pitta*.

Ações: A romã é adstringente, cicatrizante, anti-inflamatória e hemostática. É descrita como tônica do estômago, refrescante das mucosas, digestiva e anti-helmíntica. Sua ação antianêmica e estimulante sobre a formação sanguínea é descrita no Ayurveda.

Tropismo: Sistemas digestivo e circulatório e vias aéreas superiores.

Indicações: Por sua ação adstringente e protetora de mucosas, a romã é recomendada nas dores de garganta, amigdalites crônicas, nas gastrites, úlceras gástricas, diarreias, disenterias e colites com tendência a diarreia. Sua ação adstringente e anti-inflamatória atua em mucosas brônquicas e ginecológicas, sendo considerada útil nas bronquites crônicas e nas leucorreias.

O principal efeito anti-helmíntico encontra-se na casca da raiz, que deve ser tomada em forma de decocção (com um pouco de cravo-da-índia) e seguida de um purgativo a cada dois a três dias, para auxiliar na eliminação dos vermes. Esse tratamento pode ser contínuo por dez dias ou mais.

O melhor efeito adstringente e anti-inflamatório sobre as membranas mucosas é obtido pelo uso da casca do fruto, em forma de decocção.

As ações tônicas e antianêmicas concentram-se, sobretudo, no suco fresco do fruto, que tonifica especialmente o sangue e o *dosha pitta*, além de ter efeitos digestivos e estomáquicos.

Uso externo: O pó da casca do fruto pode ser aplicado contra leucorreias, em forma de duchas vaginais. Nos casos de prolapsos retal ou vaginal, pode-se indicar o banho de assento com a decocção. Nos casos de faringites e amigdalites, o gargarejo com a decocção da casca do fruto é um excelente coadjuvante. Nos casos de gengivites e estomatites, o bochecho da decocção da casca do fruto é eficaz.

Precauções: Pode provocar constipação intestinal.

Contraindicações: Por medida de segurança, é contraindicado o seu uso na fitoterapia ayurvédica durante a gravidez.

SANTA-BÁRBARA

Sinonímia: cinamomo, paraíso, lilás-de-soldado.
Nome científico: *Melia azedarach* L.
Outro idioma:
  • Sânscrito: *Mahanimba, bakayau, bakain, gora-nim*.
Família: *Meliaceae*.
Partes usadas: folhas e casca dos galhos. Casca da raiz.

Preparações e doses:
  • **Pó:** de 1 a 2 g de duas a três vezes ao dia, com o *anupana* adequado.
  • **Decocção ou infusão:** de 2 a 3 g (parte seca) ou 4 a 5 g (parte fresca) para 100 ml de água. Tomar 100 ml de duas a três vezes ao dia.

Uso externo: Banhos ou cataplasmas com a decocção das folhas ou casca dos ramos. Óleo medicado.

Características ayurvédicas:
- ***Rasa:*** amargo.
- ***Virya:*** quente.
- ***Vipaka:*** doce;
- **Ação nos *doshas*:** pacifica *vata* e *pitta*.

Ações: A santa-bárbara tem ação anti-inflamatória e analgésica. Apresenta propriedades tônicas e estimulantes, sendo considerada similar à quina-verdadeira, indicada para o tratamento de febres intermitentes, diarreias e reumatismos. As folhas e a casca da raiz são consideradas anti-helmínticas e febrífugas. Além disso, ela tem ação antifúngica, antisséptica, cicatrizante e vermífuga.

Tropismo: Sistemas imunológico, ginecológico, endócrino, osteoarticular e cutâneo.

Indicações: No uso interno, a Santa-bárbara atua como coadjuvante no tratamento do diabetes *mellitus* tipo II e da obesidade. É usada para corrimentos vaginais, hemorroidas, vermes intestinais, inflamações, dores articulares, reumatismos e ainda nas dermatites e dermatoses inflamatórias.

Uso externo: Com relação ao uso externo, utiliza-se a decocção das folhas ou da casca dos ramos como antisséptico em banhos locais, nos casos de feridas, dermatoses e ulcerações. Ela também pode ser usada em forma de duchas vaginais nas leucorreias.

Cataplasmas com a decocção das folhas são indicadas sobre partes inflamadas ou doloridas, por seu efeito anti-inflamatório.

Óleos medicados com santa-bárbara e outras plantas anti-inflamatórias são muito usados em massagens locais por pacientes com doenças de pele ou reumatismos.

Precauções: O fruto produziu paralisia e narcose em cães e gatos, além de ter apresentado toxicidade também para o ser humano. Desde o início dos estudos sobre essa planta, existia a suspeita de que ela seria venenosa, o que acarretou grande dificuldade nas pesquisas sobre ela. Hoje, entretanto, sabe-se que essa toxicidade está concentrada apenas nos frutos.

Contraindicações: Por medida de segurança, é contraindicado o seu uso na fitoterapia ayurvédica durante a gravidez.

20

MATRA: A DOSAGEM DAS ERVAS AYURVÉDICAS

> *Todo tratamento depende da dosagem. Uma subdose de medicamento não pode curar a doença, assim como uma pequena quantidade de água não pode apagar um grande fogo. Um medicamento dado em dose excessiva se provará prejudicial, assim como água em excesso prejudica as colheitas. Portanto, após considerar cuidadosamente a severidade da doença e a potência do medicamento, o médico deve administrá-lo em dose pequena.*
>
> – Charaka

Esse é o conhecido conceito básico de posologia no Ayurveda. Porém, com respeito à dosagem dos remédios feitos com ervas ayurvédicas, toda regra geral terá exceção, uma vez que várias circunstâncias tendem a modificar sua definição. É necessário ter uma certa flexibilidade nessas dosagens, respeitando critérios envolvidos no tratamento. Primeiramente, deve-se certificar de estarem excluídas as plantas tóxicas ou desconhecidas. Em segundo lugar, é preciso considerar que as dosagens em fitoterapia estão condicionadas a aspectos importantes relativos tanto à(s) planta(s) utilizada(s) quanto à pessoa em tratamento.

ASPECTOS RELATIVOS ÀS PLANTAS MEDICINAIS UTILIZADAS

A) Intensidade de ação da planta: Algumas plantas têm ação aguda e intensa, devendo ser prescritas em doses mais baixas. Tal é o caso de *Curcuma longa* L. (açafrão, cúrcuma, açafroa), *Capsicum frutescens* L. (pimenta-malagueta), *Allium sativum* L. (alho) etc.

Outras plantas têm uma ação mais lenta ou gradativa, requerendo doses mais flexíveis, como ocorre com a *Pimpinella anisum* (erva-doce), *Melissa officinalis* L. (melissa), *Passiflora edulis* Sims. (maracujá, passiflora) etc.

B) Potencial de toxicidade da planta: Em determinadas plantas, a relação entre a dose terapêutica e a dose tóxica é bem mais estreita do que o habitual na fitoterapia, já que, nesse tipo de tratamento, tal relação é normalmente bem distante e segura. Tais plantas só podem ser usadas sob rigorosas restrições de dosagens e sob acompanhamento médico e farmacêutico. Como exemplos citam-se *Datura stramonium* L. (estramônio), *Digitalis purpúrea* L. (digitális) e *Rauwolfia serpentina* Benth. ex Kurz. (sarpaganda), entre outras.

C) Forma de preparação da planta (*kalpa*): As dosagens dos fitoterápicos dependem ainda das diferentes preparações farmacêuticas: xaropes, tinturas, chás, decocções etc.

Os extratos secos de uma planta podem requerer doses menores do que os seus pós secos. Também se deve considerar se o uso do medicamento é externo ou interno.

A dosagem de cada preparação, conforme quadro abaixo, representa uma única dose oral para adulto. A variação entre valores mínimo e máximo deve-se à influência dos fatores precedentes. Portanto, a tarefa do médico é decidir a dose adequada levando em consideração todos esses fatores.

Quadro 20 – Relação entre os tipos de preparações e as doses dos remédios.

Tipo de preparação	Dose mínima	Dose máxima
Pó (*churna*)	100 mg	3 g
Suco fresco (*swarasa*)	10 ml	20 ml
Decocção (*kwatha*)	40 ml	80 ml
Álcali (*kshara*)	50 g *	100 g
Óleo medicado (*taila*)	5 ml	10 ml
Trituração	0,2 g	1 g
Leite medicamentoso (*kshirapaka*)	30 ml	60 ml
Destilado (*arka*)	30 ml	60 ml
Infusão fria (*hima*)	40 ml	80 ml
Pasta (*lehya*)	5 g	10 g

* Não indicado para crianças, gestantes e pessoas idosas.

ASPECTOS RELATIVOS À PESSOA EM TRATAMENTO

A) A gravidade da afecção da pessoa: Com a preocupação de proteger o paciente, é preciso lembrar que a dose varia de acordo com a intensidade ou gravidade ou mesmo com a natureza da afecção. É claro que afecções de natureza mais grave ou de formas mais intensas podem requerer doses mais generosas, enquanto as mais simples ou de formas mais brandas admitem doses mais restritas. Para afecções lentas ou crônicas, as doses devem ser mínimas, de preferência, e máximas para as afecções agudas e intensas. Respeitando-se as doses recomendadas, evitar-se-ão os efeitos iatrogênicos: ações farmacológicas outras que não aquelas desejadas. No estabelecimento desses parâmetros, podem-se usar como referência as doses médias diárias admitidas clínica, tradicional ou empiricamente.

B) A receptividade da pessoa à droga: Cada indivíduo é um ser diferente, e, portanto, a receptividade a uma droga pode variar de uma pessoa para outra. Assim, o profissional deve regular e ajustar a dose a fim de obter os resultados esperados.

C) O peso corporal da pessoa: O peso do indivíduo também precisa ser levado em conta na prescrição das doses, e isso influencia no sucesso ou fracasso do tratamento.

Para pessoas adultas, a dose habitual do pó seco de uma planta, por exemplo – considerando uma planta bem-tolerada –, é em torno de 1 a 3 g ao dia; a dose máxima seria em torno de 6 g ao dia, e a mínima, de 500 mg ao dia.

Nas preparações em forma de chás, cuja dose média é de 20 a 50 g de plantas por litro de água, são admitidas tradicionalmente as seguintes dosagens, segundo o peso:

Para crianças:
- Abaixo de 18 meses: crianças nessa idade devem ser consideradas de maneira especial, sendo que as apresentações mais recomendadas são os xaropes, melitos ou chás. Quanto à dosagem, limita-se a aproximadamente um quinto da dose habitual para adultos.
- Entre 18 e 30 meses: aqui se pode considerar um quarto da dose média para adultos, ainda de preferência nas mesmas apresentações acima.
- Crianças de 20 kg (cerca de 6 anos): para estas, a fitoterapia recomenda um terço da dose adulta por dia, ou seja, 200 mg por 10 kg de peso por dia, em termos de dose média.
- Crianças de 30 kg (cerca de 10 anos): diariamente, metade da dose prescrita para adultos é o recomendável, em termos de dose média.
- Crianças de 40 kg: dois terços diários da dose prescrita para adultos é a dose média recomendável.

Para adultos:
- Adultos com 65 kg: uma dose por dia é a média recomendável.
- Adultos com mais de 80 kg: uma dose mais um quarto por dia é a média recomendável.

D) O sexo da pessoa (*lingah*): A dosagem do remédio será relativamente menor para a mulher. Alguns medicamentos devem ser administrados cuidadosamente durante a menstruação, a gravidez e a amamentação.

E) O poder digestivo do indivíduo (*agni bala*): A dose do remédio é diretamente proporcional a esse poder.

F) O estado de agravação dos *doshas* do indivíduo (*dosha bala*): Se os *doshas* estão agravados, maior dosagem de remédio se mostra necessária.

G) A natureza da doença (*roga bala*): Se a doença está profundamente localizada, o remédio é utilizado em doses relativamente maiores.

H) O estado do estômago do indivíduo (*kostha*): Com estômago vazio, a dose é menor; após as refeições, maior.

I) Idiossincrasias do indivíduo (*asatmyata*): Certas pessoas são sensíveis a determinadas drogas vegetais. Para elas, tais remédios, se forem essenciais, devem ser dados em menor quantidade.

J) A condição mental da pessoa (*satta*): Se a atitude do indivíduo é positiva em relação ao remédio, mesmo doses menores poderão alcançar o efeito desejado. Tudo depende principalmente do relacionamento do profissional com o seu paciente. As técnicas psicofisiológicas ayurvédicas são a maneira mais eficiente para melhorar a capacidade mental das pessoas.

K) A constituição individual da pessoa (*prakriti*): Os remédios com *virya* quente podem ser dados em doses maiores para os pacientes de constituição *vata* e *kapha*.

ASPECTOS RELATIVOS AO CLIMA LOCAL (*BHUMI DESA*) E ÀS ESTAÇÕES (*KALA*)

Os remédios de *virya* quente são administrados em doses menores nos climas e estações quentes, e em doses maiores nos climas e estações frios.

21
A TRADIÇÃO DO AYURVEDA

PROF. DR. ADERSON MOREIRA DA ROCHA*

O início do desenvolvimento do Ayurveda no subcontinente indiano é muito antigo. A tradição estabelece que essa racionalidade médica apresenta 5000 mil anos de evolução. Apesar das datas anteriores à época de Buddha (século VI a.C.) serem especulativas, os autores e eruditos indianos afirmam que os trabalhos que chegaram aos nossos dias teriam mais de 3000 mil anos. Isso com certeza coloca essa ciência como uma das mais antigas, com uma continuidade ininterrupta desde tempos imemoriais.

Encontramos dois grupos de textos autorizados, ou seja, trabalhos que são validados pela tradição como verdadeiros representantes dessa ciência do subcontinente indiano: o primeiro grupo é o chamado "Brihat Trayi", ou grande trio, composto por *Caraka*, *Susruta* e *Vagbhata*; e o segundo grupo, denominado "Laghu Trayi", ou pequeno trio, composto por *Madhava Nidana*, *Sarngadhara Samhhita* e *Bhavaprakasa*. Esses compêndios em sânscrito devem ser pesquisados por todo estudante do Ayurveda que almeje aprofundar seus conhecimentos nesse tesouro oriental. Encontramos também outros dois tratados clássicos mas que chegaram incompletos aos nossos dias: *Bhela Samhita* e *Kasyapa Samhita*.

Este capítulo aborda o *Brihat Trayi*, grande trio, que é composto pelos seguintes trabalhos em sânscrito: *Caraka Samhita* (representa a escola de medicina interna ou clínica médica), *Susruta Samhita* (representa a escola tradicional de cirurgia ayurvédica)

---

* Prof. Dr. Aderson Moreira da Rocha – Médico com Pós-Graduação em Medicina de Família, Reumatologia, Homeopatia e Acupuntura. Cursos de Ayurveda com O Dr. Chowdhury Gullapalli em 1995, 1998 e 1999. Curso de Medicina Ayurvédica na Gujarat Ayurved University, Curso de Yoga no Patanjali School of Yoga e Naturopathy, Jamnagar, Índia. Mestrado em Saúde Coletiva pelo Instituto de Medicina Social da UERJ. Doutorado em Saúde Coletiva pelo Instituto de Medicina Social da UERJ. Estágio de quatro meses, como pesquisador convidado, na Gujarat Ayurved University, Jamnagar, Índia (doutorado com bolsa da CAPES). Presidente da Associação Brasileira de Ayurveda - ABRA.

e o *Astanga Hrdaya* (coração dos oito ramos do Ayurveda) de Vagbhata. São considerados compêndios ou *samhitas* autorizados, nos quais encontramos os verdadeiros ensinamentos dessa ciência, sem os sincretismos de autores modernos que muitas vezes misturam conhecimentos distintos com o Ayurveda clássico.

Os seguintes termos são encontrados no Ocidente sem validação pela tradição do subcontinente: "acupuntura ayurvédica", "astrologia ayurvédica", "meditação ayurvédica", "método Kussum Modak", "equilíbrio ou terapia dos chakras", "shantala", "yoga ayurvédica ou *tridosha*", "estética e beleza secreta do Ayurveda", "aromaterapia ayurvédica", "pedras quentes ayurvédicas".

Esses são apenas alguns exemplos do sincretismo moderno sem respaldo na literatura produzida pelos verdadeiros *acharyas* ou mestres do Ayurveda. Eruditos ocidentais, pesquisadores do Ayurveda, denominaram esse fenômeno de "new age Ayurveda" (Ayurveda da nova era) e "neo Ayurveda" (novo Ayurveda). Essas abordagens não podem ser chamadas de Ayurveda, pois não foram validadas pelos compêndios clássicos em sânscrito.

Durante esses milhares de anos de desenvolvimento, muitos trabalhos se perderam, mas os que alcançaram os nossos dias são considerados os verdadeiros representantes dessa racionalidade médica. Dentro da tradição, a validação é feita pelo teste do tempo, ou seja, aqueles tratados que continham os melhores ensinamentos resistiram e foram preservados pelos ayurvedistas, enquanto outros textos perderam a popularidade e foram esquecidos. Na Índia, de maneira distinta do Ocidente, o antigo é valorizado e torna-se importante; o conhecimento transmitido de geração a geração e que é avaliado por milhares de anos como fidedigno, ganha o *status* de ciência e torna-se reconhecido pela tradição como algo valioso, semelhante a um tesouro. Os três tesouros que foram produzidos pelos principais *acharyas*, ou seja, os verdadeiros mestres do Ayurveda são mencionados a seguir.

CARAKA SAMHITA: A ESCOLA DE MEDICINA INTERNA

O *Caraka Samhita* é considerado o principal texto da escola de medicina interna ou clínica médica. É um trabalho enciclopédico que foi revisado e reescrito na Índia antiga mais de uma vez. Afirma a tradição que esse compêndio é fundamentado em um tratado mais antigo, chamado *Agnivesa Tantra*, que foi escrito por Agnivesa, segundo os ensinamentos recebidos pelo seu mestre Purnavasu Atreya. O *Caraka Samhita* coloca a seguinte ordem de transmissão do Ayurveda:

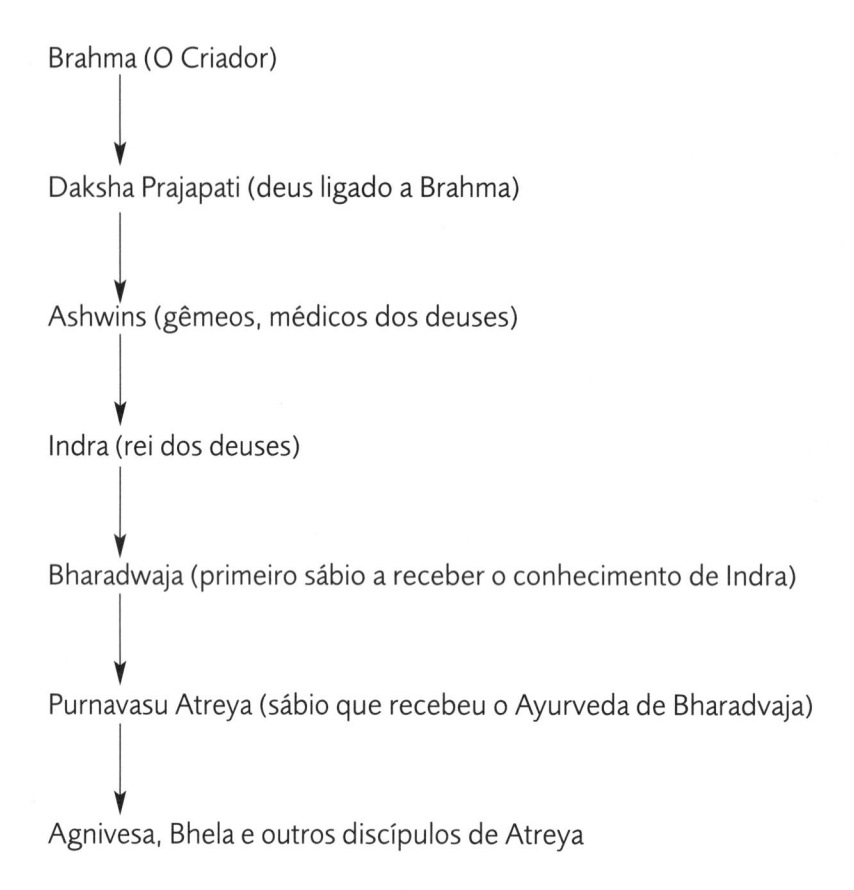

Brahma (O Criador)
↓
Daksha Prajapati (deus ligado a Brahma)
↓
Ashwins (gêmeos, médicos dos deuses)
↓
Indra (rei dos deuses)
↓
Bharadwaja (primeiro sábio a receber o conhecimento de Indra)
↓
Purnavasu Atreya (sábio que recebeu o Ayurveda de Bharadvaja)
↓
Agnivesa, Bhela e outros discípulos de Atreya

De acordo com a mitologia hindu, Brahma, o criador, estava no seu "Olimpo" em meditação e intuiu que a humanidade estava em sofrimento, devido ao acometimento de diversas doenças físicas e mentais. Então, com a sua infinita compaixão, resolveu doar ao ser humano um conhecimento que curasse as doenças, prevenisse as patologias e promovesse a saúde. O criador transmitiu essa sabedoria para Daksha Prajapati, que ensinou aos médicos dos deuses, os gêmeos Ashwins e estes repassaram para Indra, o rei dos deuses, que recebeu a missão de transmiti-la para a humanidade. Mas quem poderia receber esse profundo conhecimento de Indra? Os sábios se reuniram e Bharadwaja destacou-se e foi escolhido para ir até Indra, que ficou satisfeito com a escolha e ensinou a Bharadwaja a "Ciência da Vida". Esse Bharadwaja teve a missão de transmiti-la aos sábios e, dentre estes, Purnavasu Atreya, que tinha seis discípulos, entre eles Agnivesa, que compreendeu melhor essa sabedoria e escreveu o *Agnivesa Tantra* – texto que deu origem ao *Caraka Samhita*.

Essa é a história que conta a tradição lendária do Ayurveda. Segundo essa visão, a Ciência da Vida seria uma revelação doada à humanidade pelo próprio Criador. Porém, essa teoria da revelação é questionada com base no próprio texto de Caraka, que relata a realização de vários seminários na Índia antiga, entre os médicos ayurvédicos sobre assuntos específicos, coordenados pelo próprio Purnavasu Atreya. Se o

Ayurveda é uma revelação, por que haveria a necessidade de realizarem-se os seminários entre os antigos ayurvedistas? Nessa outra visão, essa ciência seria uma produção de conhecimento dos sábios e médicos antigos do subcontinente indiano, que resultou no desenvolvimento de vários trabalhos literários, infelizmente, muitos se perderam ou chegaram incompletos aos nossos dias.

Caraka foi o primeiro médico a refinar e editar o tratado de Agnivesa, denominado *Agnivesa Tantra*. Sua contribuição foi tão espetacular que o trabalho original, no seu formato novo, passou a ser conhecido com o seu nome. O termo *Caraka* é derivado do sânscrito *"car"*, que significa literalmente mover-se. Nessa visão, o profissional chamado *Caraka* é aquele que propaga seu conhecimento e leva alívio aos doentes, ao viajar de região em região, no antigo subcontinente indiano. Então o termo *Caraka* representaria uma escola de *vaidyas* (médicos ayurvédicos) que revisou e editou o tratado original de Agnivesa.

Por último, temos Drdhabala que reconstruiu o *Caraka Samhita* em um terço, dezessete capítulos do *Cikitsa Sthana*, doze capítulos do *Kalpa Sthana* e doze capítulos do *Siddhi Sthana*. Isso demonstra que parte do compêndio tinha sido perdida na época de Drdhabala. Colocamos abaixo a versão de P.V. Sharma sobre autores que contribuíram para a formatação atual do tratado:

1. *Agnivesa Tantra*: Purnavasu Atreya e seu discípulo Agnivesa, colocados em 1000 a.C.
2. *Caraka Samhita*: edição de Caraka, colocado em II a.C.
3. *Caraka Samhita*: compilação e reedição de Drdhabala, colocado no século IV d.C.

Segundo essa visão do escritor e erudito ayurvedista P.V. Sharma, o tratado teria três camadas distintas, com cerca de 1.400 anos de evolução, até chegar ao formato atual do texto. Com isso podemos afirmar que o *Caraka Samhita* está longe de ser um livro comum, mas é um trabalho enciclopédico que reflete o desenvolvimento da medicina, no antigo subcontinente indiano, por muitas dezenas de gerações.

O *Caraka Samhita* é um compêndio dividido em oito seções ou *sthanas*, com um total de 120 capítulos, onde a ênfase é a medicina interna ou clínica médica. Os outros trabalhos clássicos também apresentam 120 capítulos no seu original. Foi sugerido que 120 seria o número de anos que um ser humano normal atingiria se seguisse, de maneira correta, os ensinamentos do Ayurveda. Segue, abaixo, as oito seções do tratado:

1. *Sutra Sthana* ou sobre os princípios básicos: essa seção é dividida em trinta capítulos que abordam a longevidade, a dieta, a filosofia, algumas doenças, rotina diária e sazonal, oleação, sudação, os seis sabores, os cinco elementos e suas propriedades e as oito divisões do Ayurveda.

2. *Nidana Sthana* ou sobre o diagnóstico: essa seção possui oito capítulos que abordam o diagnóstico das principais doenças da Índia antiga. Encontramos referências a patologias abdominais, diabetes, doenças de pele, insanidade, epilepsia, febre e hemorragia interna.
3. *Vimana Sthana* ou sobre as informações especificas: essa seção composta por oito capítulos que discutem os fatores que afetam a administração das drogas e dieta, aborda as epidemias, a natureza das doenças, os canais (*srotas*) e a terapêutica das doenças.
4. *Sarira Sthana* ou sobre o estudo do corpo humano: essa seção possui oito capítulos que relatam os princípios que governam a criação do universo e do corpo humano, desenvolvimento embriológico e a descrição dos órgãos e da anatomia.
5. *Indriya Sthana* ou sobre os sinais de vida e morte: essa seção apresenta doze capítulos relacionados aos prognósticos das doenças.
6. *Chikitsa Sthana* ou sobre a terapêutica: essa seção possui trinta capítulos sobre o diagnóstico e o tratamento das doenças, além de abordar o rejuvenescimento e os afrodisíacos.
7. *Kalpa Sthana* ou sobre as formulações: essa seção possui doze capítulos sobre a utilização de diversas plantas medicinais utilizadas no subcontinente indiano.
8. *Siddhi Sthana* ou sobre as complicações: essa seção possui doze capítulos sobre o uso das terapias purificadoras (*pancha karma*) e suas possíveis complicações.

Com essa pequena sinopse das oito seções do *Caraka Samhita* podemos observar a complexidade do tratado e a necessidade de estudá-lo em associação com as suas interpretações, feitas pelos eruditos, sendo a mais importante e completa a de Cakrapani, denominada *Ayurveda Dipika*, do século XI da nossa era. A tradução do *Caraka Samhita* de Bhagwan Dash, para a língua inglesa, apresenta os comentários de Cakrapani.

Um resumo do *Caraka Samhita* é descrito no trabalho dos médicos ayurvédicos Rajneesh V. Giri e Smitha Rajneesh: "Synopsis on *Caraka Samhita*".

SUSRUTA SAMHITA: A ESCOLA DE CIRURGIA

O *Susruta Samhita* é o principal texto da escola de cirurgia tradicional ayurvédica, ou melhor, o único texto que chegou aos nossos dias. De maneira semelhante ao *Caraka Samhita*, o tratado começa com a história da origem do Ayurveda, porém, nesse texto, quem recebe o Ayurveda dos deuses é Divodasa Dhanvantari. Segundo a tradição, Dhanvantari é o médico celeste dos deuses hindus que ganhou o *status* de deus da medicina ayurvédica. Ele encarna em Benares ou Varanasi para ensinar essa ciência, com ênfase na cirurgia. De acordo com esse texto, a transmissão acontece da seguinte maneira:

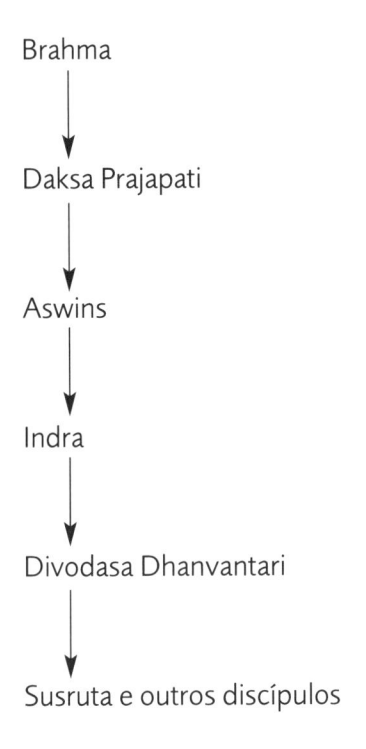

Brahma
↓
Daksa Prajapati
↓
Aswins
↓
Indra
↓
Divodasa Dhanvantari
↓
Susruta e outros discípulos

A tradição afirma que cada um dos discípulos de Divodasa Dhanvantari escreveu um tratado contendo os ensinamentos de seu mestre, porém apenas o compêndio de Susruta chegou aos nossos dias. Aqui nós podemos levantar duas hipóteses: a primeira é que o *Susruta Samhita* tornou-se muito popular e superou os outros textos que gradualmente deixaram de ser consultados e se perderam. A segunda possibilidade é que esses trabalhos nunca foram escritos pois nenhum comentarista do *Susruta*, ou dos textos clássicos, cita esses outros autores, presumidamente também alunos de Divodasa Dhanvantari.

Existe uma controvérsia sobre a data de *Susruta* entre os diversos autores, mas é interessante citarmos a opinião do médico francês J. Filliozat, em *The Classical Doctrine of Indian Medicine*:

> O personagem Susruta não é histórico; o *Susruta Samhita* demonstra ser não um trabalho pessoal de um certo Susruta, mas um manual anônimo editado por uma escola que escolheu Susruta como seu patrono... Provisoriamente podemos classificar o *Susruta Samhita* como um trabalho dos últimos séculos antes da nossa era, o qual atingiu sua forma definitiva nos primeiros séculos da era cristã.
>
> (Filliozat, 1949: pp. 11 a 15)

Os eruditos ayurvedistas indianos defendem a existência de dois Susrutas distintos: aquele que recebeu o conhecimento de Divodasa Dhanvantari, conhecido como Vrdda (velho) Susruta; ou Susruta I e o denominado Susruta II, que muitos anos mais tarde foi o compilador e editor do antigo texto. Depois disso, o tratado recebeu a intervenção de um autor chamado Nagarjuna, que escreveu a parte final do texto chamada *Uttara Sthana* com 66 capítulos. Finalmente, temos a intervenção de outro médico, conhecido por Candrata, no século X da nossa era. O famoso tradutor do *Susruta* para a língua inglesa, P. V. Sharma, resume as datas prováveis desses autores:

1- *Divodasa-Dhanvantari e Susruta I*	1500 a 1000 a.C.
2- *Susruta II*	séc. II d.C.
3- *Nagarjuna*	séc. V d.C.
4- *Candrata*	séc. X d.C.

Observa-se que o texto, segundo essa versão, levou cerca de dois mil anos para chegar à sua formatação atual. O *Susruta Samhita* não é um livro comum, mas uma enciclopédia do desenvolvimento do pensamento médico na Índia antiga por muitas dezenas de gerações. O trabalho possui 186 capítulos, divididos em seis seções, que abordam todas as especialidades do Ayurveda:

1. *Sutra Sthana* ou sobre os princípios básicos: essa seção inicial apresenta-se com 46 capítulos. Aborda os seguintes tópicos: cirurgia, os oito ramos principais do Ayurveda, rotina diária e sazonal, classificação das doenças, prognóstico, terapias, sabores e potência dos alimentos e medicamentos.
2. *Nidana Sthana* ou sobre o diagnóstico: essa seção apresenta dezesseis capítulos sobre a etiologia e diagnóstico de várias doenças, comuns na Índia antiga, sendo muitas delas cirúrgicas.
3. *Sarira Sthana* ou sobre a anatomia: essa seção apresenta dez capítulos sobre a anatomia e embriologia humanas e os *marmas* ou pontos vitais.
4. *Chikitsa Sthana* ou sobre a terapêutica: essa seção apresenta quarenta capítulos sobre o tratamento das doenças citadas no *Nidana Sthana*, terapia de rejuvenescimento (*rasayna*), afrodisíacos (*vajikaranas*) e as terapias purificadoras (*pancha karma*).
5. *Kalpa Sthana* ou sobre a toxicologia: essa seção apresenta oito capítulos sobre vegetais e animais venenosos.
6. *Uttara Tantra* ou a seção suplementar: essa seção escrita posteriormente por *Nagarjuna* apresenta 66 capítulos sobre as doenças da cabeça e do pescoço (*salakya tantra*), pediatria, ginecologia, medicina interna e conhecimento dos espíritos e relacionado à psiquiatria ayurvédica (bhuta-vidya).

O *Susruta Samhita* apresenta as oito principais especialidades do Ayurveda, denominadas *Asthanga* Ayurveda:

1. Cirurgia geral (*salya*)
2. Doenças da cabeça e pescoço, inclui oftalmologia e otorrinolaringologia (*salakya*)
3. Medicina interna ou clínica médica (*kayacikitsa*)
4. Psiquiatria e doenças de causas sobrenaturais (*bhutavidya*)
5. Ginecologia, obstetrícia e pediatria (*kaumarabhrtya*)
6. Toxicologia e envenenamento por animais peçonhentos (*agadatantra*)
7. Terapia de rejuvenescimento (*rasayana*)
8. Terapia dos afrodisíacos (*vajikarana*)

O estudante de Ayurveda deve buscar conhecer essas oito principais especialidades. Para que possamos compreender melhor o texto é preciso estudá-lo com os comentários dos *acharyas* (mestres); nesse caso, o principal comentário do tratado é o de Dalhana, denominado *Nibandha-samgraha*, do século XII da nossa era. Ele foi traduzido para o inglês pelo prof. P. V. Sharma, na sua famosa tradução do *Susruta Samhita*. O dr. Rajneesh Giri publicou um interessante resumo do compêndio denominado *Synopsis of Susruta Samhita*.

ASTANGA HRDAYA: O CORAÇÃO DOS OITO RAMOS DO AYURVEDA

O *Astanga Hrdaya* foi escrito pelo *acharya* Vagbhata, no século VII da nossa era. O texto é muito importante pois faz um resumo de todo conhecimento acumulado da tradição do Ayurveda, no subcontinente indiano, até aquele momento. Vagbhata foi um médico e sábio de Sindh, região norte da Índia, oriundo de uma famosa família de médicos ayurvédicos, do período medieval, e acumulou um enorme conhecimento. Os pesquisadores ayurvedistas consideram que ele nasceu como um brâmane hindu, foi educado nos seus preceitos e práticas e, posteriormente, adotou o budismo como religião. Por conseguinte ele tinha uma combinação harmoniosa das duas religiões que tiveram um papel importante no desenvolvimento do Ayurveda no subcontinente.

O texto de 120 capítulos é o resumo de um trabalho maior e mais completo, denominado *Astanga Samgraha*, dotado de 150 capítulos, de autoria do mesmo Vagbhata ou de um parente próximo a ele. Esses dois importantes textos da Índia medieval apresentam um sumário do *Caraka* e do *Susruta*, além de outros textos menos valorizados pela tradição. No final do *Astanga Hrdaya* encontra-se a seguinte afirmação:

> Este texto (*Astanga Hrdaya*) dotado com *tantra gunas* (méritos e virtudes de um tratado) e destituído de *tantra dosa* (deméritos e defeitos) e abrangendo todos os outros textos da ciência da medicina ergue-se igual a eles. Seguindo os ensinamentos dos grandes sábios, que possuem conhecimento ilimitado e não corrompido, surgiu o *Astanga Samgraha*, que é profundo como o grande oceano. Este texto (*Astanga Hrdaya*) é uma síntese dele. Pela batida do grande oceano dos oito ramos da ciência médica, um grande depósito de néctar – o *Astanga Samgraha* foi obtido. Deste (*Astanga Samgraha*) nasceu este texto (*Astanga Hrdaya*) separadamente, que é de grandes benefícios para os menos estudiosos.
>
> (Vagbhata, trad. Murthy, 2007: vol. 3, p. 427)

Pelo próprio texto observamos que o *Astanga Hrdaya* é uma síntese do Ayurveda, fundamentado no *Astanga Samgraha*, para os profissionais menos estudados. Na Índia medieval os estudantes memorizavam o *Astanga Hrdaya* como âmago da sua educação médica. Essa tradição foi mantida no sul do subcontinente, no estado de Kerala, onde as famílias dos *asthavaidya* (as oito famílias tradicionais especializadas em medicina ayurvédica, nas quais o conhecimento somente era transmitido dentro do clã, para os parentes) ainda hoje memorizam o texto e recitam seus versos em sânscrito.

Vagbhata foi um autor extremamente importante e seu trabalho ganhou fama rapidamente. Por esse motivo foi traduzido para outras línguas, como o tibetano, o árabe e o persa. Mas o seu maior sucesso sempre foi no estado de Kerala, sul da índia, onde é reverenciado como o mestre que ensinou a ciência ayurvédica aos ancestrais da linhagem *asthavaidya* (as oito famílias tradicionais do Ayurveda). O treinamento de um médico *asthavaidya* termina com a recitação diária de dez capítulos do *Astanga Hrdaya* no santuário familiar, que deve ser praticado todo ano, exceto nos dias de *ekadasi* (devido ao falecimento de Vagbhata). Um médico *asthavaidya* era também obrigado a fazer uma cópia em folhas de palmeira, do *Astanga Hrdaya*, como parte da sua formação.

Apesar de o *Astanga Hrdaya* ser descrito como um "texto de grande benefício para os menos estudiosos", pelo próprio Vagbhata, é um trabalho enciclopédico dividido em seis seções, com 120 capítulos, contendo 7.444 versos. O tratado unifica e harmoniza uma grande massa de conhecimentos acumulados na tradição por centenas de anos. As dificuldades muitas vezes encontradas no estudo dos textos mais antigos de *Caraka* e *Susruta* são sanadas por Vagbhata, colocando-o como um dos grandes *acharyas* (mestres) da ciência ayurvédica do subcontinente indiano.

Abaixo se apresentam as seis seções e seus principais assuntos:

1. *Sutra Sthana* ou sobre os princípios básicos: a primeira seção apresenta trinta capítulos que descrevem os fundamentos do Ayurveda, saúde, prevenção, dieta, drogas, fisiologia e patologia dos *doshas*, doenças e seus tratamentos.

2. *Sarira Sthan* ou sobre anatomia e embriologia: a segunda seção apresenta seis capítulos sobre a embriologia, a anatomia, a fisiologia, a constituição, os sonhos e o prognóstico das doenças.
3. *Nidana Sthana* ou sobre a etiologia e patologia: a terceira seção possui dezesseis capítulos que descrevem as causas, os sintomas premonitórios, a patogênese e o prognóstico de algumas doenças comuns na Índia antiga.
4. *Cikitsa Sthana* ou sobre o tratamento: a quarta seção tem 22 capítulos que elaboram os métodos de tratamento das principais doenças da época. Descreve a dieta, as drogas e os cuidados com o paciente.
5. *Kalpa Sthana* ou sobre o *pancha karma*: a quinta seção apresenta seis capítulos que ensinam a preparação das fórmulas, administração das terapias purificadoras (*pancha karma*), conduta nas complicações e princípios de farmácia ayurvédica.
6. *Uttara Sthana* ou o capítulo complementar: a sexta e última seção refere-se aos outros sete ramos do Ayurveda, pois a medicina interna ou clínica médica foi o principal assunto nos capítulos anteriores. Apresenta quarenta capítulos divididos da seguinte maneira: três capítulos para pediatria (*bala cikitsa*), quatro para psiquiatria e demonologia (*graha chikitsa*), dezessete para doenças da cabeça (*udhvanga cikitsa*), dez para a cirurgia (*salya*), quatro para a toxicologia (*damstra*); rejuvenescimento (*rasayana*) e afrodisíacos (*vajikarana*) possuem apenas um capítulo cada.

O principal objetivo desse importante trabalho foi colocar em apenas um texto os assuntos mais relevantes dos antigos clássicos de Caraka e Susruta. Como vimos anteriormente, na antiga Índia havia uma separação ou cisão entre duas escolas principais do Ayurveda: a medicina interna ou escola de Atreya do *Caraka Samhita* e a cirurgia ou escola de Dhanvantari do *Susruta Samhita*. Vagbhata consegue, de maneira brilhante, sintetizar esses conhecimentos e afirma que a ciência ayurvédica dos antigos *acharyas* Caraka e Susruta devem ser combinadas na prática. O compêndio é estritamente racional e as discussões filosóficas e espirituais, encontradas em outros trabalhos, foram deixadas de lado para dar ênfase à medicina ayurvédica. Nas palavras de Vagbhata:

> Este *Hrdaya* (*Astanga rdaya*) é como o coração (essência) do completo oceano da literatura do Ayurveda. Devido à boa sorte que advém disso possa o mundo inteiro alcançar a felicidade.
>
> (*Vagbhata*, trad. Murthy, 2007: vol. 3, p. 431)

Com esse pequeno resumo ao estudo da tradição do Ayurveda, este capítulo teve o objetivo de apresentar ao leitor os principais textos e seus autores. O assunto é extremamente rico e complexo, pois existem muitas controvérsias da literatura oriental e ocidental sobre as datas dos compêndios e seus autores. As referências internas dos tratados sobre seus autores são escassas, o que reflete a desvalorização do próprio ego e a valorização do conhecimento a ser transmitido.

Finalizo este capítulo com a mensagem do sábio Vagbhata, retirada do *Astanga Hrdaya*:

> Aquele que satisfaz-se diariamente com alimentos saudáveis e atividades que discriminam (o bom e ruim em tudo e age sabiamente), que não é apegado (demasiadamente) aos objetos dos sentidos, que desenvolve o ato da caridade, que considera a todos como iguais (agindo com gentileza), com sinceridade, com perdão e mantendo a companhia de pessoas boas, torna-se livre de todas as doenças.
>
> (Vagbhata, trad. Murthy, 2007: vol. 1, p. 51)

APÊNDICE

PATOLOGIA, PLANTAS INDICADAS E SUAS AÇÕES SOBRE OS *DOSHAS*

ASMA		
Planta (nome científico)		Ações sobre os *doshas*
Português	Sânscrito	
Acorus calamus L. Casmo-aromático	Vacha	Pacifica *vata* e *kapha*, aumenta *pitta*
Curcuma longa L. Açafrão	Haridra	Pacifica *vata* e *kapha*
Phillanthus niruri L. Quebra-pedra	Bhumiamalaki	Pacifica *pitta* e *kapha*
Zingiber officinalle Roscoe Gengibre fresco	Ardraka	Pacifica *vata* e *kapha*
Solanum paniculatum L. Jurubeba	Kantakari	Pacifica *vata* e *kapha*
Glycyrrhiza glabra L. Alcaçuz-da-europa	Yastmadhu	Pacifica *vata*, *pitta* e *kapha*
Ocimum gratissimum L. Alfavaca	Tulasi	Pacifica *vata* e *kapha*, aumenta *pitta*
Syzygium aromaticum L. Cravo-da-índia	Lavanga	Pacifica *vata* e *kapha*, aumenta *pitta*

DIABETES		
Planta (nome científico)		Ações sobre os *doshas*
Português	Sânscrito	
Mommordica charanthia L. São-caetano	Karela	Pacifica *pitta* e *kapha*, aumenta *vata*
Syzygium cumini (L.) Skeels Jambo-amarelo	Jambu	Pacifica *pitta* e *kapha*, aumenta *vata*
Trigonella foenum-graecum L. Feno-grego	Methica	Pacifica *vata* e *kapha*, aumenta *pitta*
Curcuma longa L. Açafrão	Haridra	Pacifica *vata* e *kapha*

ALTERAÇÕES RENAIS

Planta (nome científico)		Ações sobre os *doshas*
Português	Sânscrito	
Musa paradisíaca L. Bananeira (álcali)	*Kadali*	Pacifica *vata* e *kapha*, aumenta *pitta*
Carica papaya L. Mamão (fruta)	*Papita*	Pacifica *vata*, *pitta* e *kapha* (diurético)
Solanum nigrum L. Erva-moura	*Kakmachi*	Pacifica *vata* e *kapha*, aumenta *pitta*
Mellia azedarach L. Santa-bárbara	*Mahanimba*	Pacifica *pitta* e *kapha*, aumenta *vata*

DOENÇAS DA PELE

Planta (nome científico)		Ações sobre os *doshas*
Português	Sânscrito	
Casia tora L. Tora	*Chakramada*	Pacifica *vata*, *pitta* e *kapha*
Cassia fistula L. Verdadeira	*Aragvadha*	Pacifica *vata*, *pitta* e *kapha*
Albizzia lebbeck Benth. Coração-de-negro	*Shirisha*	Pacifica *vata*, *pitta* e *kapha*
Bauhinia variegata L. Pata-de-vaca	*Kanchanara*	Pacifica *pitta* e *kapha*
Curcuma longa L. Açafrão	*Haridra*	Pacifica *vata* e *kapha*
Mellia azedarach L. Santa-bárbara	*Mahanimba*	Pacifica *pitta* e *kapha*, aumenta *vata*
Eclipta alba Hassk. Agrião-do-brejo	*Bhringaraj*	Pacifica *vata*, *pitta* e *kapha*

ANEMIA

Planta (nome científico)		Ações sobre os *doshas*
Português	Sânscrito	
Vitis vinifera L. Uva	*Draksha*	Pacifica *vata* e *pitta*
Punica granatum L. Romã (fruta)	*Dadima*	Pacifica *vata*, *pitta* e *kapha*
Eclipta alba Hassk. Agrião-do-brejo	*Bhringaraj*	Pacifica *vata*, *pitta* e *kapha*
Apium graveolens L. Aipo	*Ajamoda*	Pacifica *vata* e *kapha*

DIARREIA

Planta (nome científico)		Ações sobre os *doshas*
Português	Sânscrito	
Mangifera indica L. Manga (semente)	*Amra*	Pacifica *pitta* e *kapha*
Mangifera indica L. Manga (folhas)	*Amra*	Pacifica *kapha*
Zingiber officinalle Roscoe Gengibre fresco	*Ardraka*	Pacifica *vata* e *kapha*
Syzygium cumini (L.) Skeels Jambo-amarelo	*Jambu*	Pacifica *pitta* e *kapha*, aumenta *vata*
Syzygium cumini (L.) Skeels Jambo (folha tenra)	*Jambu*	Pacifica *pitta* e *kapha*
Punica granatum L. Romã (fruta)	*Dadima*	Pacifica *vata*, *pitta* e *kapha*
Myristica fragrans Hout. Noz-moscada	*Jatphala*	Pacifica *vata* e *kapha*
Syzygium aromaticum L. Cravo-da-índia	*Lavanga*	Pacifica *vata* e *kapha*, aumenta *pitta*
Allium sativum L. Alho	*Lashuna*	Pacifica *vata* e *kapha*, aumenta *pitta*

DISENTERIA CRÔNICA

Planta (nome científico)		Ações sobre os *doshas*
Português	Sânscrito	
Pimpinella anisum L. Erva-doce	*Sounf*	Pacifica *vata*, *pitta* e *kapha*
Punica granatum L. Romã (fruta)	*Dadima*	Pacifica *vata*, *pitta* e *kapha*
Apium graveolens L. Aipo	*Ajamoda*	Pacifica *vata* e *kapha*
Zingiber officinalle Roscoe Gengibre fresco	*Ardraka*	Pacifica *vata* e *kapha*
Myristica fragrans Hout. Noz-moscada	*Jatphala*	Pacifica *vata* e *kapha*
Cyperus rotundus L. Tiririca	*Mustaka*	Pacifica *pitta* e *kapha*
Mimosa pudica L. Sensitiva	*Lajjalu*	Pacifica *pitta* e *kapha*
Ferula assafoetida Regel Assa-fétida	*Hingu*	Pacifica *vata* e *kapha*, aumenta *pitta*
Cinamomum zeylanicum Blume Canela	*Tvak*	Pacifica *vata*, *pitta* e *kapha*

GASTROENTERITE

Planta (nome científico)		Ações sobre os *doshas*
Português	Sânscrito	
Plumbago zeylanica L. Jasmim-azul	*Chitraka*	Pacifica *vata* e *kapha*
Eclipta alba Hassk. Agrião-do-brejo	*Bhringaraj*	Pacifica *vata*, *pitta* e *kapha*
Apium graveolens L. Aipo	*Ajamodo*	Pacifica *vata* e *kapha*
Trigonella foenum-graecum L. Feno-grego	*Methica*	Pacifica *vata* e *kapha*
Syzygium aromaticum L. Cravo-da-índia	*Lavanga*	Pacifica *vata* e *kapha*, aumenta *pitta*
Piper nigrum L. Pimenta-do-reino	*Maricha*	Pacifica *vata* e *kapha*
Cuminum cyminum L. Cominho	*Jirak*	Pacifica *vata* e *kapha*
Ferula assafoetida Regel Assa-fétida	*Hingu*	Pacifica *vata* e *kapha*
Coriandrum sativum L. Coentro	*Dhanyak*	Pacifica *vata*, *pitta* e *kapha*

ARTRITES

Planta (nome científico)		Ações sobre os *doshas*
Português	Sânscrito	
Ricinus communis L. Mamona (óleo e raiz)	*Eranda*	Pacifica *vata* e *kapha*
Apium graveolens L. Aipo	*Ajamodo*	Pacifica *vata* e *kapha*
Zingiber officinalle Roscoe Gengibre	*Shunti*	Pacifica *vata* e *kapha*
Allium sativum L. Alho	*Lashuna*	Pacifica *vata* e *kapha*
Cyperus rotundus L. Tiririca	*Mustaka*	Pacifica *pitta* e *kapha*

VERMES E PARASITAS

Planta (nome científico)		Ações sobre os doshas
Português	Sânscrito	
Chenopodium ambrosoides L. Erva-de-santa-maria	Shughandavastuk	Pacifica vata, pitta e kapha
Ocimum gratissimum L. Alfavaca	Tulasi	Pacifica vata e kapha, aumenta pitta
Ferula assafoetida Regel Assa-fétida	Hingu	Pacifica vata e kapha
Mentha pipperita L. Hortelã	Pudina	Pacifica vata e kapha
Mentha pipperita L. Hortelã	Pudina	Pacifica vata e kapha

OBSTIPAÇÃO

Planta (nome científico)		Ações sobre os doshas
Português	Sânscrito	
Cassia fistula L. Verdadeira	Aragvadha	Pacifica vata, pitta e kapha
Ricinus communis L. Mamona (óleo e raiz)	Eranda	Pacifica vata e kapha
Rosa centifolia L. Rosa	Gulab	Pacifica vata, pitta e kapha
Foeniculum vulgare Mill. Funcho	Satapushpa	Pacifica vata e pitta
Aloe vera (L.) N. L. Burn Babosa	Kumari	Pacifica pitta e kapha

BRONQUITE*

Planta (nome científico)		Ações sobre os doshas
Português	Sânscrito	
Zingiber officinalle Roscoe Gengibre fresco	Ardraka	Pacifica vata e kapha
Apium graveolens L. Aipo	Ajamodo	Pacifica vata e kapha
Punica granatum L. Romã (fruta)	Dadima	Pacifica vata, pitta e kapha
Curcuma longa L. Açafrão	Haridra	Pacifica vata e kapha
Syzygium aromaticum L. Cravo-da-índia	Lavanga	Pacifica vata e kapha, aumenta pitta
Ocimum gratissimum L. Alfavaca	Tulasi	Pacifica vata e kapha, aumenta pitta
Cinamomum zeylanicum Blume Canela	Tvak, Dalchini	Pacifica vata, pitta e kapha

* Além das plantas, o mel (madhu) também é eficaz. É um pacificador do sistema tridosha.

HIPERTENSÃO ARTERIAL

Planta (nome científico)		Ações sobre os *doshas*
Português	Sânscrito	
Hydrocotylle umbelata L. Acariçoba	*Mandukaparni*	Pacifica *vata*, *pitta* e *kapha*
Rauwolfia serpentina Benth ex Kurz Arrebenta	*Sarpagandha*	Pacifica *vata* e *pitta*
Hibiscus rosa-sinensis L. Hibisco	*Japapushpa*	Pacifica *pitta* e *kapha*
Allium cepa L. Cebola	*Palanda*	Pacifica *vata*
Allium sativum L. Alho	*Lashuna*	Pacifica *vata* e *kapha*
Vetiveria zizanioides (L.) Nash Vetiver (patchuli)	*Ushira*	Pacifica *pitta* e *kapha*

HEPATITE

Planta (nome científico)		Ações sobre os *doshas*
Português	Sânscrito	
Phyllanthus niruri L. Quebra-pedra	*Bhumiamalaki*	Pacifica *pitta* e *kapha*
Eclipta alba Hassk Agrião-do-brejo	*Bhringaraj*	Pacifica *vata*, *pitta* e *kapha*
Alloe vera (L.) N.L.Burn Babosa	*Kumari*	Pacifica *pitta* e *kapha*
Punica granatum L. Romã	*Dadima*	Pacifica *vata*, *pitta* e *kapha*
Leitelho	*Lassi*	Pacifica *vata*, *pitta* e *kapha*

ÚLCERA PÉPTICA

Planta (nome científico)		Ações sobre os *doshas*
Português	Sânscrito	
Vitis vinifera L. Uva-passa	*Munakka*	Pacifica *vata* e *pitta*
Vitis vinifera L. Uva	*Draksha*	Pacifica *vata* e *pitta*
Glycyrrhiza glabra L. Alcaçuz-da-europa	*Yastimandhu*	Pacifica *vata*, *pitta* e *kapha*
Punica granatum L. Romã	*Dadima*	Pacifica *vata*, *pitta* e *kapha*
Cocos nucifera L. coco (água)	*Narikela*	Pacifica *vata* e *pitta*

ÚLCERA PÉPTICA (continuação)		
Planta (nome científico)		Ações sobre os *doshas*
Português	Sânscrito	
Eclipta alba Hassk. Agrião-do-brejo	*Bhringaraj*	Pacifica *vata, pitta* e *kapha*
Asparagus racemosus Willd. Aspargo	*Shatavari*	Pacifica *vata* e *pitta*
Phyllanthus niruri L. Quebra-pedra	*Bhumiamalaki*	Pacifica *pitta* e *kapha*

FEBRES		
Kapha	*Vata*	*Pitta*
Alfavaca Alcaçuz Açafrão Gengibre Canela Cardamomo	Gengibre Malva-branca Alcaçuz Pata-de-vaca Santa-bárbara	Quebra-pedra Coentro Alcaçuz Gengibre Cravo-da-índia

ÍNDICE REMISSIVO DAS PLANTAS POR NOME BOTÂNICO

Acacia lebbeck Willd. 272
Acacia speciosa Willd. 272
Acorus calamus L. 262
Albizzia lebbeck Benth. 272
Allium sativum L. 258
Aloe barbadensis Miller. 260
Aloe vera (L) N. L. Burn. 260
Andropongon citratus DC. 266
Azadirachta indica A. Juss. 297
Bauhinia forficata L. 301
Bauhinia variegata L. 301
Carpopogon pruriens 295
Caryophyllus aromaticus L. 275
Centella asiatica (L.) Urban. 251
Chamomilla recutita (L.) Rauschert. 263
Chenopodium ambrosioides L. 278
Cinnamomum verum J. S. Presl. 265
Cinnamomum zeylanicum Blume. 265
Coriandrum sativum L. 269
Crataegus leviagata (Poiret) de Candolle. 273
Crataegus monogyna Jaquin emed. Lindman. 273
Cucumis africanus Lindl. 294
Cuminum cyminum L. 271
Curcuma domestica Valeton. 249
Curcuma longa L. 249
Cymbopogon citratus DC Stapf. 266
Dolichos pruiens 295

Eclipta alba (L.) Hassk. 253
Equisetum arvense L. 268
Equisetum bogotense 268
Equisetum hiemale 268
Eugenia aromatica Kuntze. 275
Eugenia caryophyllata Thunb. 275
Eugenia caryophyllus Spreng. 275
Euphorbia hirta L. 276
Euphorbia pilulifera auct. non Linn. 276
Foeniculum vulgare Miller 283
Foeniculum vulgare Miller var. vulgare (Miller) Thellung. 283
Glycyrrhiza glabra L. 254
Hibiscus rosa-sinensis L. 285
Hydrocotylle asiatica L. 251
Hydrocotylle umbellata L. 251
Jambosa caryophyllus Spreng.Niedenzu. 275
Matricaria chamomilla L. 263
Matricaria recutita L. 263
Melia azadirachta L. 297
Melia azedarach L. 306
Mentha arvensis L. 287
Mentha x pipperita L 287
Mentha x villosa Hudson. 287
Mimosa lebbeck L. 272
Mimosa sirissa Roxb. 272
Mimosa speciosa Jacq. 272
Momordica charantia L. 294
Mucuna cochin 295
Mucuna pruriens (L.) DC. 295
Mucuna prurita 295

Myristica fragrans Houttuyn. 299
Ocimum basilicum L. 256
Ocimum gratissimum L. 256
Ocimum sanctum L., 256
Phyllanthus amarus Schum. et Thorn 303
Phyllanthus lathryoides HBK 303
Phyllanthus niruri L. 303
Phyllanthus sellowianus Muller Arg. 303
Phyllanthus urinaria L. 303
Pimpinella anisu L. 283
Piper nigrum L. 302
Punica granatum L. 305
Ricinus communis L. 292
Sida cordifolia L. 290
Solanum acutifolium Kit. 279
Solanum nigrum L. 279
Solanum paniculatum L. 289
Syzygium aromaticum L. Merrill et Perry 275
Trigonella foenum-graecum L. 281
Zingiber officinalle Roscoe. 284

ÍNDICE REMISSIVO DAS PLANTAS POR NOME SÂNSCRITO

Ardrak 284
Átmaguptá 295
Babuna 263
Bakain 306
Bakayau 306
Bala 290
Bhringaraj 253
Bhringaraja 253
Bhúámalakí. 303
Bhumiamalaki 303
Bhustrina 266
Bhutulasi 256
Brahma-manduki 251
Brahmi 251
Dadima 305
Dalchini 265
Dhanyak 269
Dhanyaka 269
Dhyamaka 266
Dudhi 276
Dudhika 276
Eranda 292
Erumba 292
Gora-nim 306
Haridra 249
Japa 285
Japapushpa 285
Jatiphala 299
Jeerak 271
Jirak 271
Jiraka 271
Joba 285
Kakamachi 279
Kanchanara 301
Kantakari 289

Kapicacchu 295
Kapicachu 295
Kapikachhú 295
Karella 294
Katruna 266
Kesharaja 253
Kumari 260
Lasuna 258
Lasunah 258
Lavang 275
Lavanga 275
Lavangha 275
Madhurika 283
Mahanimba 306
Mandukaparni 251
Marich 302
Maricha 302
Medika 281
Methi 281
Nagara 284
Neem 297
Nimb 297
Nimba 297
Phudina 287
Rashona 258
Rohishnatruna 266
Satapushpa 283
Satapushpi 283
Shatapushpa 283
Shunti 284
Sireesh 272
Sirisa 272
Sugandha vastuka 278
Tamar 297
Tulasi 256

Tvac 265
Twak 265
Vacha 262
Vriddhatulasi 256
Yashti-madhu 254

REFERÊNCIAS BIBLIOGRÁFICAS

BHAGWAN DASH, Vaidya. *Fundamentals of Ayurvedic Medicine*. Nova Delhi, Índia: Bansal & Co, 1984.

BHISHAGRATNA, K. K. *The Sushrura Samhita*. Varanasi, Índia: Chowkhamba Sanskrit Series Office, 1981.

CARAKA SAMHITA, trad. Dash e Sharma. Varanasi, India. Chowkhamba Sanskrit Series Office, 2007.

CARAKA SAMHITA, trad. Sharma, P.V. Varanasi, Índia. Chaukhambha Orientalia, 2001.

CHOPRA, D. *Saúde Perfeita*. São Paulo: Best Seller, 1990.

CHOPRA, D.; SIMON, D. *Guia Deepak Chopra de Ervas: 40 Receitas Naturais para uma Saúde Perfeita*. Rio de Janeiro: Campus, 2001.

CHOPRA, R. N.; NAYAR, S. L.; CHOPRA I. C. *Glossary of Indian Medicinal Plants*. Nova Delhi, Índia: Council of Scientific & Industrial Research, 1956.

DASH, B. *Ayurvedic Cures for Common Diseases*. Nova Delhi, Índia: Hind Pocket Books, 1991.

DASH, B.; KASHYAP, L. *Diagnosis and Treatment of Diseases in Ayurveda*. Nova Delhi, Índia: Concept Publishing Company, 1982. Parts 1/2.

DE LUCA, M. *Ayurveda: A cultura do bem viver*. São Paulo, Brasil: Ed. Cultura, 2007.

DEVARAJ, T. L. *Speaking of Ayurvedic Remedies for Common Disesases*. Nova Delhi, Índia: Sterling Publishers Private Limited, 1985.

FILLIOZAT, J. *The Classical Doctrine of Indian Medicine*. Nova Delhi, Índia: Munshiram Manoharlal, 1964.

FRAWLEY, D.; LAD, V. *The Yoga of Herbs. An Ayurvedic Guide to Herbal Medicine*. 2ª ed. Twin Lakes, USA: Lotus Press, 1988.

GANDHI, M. *La Curación Natural*. Buenos Aires, Argentina: Ed. Central, 1980.

GIRI, RV E RAJNEESH, S. *Synopsis on Caraka Samhita*. Varanasi, Índia. Chaukhambha Orientalia. 2005.

GOIÁS (Estado). Secretaria de Estado da Saúde. Seção de Ensino e Pesquisa do Hospital de Medicina Alternativa. *Curso de Fitoterapia através da Metodologia Ayurveda*. Goiânia, 1987. Apostilas e textos fotocopiados.

HOOKER, J. D. *Flora of British India*. Londres: L. Reeve, 1975.

JOLLY, J. *Indian Medicine*. Nova Delhi, Índia: Munshiram Manoharlal. 1994.

KASHYAP, D. *Diagnosis and treatment of diseases Ayurveda*. Nova Delhi, Índia: Concept Publishing Company, 1982.

LAD, V. *Ayurveda: A Ciência da Autocura (Um Guia Prático)*. São Paulo: Ground, 1997.

LAD, V. *Ayurveda: The Science of Self Healing (A Practical Guide)*. Santa Fé, Novo México, 1985.

LUZ, M. T. *Racionalidades Médicas e Terapeuticas Alternativas*. Series Estudos em Saúde Coletiva, nº 62. Rio de Janeiro. Instituto de Medicina Social da UERJ, 1993.

MEHTA, P.M. *Introduction and Notes to The Caraka Samhita*. Jamnagar. Shree Gulabkunverba Ayurvedic Society, 1949.

MEULENBELD, J. G. *A History of Indian Medical Literature*. Groningen. Egbert Forten, 1999 a 2002.

MOOKERJEE, B. *Ocean of Indian Chemistry, Medicine & Alchemy or Rasa Jala Nidhi*. Varanasi, Índia: Srigokul Mudranalaya, 1984.

RANADE, S., QUTAB, A. E DESHPANDE, R. *History & Philosophy of Ayurved*. Pune, Índia. Mukunda Stiles, 1998.

RATNAVALI YOGA, Vaidya. *Formulary of Ayurvedic Medicines*. Índia: Madras: IMPCOPS, 1987.

ROCHA, A. M. *Estudos dos Textos Clássicos do Ayurveda*. Tese de doutorado em Saúde Coletiva pelo Instituto de Medicina Social da UERJ, 2009.

SERIES ESTUDOS EM SAÚDE COLETIVA, nº 140. *Estudo Comparativo das Medicinas Ocidental Contemporânea, Homeopática, Tradicional Chinesa e Ayurvedica em Programas Públicos de Saúde*. Rio de Janeiro. Instituto de Medicina Social da UERJ, 1996.

SHARMA, P. *Charaka Samhita*. Varanasi, Nova Delhi, Índia: Ed. Chaukambla Orientalia, 1981. v. 1/2/3 and Critical notes.

SRIKANTAMURTHY, K. R. *Clinical Methods in Ayurveda*. Nova Delhi, Índia: Chaukhambha Orientalia, 1982.

SUSRUTA SAMHITA. Trad. Sharma. Varanasi, Índia. Chaukhambha Visvabharati. 2004.

THE JOURNAL OF RESEARCH *in* "Ayurveda And Siddha Central Council For Research In Ayurveda". Nova Delhi, Índia, 1982.

THE JOURNAL OF RESEARCH *in* "Indian Medicine Yoga and Homeopathy". Nova Delhi, Índia: Central Council for Research in Indian Medicine and Homeopathy, 1980.

THE JOURNAL OF RESEARCH *in* "Indian Medicine". Varanasi. Índia: Post Graduate Institute of Indian Medicine / Banaras Hindu University, 1980.

VAGBHATA. Astanga Hrdayam. Trad. Murthy. Varanasi, Índia. Chowkhamba Krishnadas Academy, 2007.

WUJASTYK, D. *The Roots of Ayurveda*. Londres. Peguin Books, 2003.

Impresso por :

gráfica e editora
Tel.:11 2769-9056